"十二五"职业教育国家规划教材
经全国职业教育教材审定委员会审定
全国高等职业教育药品类专业
国家卫生健康委员会"十三五"规划教材

供中药制药技术、中药学、中药生产与加工、
中医养生保健、中医康复技术专业用

中医基本理论

第 3 版

主　审　潘淑云　（辽宁中医药大学附属二院）
主　编　叶玉枝
副主编　郭　梅　利顺欣

编　者　（以姓氏笔画为序）

叶玉枝　（辽宁医药职业学院）
任　燕　（江苏省连云港中医药高等职业技术学校）
刘明辉　（辽宁医药职业学院）
利顺欣　（南阳医学高等专科学校）
张立峰　（大庆医学高等专科学校）
贺　敏　（重庆三峡医药高等专科学校）
郭　梅　（北京卫生职业学院）

人民卫生出版社

图书在版编目（CIP）数据

中医基本理论/叶玉枝主编.—3 版.—北京：人民卫生出版社，2018

ISBN 978-7-117-25692-6

Ⅰ.①中… Ⅱ.①叶… Ⅲ.①中医医学基础-高等职业教育-教材 Ⅳ.①R22

中国版本图书馆 CIP 数据核字(2018)第 088576 号

中医基本理论

第 3 版

主　　编： 叶玉枝
出版发行： 人民卫生出版社（中继线 010-59780011）
地　　址： 北京市朝阳区潘家园南里 19 号
邮　　编： 100021
E - mail： pmph @ pmph. com
购书热线： 010-59787592　010-59787584　010-65264830
印　　刷： 河北博文科技印务有限公司
经　　销： 新华书店
开　　本： 850×1168　1/16　　**印张：** 16
字　　数： 376 千字
版　　次： 2009 年 6 月第 1 版　　2018 年 8 月第 3 版
2024 年 11 月第 3 版第 13 次印刷（总第 21 次印刷）
标准书号： ISBN 978-7-117-25692-6
定　　价： 49.00 元

全国高等职业教育药品类专业国家卫生健康委员会“十三五”规划教材出版说明

《国务院关于加快发展现代职业教育的决定》《高等职业教育创新发展行动计划(2015-2018年)》《教育部关于深化职业教育教学改革全面提高人才培养质量的若干意见》等一系列重要指导性文件相继出台，明确了职业教育的战略地位、发展方向。为全面贯彻国家教育方针，将现代职教发展理念融入教材建设全过程，人民卫生出版社组建了全国食品药品职业教育教材建设指导委员会。在该指导委员会的直接指导下，经过广泛调研论证，人卫社启动了全国高等职业教育药品类专业第三轮规划教材的修订出版工作。

本套规划教材首版于2009年，于2013年修订出版了第二轮规划教材，其中部分教材入选了“十二五”职业教育国家规划教材。本轮规划教材主要依据教育部颁布的《普通高等学校高等职业教育(专科)专业目录(2015年)》及2017年增补专业，调整充实了教材品种，涵盖了药品类相关专业的主要课程。全套教材为国家卫生健康委员会“十三五”规划教材，是“十三五”时期人卫社重点教材建设项目。本轮教材继续秉承“五个对接”的职教理念，结合国内药学类专业高等职业教育教学发展趋势，科学合理推进规划教材体系改革，同步进行了数字资源建设，着力打造本领域首套融合教材。

本套教材重点突出如下特点：

1. **适应发展需求，体现高职特色** 本套教材定位于高等职业教育药品类专业，教材的顶层设计既考虑行业创新驱动发展对技术技能型人才的需要，又充分考虑职业人才的全面发展和技术技能型人才的成长规律；既集合了我国职业教育快速发展的实践经验，又充分体现了现代高等职业教育的发展理念，突出高等职业教育特色。

2. **完善课程标准，兼顾接续培养** 本套教材根据各专业对应从业岗位的任职标准优化课程标准，避免重要知识点的遗漏和不必要的交叉重复，以保证教学内容的设计与职业标准精准对接，学校的人才培养与企业的岗位需求精准对接。同时，本套教材顺应接续培养的需要，适当考虑建立各课程的衔接体系，以保证高等职业教育对口招收中职学生的需要和高职学生对口升学至应用型本科专业学习的衔接。

3. **推进产学结合，实现一体化教学** 本套教材的内容编排以技能培养为目标，以技术应用为主线，使学生在逐步了解岗位工作实践，掌握工作技能的过程中获取相应的知识。为此，在编写队伍组建上，特别邀请了一大批具有丰富实践经验的行业专家参加编写工作，与从全国高职院校中遴选出的优秀师资共同合作，确保教材内容贴近一线工作岗位实际，促使一体化教学成为现实。

4. **注重素养教育，打造工匠精神** 在全国“劳动光荣、技能宝贵”的氛围逐渐形成，“工匠精神”在各行各业广为倡导的形势下，医药卫生行业的从业人员更要有崇高的道德和职业素养。教材更加强调要充分体现对学生职业素养的培养，在适当的环节，特别是案例中要体现出药品从业人员的行为准则和道德规范，以及精益求精的工作态度。

5. **培养创新意识，提高创业能力** 为有效地开展大学生创新创业教育，促进学生全面发展和全面成才，本套教材特别注意将创新创业教育融入专业课程中，帮助学生培养创新思维，提高创新能力、实践能力和解决复杂问题的能力，引导学生独立思考、客观判断，以积极的、锲而不舍的精神寻求解决问题的方案。

6. **对接岗位实际，确保课证融通** 按照课程标准与职业标准融通，课程评价方式与职业技能鉴定方式融通，学历教育管理与职业资格管理融通的现代职业教育发展趋势，本套教材中的专业课程，充分考虑学生考取相关职业资格证书的需要，其内容和实训项目的选取尽量涵盖相关的考试内容，使其成为一本既是学历教育的教科书，又是职业岗位证书的培训教材，实现“双证书”培养。

7. **营造真实场景，活化教学模式** 本套教材在继承保持人卫版职业教育教材栏目式编写模式的基础上，进行了进一步系统优化。例如，增加了“导学情景”，借助真实工作情景开启知识内容的学习；“复习导图”以思维导图的模式，为学生梳理本章的知识脉络，帮助学生构建知识框架。进而提高教材的可读性，体现教材的职业教育属性，做到学以致用。

8. **全面“纸数”融合，促进多媒体共享** 为了适应新的教学模式的需要，本套教材同步建设以纸质教材内容为核心的多样化的数字教学资源，从广度、深度上拓展纸质教材内容。通过在纸质教材中增加二维码的方式“无缝隙”地链接视频、动画、图片、PPT、音频、文档等富媒体资源，丰富纸质教材的表现形式，补充拓展性的知识内容，为多元化的人才培养提供更多的信息知识支撑。

本套教材的编写过程中，全体编者以高度负责、严谨认真的态度为教材的编写工作付出了诸多心血，各参编院校对编写工作的顺利开展给予了大力支持，从而使本套教材得以高质量如期出版，在此对有关单位和各位专家表示诚挚的感谢！教材出版后，各位教师、学生在使用过程中，如发现问题请反馈给我们(renweiyaoxue@163.com)，以便及时更正和修订完善。

人民卫生出版社

2018年3月

全国高等职业教育药品类专业国家卫生健康委员会“十三五”规划教材

教材目录

序号	教材名称	主编	适用专业
1	人体解剖生理学（第3版）	贺　伟　吴金英	药学类、药品制造类、食品药品管理类、食品工业类
2	基础化学（第3版）	傅春华　黄月君	药学类、药品制造类、食品药品管理类、食品工业类
3	无机化学（第3版）	牛秀明　林　珍	药学类、药品制造类、食品药品管理类、食品工业类
4	分析化学（第3版）	李维斌　陈哲洪	药学类、药品制造类、食品药品管理类、医学技术类、生物技术类
5	仪器分析	任玉红　闫冬良	药学类、药品制造类、食品药品管理类、食品工业类
6	有机化学（第3版）*	刘　斌　卫月琴	药学类、药品制造类、食品药品管理类、食品工业类
7	生物化学（第3版）	李清秀	药学类、药品制造类、食品药品管理类、食品工业类
8	微生物与免疫学*	凌庆枝　魏仲香	药学类、药品制造类、食品药品管理类、食品工业类
9	药事管理与法规（第3版）	万仁甫	药学类、药品经营与管理、中药学、药品生产技术、药品质量与安全、食品药品监督管理
10	公共关系基础（第3版）	秦东华　惠　春	药学类、药品制造类、食品药品管理类、食品工业类
11	医药数理统计（第3版）	侯丽英	药学、药物制剂技术、化学制药技术、中药制药技术、生物制药技术、药品经营与管理、药品服务与管理
12	药学英语	林速容　赵　旦	药学、药物制剂技术、化学制药技术、中药制药技术、生物制药技术、药品经营与管理、药品服务与管理
13	医药应用文写作（第3版）	张月亮	药学、药物制剂技术、化学制药技术、中药制药技术、生物制药技术、药品经营与管理、药品服务与管理

序号	教材名称	主编	适用专业
14	医药信息检索(第3版)	陈　燕　李现红	药学、药物制剂技术、化学制药技术、中药制药技术、生物制药技术、药品经营与管理、药品服务与管理
15	药理学(第3版)	罗跃娥　樊一桥	药学、药物制剂技术、化学制药技术、中药制药技术、生物制药技术、药品经营与管理、药品服务与管理
16	药物化学(第3版)	葛淑兰　张彦文	药学、药品经营与管理、药品服务与管理、药物制剂技术、化学制药技术
17	药剂学(第3版)*	李忠文	药学、药品经营与管理、药品服务与管理、药品质量与安全
18	药物分析(第3版)	孙　莹　刘　燕	药学、药品质量与安全、药品经营与管理、药品生产技术
19	天然药物学(第3版)	沈　力　张　辛	药学、药物制剂技术、化学制药技术、生物制药技术、药品经营与管理
20	天然药物化学(第3版)	吴剑峰	药学、药物制剂技术、化学制药技术、生物制药技术、中药制药技术
21	医院药学概要(第3版)	张明淑　于　倩	药学、药品经营与管理、药品服务与管理
22	中医药学概论(第3版)	周少林　吴立明	药学、药物制剂技术、化学制药技术、中药制药技术、生物制药技术、药品经营与管理、药品服务与管理
23	药品营销心理学(第3版)	丛　媛	药学、药品经营与管理
24	基础会计(第3版)	周凤莲	药品经营与管理、药品服务与管理
25	临床医学概要(第3版)*	曾　华	药学、药品经营与管理
26	药品市场营销学(第3版)*	张　丽	药学、药品经营与管理、中药学、药物制剂技术、化学制药技术、生物制药技术、中药制药技术、药品服务与管理
27	临床药物治疗学(第3版)*	曹　红　吴　艳	药学、药品经营与管理
28	医药企业管理	戴　宇　徐茂红	药品经营与管理、药学、药品服务与管理
29	药品储存与养护(第3版)	徐世义　宫淑秋	药品经营与管理、药学、中药学、药品生产技术
30	药品经营管理法律实务(第3版)*	李朝霞	药品经营与管理、药品服务与管理
31	医学基础(第3版)	孙志军　李宏伟	药学、药物制剂技术、生物制药技术、化学制药技术、中药制药技术
32	药学服务实务(第2版)	秦红兵　陈俊荣	药学、中药学、药品经营与管理、药品服务与管理

序号	教材名称	主编	适用专业
33	药品生产质量管理(第3版)*	李　洪	药物制剂技术、化学制药技术、中药制药技术、生物制药技术、药品生产技术
34	安全生产知识(第3版)	张之东	药物制剂技术、化学制药技术、中药制药技术、生物制药技术、药学
35	实用药物学基础(第3版)	丁　丰　张　庆	药学、药物制剂技术、生物制药技术、化学制药技术
36	药物制剂技术(第3版)*	张健泓	药学、药物制剂技术、化学制药技术、生物制药技术
	药物制剂综合实训教程	胡　英　张健泓	药学、药物制剂技术、化学制药技术、生物制药技术
37	药物检测技术(第3版)	甄会贤	药品质量与安全、药物制剂技术、化学制药技术、药学
38	药物制剂设备(第3版)	王　泽	药品生产技术、药物制剂技术、制药设备应用技术、中药生产与加工
39	药物制剂辅料与包装材料(第3版)*	张亚红	药物制剂技术、化学制药技术、中药制药技术、生物制药技术、药学
40	化工制图(第3版)	孙安荣	化学制药技术、生物制药技术、中药制药技术、药物制剂技术、药品生产技术、食品加工技术、化工生物技术、制药设备应用技术、医疗设备应用技术
41	药物分离与纯化技术(第3版)	马　娟	化学制药技术、药学、生物制药技术
42	药品生物检定技术(第2版)	杨元娟	药学、生物制药技术、药物制剂技术、药品质量与安全、药品生物技术
43	生物药物检测技术(第2版)	兰作平	生物制药技术、药品质量与安全
44	生物制药设备(第3版)*	罗合春　贺　峰	生物制药技术
45	中医基本理论(第3版)*	叶玉枝	中药制药技术、中药学、中药生产与加工、中医养生保健、中医康复技术
46	实用中药(第3版)	马维平　徐智斌	中药制药技术、中药学、中药生产与加工
47	方剂与中成药(第3版)	李建民　马　波	中药制药技术、中药学、药品生产技术、药品经营与管理、药品服务与管理
48	中药鉴定技术(第3版)*	李炳生　易东阳	中药制药技术、药品经营与管理、中药学、中草药栽培技术、中药生产与加工、药品质量与安全、药学
49	药用植物识别技术	宋新丽　彭学著	中药制药技术、中药学、中草药栽培技术、中药生产与加工

序号	教材名称	主编	适用专业
50	中药药理学(第3版)	袁先雄	药学、中药学、药品生产技术、药品经营与管理、药品服务与管理
51	中药化学实用技术(第3版)*	杨　红　郭素华	中药制药技术、中药学、中草药栽培技术、中药生产与加工
52	中药炮制技术(第3版)	张中社　龙全江	中药制药技术、中药学、中药生产与加工
53	中药制药设备(第3版)	魏增余	中药制药技术、中药学、药品生产技术、制药设备应用技术
54	中药制剂技术(第3版)	汪小根　刘德军	中药制药技术、中药学、中药生产与加工、药品质量与安全
55	中药制剂检测技术(第3版)	田友清　张钦德	中药制药技术、中药学、药学、药品生产技术、药品质量与安全
56	药品生产技术	李丽娟	药品生产技术、化学制药技术、生物制药技术、药品质量与安全
57	中药生产与加工	庄义修　付绍智	药学、药品生产技术、药品质量与安全、中药学、中药生产与加工

说明:*为“十二五”职业教育国家规划教材。全套教材均配有数字资源。

全国食品药品职业教育教材建设指导委员会
成员名单

莫国民 上海健康医学院

顾立众 江苏食品药品职业技术学院

倪　峰 福建卫生职业技术学院

徐一新 上海健康医学院

黄丽萍 安徽中医药高等专科学校

黄美娥 湖南食品药品职业学院

晨　阳 江苏医药职业学院

葛　虹 广东食品药品职业学院

蒋长顺 安徽医学高等专科学校

景维斌 江苏省徐州医药高等职业学校

潘志恒 天津现代职业技术学院

前 言

此次修订的《中医基本理论》是全国高等职业教育药品类专业国家卫生健康委员会“十三五”规划教材之一。

中医基本理论主要阐述中医学的基本理论、基本知识和基本技能，是当今中药制药技术、中药学、中药生产与加工等专业的专业基础必修课，同时也是中医药其他相关专业如中医养生保健、中医康复技术、中医健康管理、中医营养与食疗等专业的专业基础课程。

本教材修订的指导思想是：既要考虑行业发展对技术技能人才的需要又要充分考虑职业人才的全面发展和技术技能人才的成长规律。我们在完善课程标准的基础上，兼顾人才的持续培养，注重素养教育打造工匠精神。在内容上，延续了第 2 版《中医基本理论》的主干内容和顺序。编写形式上，保留了“案例分析”“知识链接”“课堂活动”等能增加学生知识综合运用能力及学习兴趣的特色栏目。在此基础上作了如下修改和调整：

1. 增设了望诊及脉诊技能实训项目。技能实训项目的设立，有利于学生对于中医诊察疾病方法技能的熟悉掌握，为将来适应药学服务的相关岗位打下基础。另外对部分章节内容作了进一步的完善。在体质部分，增加了九种体质类型的划分，以满足社会对健康知识的需求；在防治与康复部分增加了中医常用治法知识内容，目的是增强与后续相关课程（如中药学、方剂学、中成药学等）的衔接。充分体现了注重技能的培养，注重岗位及社会需求，体现高职教育特色的修订原则。

2. 对教材原有栏目进行了优化。增加了“导学情景”，借助真实工作情景开启知识内容的学习；“边学边练”将实验实训内容与主干教材贯穿在一起，着力培养学生的实践技能，以提高教材的可读性、应用性，以及教材的职业教育属性。

3. 增加了与章节同步的 PPT 课件、习题，及部分章节的微课等数字化教学资源。从广度、深度上拓展纸质教材内容，丰富了教材的表现形式，为培养多元化的人才提供更多的信息知识支撑。

4. 编写团队中仍坚持邀请中医临床一线的行业专家作为教材的主审，教材的许多案例及部分图片都来自临床实际案例，以确保教材内容贴近一线工作岗位实际，促使一体化教学成为现实。

本教材所有内容都是经过编委会反复讨论确定，分工编写而成的。其中第一章绪论和第二章阴阳五行学说由叶玉枝老师编写；第三章藏象及第五章经络由利顺欣老师编写；第四章气血津液由刘明辉老师编写；第六章体质和第十章防治与康复则由任燕老师编写；第七章病因病机由张立峰老师编写；第八章诊法由贺敏老师编写；第九章辨证由郭梅老师编写。

本教材虽经多次修改、审定，但因时间关系及编者的水平有限，难免会有错误及不足之处，敬请广大师生在使用过程中提出宝贵意见，以便修订和完善。

编者

2018 年 3 月

目　录

第一章

绪 论

ER-01章PPT

导学情景

情景描述：

《素问·异法方宜论》中说："东方之域，天地之所始生也，鱼盐之地，海滨傍水。其民食鱼而嗜咸，皆安其处，美其食，鱼者使人热中，盐者胜血，故其民皆黑色疏理，其病皆为痈疡。其治宜砭石，故砭石者，亦从东方来。"是说居住在东方的百姓，因环境多水、温暖潮湿，产鱼食鱼，故形成理疏、色黑的体质特点，同时也易多发痈疡病证。治疗则宜采用砭石的方法。

学前导语：

古人观察到自然环境对人体生理、病理的影响，所以诊治疾病也要考虑外界环境因素，这就是中医学"天人相应"的整体观，整体观念是中医理论体系的主要指导思想。那么中医理论体系是如何形成的？这一理论体系又有何特点？就是本章所要介绍的内容。

中医学，又称中国传统医药学，是中华民族几千年来同疾病作斗争的极为丰富的经验总结。在中国古代哲学思想的影响和指导下，经过长期医疗实践的不断积累和反复总结，逐渐形成了独特的医学理论体系，并一直有效地指导着中医药的临床实践，为我国人民的卫生保健事业和中华民族的繁衍昌盛作出了巨大贡献。

一、中医学理论体系的形成与发展

中医学源于人类在生存中为摆脱疾病和伤痛的需要，通过无数医家的努力，在不断地充实发展中，逐步形成了中医独特的理论体系。这一过程主要分为五个时期。

（一）先秦、秦、汉时期

先秦、秦、汉时期，是**中医学理论体系的形成时期**。这一时期的医家对之前的医学成就进行了系统的总结，形成了相对完整的理论体系，为后世中医学发展奠定了基础，其主要标志就是**四大医学典籍**的问世。

1.《黄帝内经》 简称《内经》，约成书于战国至秦汉时期，东汉至隋唐仍有修订和补充，故非一时一人之作。后世医家将其分为《素问》和《灵枢》两部分，共18卷，162篇。该书内容广博，以当时的唯物论和辩证法思想为指导，以精气学说、阴阳五行学说为论理方法，在"天人相应"的整体观念指导下，系统地阐述了人体的生理、病理、经络、诊法、辨证、针灸、防治原则和预防养生等问题。不仅对秦汉之前医学成就作了

ER-1-1

经典阅读

总结，同时也初步确立了中医学独特的理论体系，为中医学理论与实践等诸方面的进一步发展奠定了基础。

知识链接

精气学说

精气学说是有关宇宙生成和发展变化的一种古代哲学理论，产生于先秦，两汉时被“元气说”同化，后又被发展成“气一元论”。其认为精气是存在于宇宙之中的运动不息的极细微物质，是构成宇宙万物的本原。宇宙万物的生成皆是精气自身运动的结果，人类作为宇宙万物之一亦由精气构成。

2.《难经》 原名《黄帝八十一难经》，相传秦越人（扁鹊）所作。全书采用问答形式，论述了脏腑、经络、脉学、病理、针法等内容，补充完善了《内经》的理论体系，尤其在脉学、经络、命门、三焦等方面，则有所创新和发展。

3.《伤寒杂病论》 东汉末年张仲景在继承前人的医学理论基础上，结合自己的临床实践，撰写了《伤寒杂病论》一书，经后世医家整理为《伤寒论》和《金匮要略》两部。作者以六经论伤寒，以脏腑辨杂病，确立了包括理、法、方、药在内的辨证论治基本原则，使中医学的基础理论与临床实践紧密结合，为临床医学的发展奠定了基础，为我国现存第一部临床医学专著；该书有药物 214 种，载方 314 首，许多方剂一直被有效运用至今，被誉为“方书之祖”。

4.《神农本草经》 简称《本经》，约成书于汉代，托名神农所著。该书总结了汉以前的药物学成就。全书载药 365 种，并准确记载了每种药物的性能、主治，为临床用药提供了方便；根据药物的功效和毒性大小，将药物分为上、中、下三品，是最早的中药分类方法；提出了“四气五味”的药性理论；明确了“疗寒以热药，疗热以寒药”的用药原则，使中药药理学与中医病理学密切结合，使中医学理论体系更加充实；提出单行、相须、相使、相畏、相恶、相反、相杀等“七情合和”的药物配伍理论，为组方提供了重要的理论依据。是我国现存最早的药物学专著。

（二）晋、隋、唐时期

这一时期，是中医学理论不断充实、临床各科全面发展的时期。出现了许多专著，如晋·王叔和的《脉经》，为最早的脉学专著；皇甫谧的《针灸甲乙经》为现存最早的针灸学专著；隋·巢元方的《诸病源候论》是我国第一部病因、病机和证候学专书；唐·孙思邈的《备急千金要方》《千金翼方》以及王焘的《外台秘要》等集唐以前医学之大成，从理论到临床均有新的发展；唐《新修本草》，则反映出此时期的药物学发展已经达到了很高的水平，堪称世界第一部国家级药典。

（三）宋、金、元时期

中医学进入蓬勃发展的时期。各种专科和综合性论著层出叠现，许多医家勇于创新，提出了自己的独到见解，出现了许多各具特色的学术流派，在各抒己见的学术争鸣中，中医学有了新的突破和发展。其中，金元四大家对中医学理论的发展作出了重要的贡献。

知识链接

金元四大家

刘完素以火热立论，用药多寒凉，创立了防风通圣散、凉膈散等著名方剂，被后世称之为“寒凉派”，刘氏之火热理论对温病学说的形成具有深远的影响；张从正认为病由邪生、攻邪已病，主张“邪去则正安”，用汗、吐、下三法以攻邪，被称之为“攻下派”；李杲提出了“内伤脾胃，百病由生”的内伤学说，治疗重在升补脾阳，被称为“补土派”；朱震亨创立“相火论”，提出“阳常有余，阴常不足”的主张，治病以滋阴、降火为主，被称为“养阴派”。金元四大家各具特色、各有创见，均从不同角度丰富和发展了中医学理论，促进了中医学理论和临床实践的发展。

（四）明清时期

这一时期，大量的医学全书、丛书和类书相继问世，中医学理论体系更趋完善，出现许多有重大意义的医学创新和发明。其中尤为突出的是温病学派的形成，如明·吴有性提出了传染病病因学的“戾气学说”；清·叶桂首创了卫气营血辨证；吴瑭创立了三焦辨证，至此温病学在脉因证治方面形成了完整的理论体系。在治疗急性热病方面作出了巨大的贡献。

本草方剂学也有了突破性发展，如明初朱橚主持编写的《普济方》，为我国现存最大的一部方书；明·李时珍的《本草纲目》，总结了16世纪之前的药学成就，是世界公认的药物学巨著。

（五）近代和现代

近百年来，随着西医在中国的广泛传播，形成中医、西医、中西医结合并存的局面。一些医家逐渐认识到中西医各有所长，出现了中西医汇通的思潮和学派。

自新中国成立以来，中医学理论得到了极大的重视和发展，尤其是现代，在系统整理、发掘提高的前提下，运用传统方法和现代科学方法，多学科、多途径地揭示中医学理论的奥秘，使中医学理论不断深化、更新，并有所突破。中医学理论已成为世界性的研究课题，不久的将来，中医学必将为当代生命科学的发展作出更大的贡献。

二、中医学理论体系的基本特点

中医学理论体系的基本特点是：整体观念、辨证论治。整体观念为古代唯物论和自然辩证法在中医学中的体现，是中医理论的指导思想；辨证论治是中医学诊治疾病的基本原则。

（一）整体观念

整体，即统一性、完整性和联系性。中医学的整体观念是关于人体自身以及人与环境之间的统一性、完整性和联系性的认识，它贯穿于中医生理、病理、诊法、辨证、防治、养生等整个理论体系之中，具有重要的指导意义。

1. 人是一个有机整体 人体是由若干脏腑、形体和官窍组成，每一脏腑、形体和官窍都有各自不同的结构和功能，但它们不是孤立的，而是密切联系的，在结构上不可分割，生理上相互联系，病理上相互影响，所以，在诊断、治疗疾病时也要从整体着手，才能诊断确切、治疗得当。

（1）结构方面：人体由五脏（心、肺、肝、脾、肾）、六腑（胆、胃、小肠、大肠、膀胱、三焦）、五体（皮、肉、筋、脉、骨）、五官（目、舌、口、鼻、耳）、九窍（口、两鼻孔、两目、两耳、前阴、后阴）等组织共同构成。通过经络系统“内属于脏腑，外络于肢节”的联络作用，构成一个以五脏为中心的表里相联、上下沟通、紧密联系的统一整体。任何局部都具有专属的功能和独立的结构，但都是整体的一个组成部分，它们是相互联系、密不可分、协调共济、井然有序的。

（2）生理方面：人体能够进行正常的生命活动，一方面脏腑要各自正常发挥功能，另一方面脏腑间更要相辅相成、协同作用，每个脏腑各自协同的功能，又是整体活动下的分工合作，这是局部与整体的统一，这种整体作用只有在心的统一指挥下才能生机不息。经络系统则起着联系作用，它把五脏、六腑、形体、官窍等联系成为一个有机的整体。精、气、血、津液是构成和维持人体生命活动的基本物质，脏腑经络等组织器官通过精、气、血、津液等的作用，共同完成生命统一的功能活动。

（3）病理方面：人体是一个有机的整体，生理上相互联系，病理上必然相互影响。整体和局部之间、局部与局部之间、形神之间的病变，都会相互影响和相互传变。

局部的病变大都是整体功能失调在局部的病理反应。如目的病变，既可能是肝脏功能失调的反应，也可能是五脏整体功能失常的表现。因而对局部病变的病理机制，不能单从局部去分析，而应从五脏这个整体上去考虑。

人体的局部之间也可以相互影响。如内脏有病，可以通过经络反应于相应的体表、组织器官；反之，体表、组织器官异常，也可通过经络内传于脏腑。如胃火过亢，可致牙龈肿痛；体表感受风寒等邪，可传及肺脏，影响肺的宣降，出现咳嗽、气喘、咳痰等症状。

脏腑之间在病理上也会相互影响，一个脏腑有了病变常可影响其他的脏腑，如肝火过亢时，不仅出现胁痛、口苦等肝脏病变的症状，而且还可影响到胃的通降功能，出现胃脘胀痛、嘈杂吞酸等症；还可上灼于肺，而见咳嗽、咯血等症。

另外，脏腑组织器官功能失常，可影响气、血、津液的代谢；气、血、津液的代谢失常，也可影响脏腑组织器官的功能活动。

由于人体是形神统一的整体，因而形与神在病理上也是相互影响的。形体的病变，包括气、血、津液的病变，可引起神的失常；而精神情志异常，也可影响形体而产生病变。

（4）诊断与治疗方面：人体脏腑与形体、官窍之间，生理上相互联系，病理上相互影响，因而在诊察疾病时，应从整体出发，通过观察形体、官窍、面色、声音、舌脉等外在的变化，来了解和判断内脏的病变。正如《灵枢·本藏》所说：“视其外应，以知其内脏，则知所病矣。”如口舌生疮，往往是心火旺盛的表现，因心开窍于舌；面色发黄，常常是脾病的反应，因黄色与脾脏相对应。因而诊断和治疗疾病时，同样要注重整体性思想。

知识链接

从整体角度治疗疾病二则

中医治疗疾病时，特别注重从整体的角度出发，来确定具体治法，如：

1. 目赤肿痛这一临床症状，若伴有胁痛、口苦等症，中医往往采取清泻肝胆实火的方法。因从整体的五脏系统看，肝与胆相表里，肝开窍于目，肝经布两胁，上症为肝胆火旺上炎的表现，故治疗即从整体出发，选用具有泻肝胆实火的龙胆泻肝丸以消肿止痛。

2. 眩晕欲仆，若伴头重脚轻、腰膝酸软等见症，临床可采取针灸足心之涌泉穴调之。该证候为肾阴亏虚，水不涵木，肝阳上亢引起，属病发于上，针灸肾经上的涌泉穴可使肾水得充，肝阳不亢，则眩晕自减，此即所谓“上病下取”。

2. 人与外界环境的统一性 外界环境包括自然环境和社会环境。

(1)人与自然环境的统一性:人类生活在自然环境中,自然界中存在着人类赖以生存的必备条件。同时,自然环境的运动变化又可直接或间接地影响人体,而机体则相应地产生反应,即“人与天地相参也,与日月相应也。”(《灵枢·岁露论》)这种人与自然息息相关的观点,称为“天人相应”。自然界的季节气候、昼夜晨昏以及地理环境对人体都是有影响的。

1)季节气候对人体的影响:一年四季,则有春温、夏热、秋凉、冬寒等气候的不同。作为自然界生物体的人也会受这种气候变化的影响,产生春生、夏长、秋收、冬藏的适应性变化。如《灵枢·五癃津液别》说:“天暑衣厚则腠理开,故汗出……天寒则腠理闭,气湿不行,水下留于膀胱,则为溺与气。”是说春夏阳气升发,气血容易趋于体表,腠理开泄,出汗增多,以此来散热降温;秋冬阳气收敛,气血潜藏于内,肌腠致密,出汗减少,以保体温,体内必须排出的水液就从小便排出。同样,人体的脉象也随着四时而现“春弦夏洪,秋毛冬实”的规律变化。每一季节都有各自不同的气候特点,因此,常发生一些季节性的多发病或时令性流行病。如春季多温病,夏季多痢疾、腹泻,秋季多疟疾,冬季多伤寒等。

2)昼夜晨昏对人体的影响:昼夜晨昏的气温变化对人体也有一定程度的影响。《素问·生气通天论》说:“故阳气者,一日而主外,平旦人气生,日中而阳气隆,日西而阳气已虚,气门乃闭。”是说人体的阳气会随着昼夜晨昏的变化而变化,白天趋向于表,夜晚趋向于里。所以人体会表现出体温的升降波动、精神的兴奋与抑制等变化。昼夜晨昏的变化对疾病的病理变化同样有一定的影响,如《灵枢·顺气一日分为四时》指出:“夫百病者,多以旦慧昼安,夕加夜甚。”说明一般疾病在清晨、上午病情多安定,而下午容易加重,特别是夜晚更甚。

3)地理环境对人体的影响:地理环境包括地质水土、地域性气候和人文地理、风俗习惯等。地理环境的差异,在一定程度上,可以影响人们的生理功能和心理活动。一般而言,东南气候多湿热,人体腠理多疏松,体格多瘦削;西北气候多燥寒,人体腠理多致密,体格多壮实。同样,地理环境不同,所患疾病也有差异。如北方地区,气候寒冷,常易感受寒邪而致病;东南沿海地区,气候多潮湿温热,则易见湿热为病;久居低洼潮湿之地的人,多发痹病;某些山区,人们则易患瘿病等。

人类生活在大自然中，其生理、病理无不受自然变化的影响。所以在治疗和调护疾病时，要因时、因地制宜。作好四时的生活起居和病变的护理，尤其注意夜间对患者的观察及护理，以防病情突变。

（2）人与社会的统一性：人的本质是一切社会关系的总和，人与社会有着非常密切的联系。人的生产活动创造了社会，同时人生活在社会环境之中，社会的政治、经济、法制、科技、文化等环境也会对人产生影响。如社会的安定与动荡、社会的经济与文化发展，以及人的社会地位的变迁，都可以引起人体身心功能的变化。故《论衡》曰："太平之世多长寿之人。"《素问·疏五过论》曰："尝贵后贱"，可致"脱营"病，"故贵脱势，虽不中邪，精神内伤，身必败亡。"

课堂活动

当今社会的安定与进步、科技与经济的飞速发展，都非常有利于人类的生存和健康，但为什么患身心疾病的人越来越多？如"抑郁症""慢性疲劳综合征"等。

试联系具体实例，课上讨论，谈谈你对人与社会统一性的认识。

（二）辨证论治

辨证论治是中医认识和治疗疾病的基本原则，是对疾病进行辨析判断和处理的一种独特的研究和治疗方法。主要从以下几点认识。

1. 症、证、病的基本概念

（1）症：是指疾病的具体临床表现，包括症状和体征。

症状即患者的主观异常感觉，如头痛、发热、口渴等。体征，是医生通过四诊获得的病体客观的异常征象，如面赤、唇青紫、舌红、脉滑数等。相同的症可由不同的病因引起，病变机制也不尽相同，因而孤立的症不能反映病理变化的本质。

（2）证：即证候，是疾病发展过程中某一阶段的病理概括。是由一组相对固定的、有内在联系的症状和体征构成。证候反映了疾病的原因、部位、性质以及邪正盛衰变化，可作为确立治法、用药原则的依据。如风寒表证、肺阴亏虚证、肝火上炎证等都属证的概念。

（3）病：即疾病，是与健康相对的概念。是指有特定的病因、发病形式、病机、发展规律和转归的一种完整的病理过程，反映了某种疾病全过程的总体属性、特征和规律。如感冒、中风、麻疹、痢疾等皆属疾病的概念。

症、证、病三者的概念不同，但存在密切联系。症是构成病和证的基本要素，有内在联系的症组合在一起即为证候，而各阶段的证候贯穿起来，就是疾病的全过程。

2. 辨证论治的基本概念 辨证论治是运用中医理论辨析有关疾病的临床资料，确立证候，以制订治则治法，付诸实施的思维过程。可分为两个阶段。

（1）辨证：就是将四诊（望、闻、问、切）所收集的资料、症状和体征，通过分析、综合，辨清疾病的原因、性质、部位，以及邪正之间的关系，概括、判断为某种性质的证。

（2）论治：就是根据辨证的结果，确定相应的治疗原则和方法，是研究和实施治疗的过程。

辨证是论治的前提和依据，论治是治疗疾病的手段和方法，通过论治可以检验辨证的正确与否。

因此辨证论治，就是认识疾病和解决疾病的过程，是理、法、方、药在临床上的具体运用，是指导中医临床工作的基本原则。

ER-1-2
对“证”的理解

3. 辨证与辨病的关系　中医在诊断疾病时，既要辨病，又要辨证，从不同角度对疾病本质进行认识。而辨证更重于辨病，证反映的是疾病不同阶段的病理变化。因此，在疾病发展过程中，同病可出现不同的证候，治疗需采用不同的方法。如温病的卫分证、气分证、营分证、血分证，就是温病过程中四个不同阶段的证候，应分别治以解表、清气、清营、凉血等法。又如同为黄疸病，有的表现为湿热证，治当清热利湿；有的表现为寒湿证，又宜温化寒湿，这就是所谓同病异治。另一方面，异病也可以有相同的证。不同的疾病，在其发展过程中，由于出现了性质相同的证，因而可采用同一方法治疗，这就是异病同治。如久痢、脱肛、子宫下垂等不同的病，均表现为中气下陷证，都可以用升提中气的方法治疗。由此可见，中医治病主要的不是着眼于“病”的异同，而是着眼于“证”的区别。相同的证，则治法基本相同；不同的证，则治法不同，即所谓“证同治亦同，证异治亦异”。这种针对疾病发展过程中不同性质的矛盾用不同方法去解决的原则，就是辨证论治的精神实质。

三、中医基本理论的主要内容及学习方法

（一）主要内容

中医基本理论是主要阐述人体的生理、病理、病因、病机以及疾病的诊断、防治等基本理论知识和基本技能的课程，其内容主要包括阴阳五行、藏象、气血津液、经络、体质、病因病机、诊法、辨证、治则、预防与康复等。

阴阳五行，属于古代哲学范畴，是中医学的主要哲学思想。本章重点介绍阴阳五行的基本概念、基本内容及在中医药学中的应用。

藏象，是研究人体各脏腑组织器官的生理功能、病理变化及其相互关系，以及脏腑组织器官与外界环境相互关系的学说，是中医理论体系的核心。本章重点论述脏腑的生理功能。

气血津液，主要阐述气、血、津液的生成、运行、生理功能及其相互关系。说明气、血、津液既是脏腑功能活动的物质基础，又是脏腑功能活动的产物。

经络，是研究人体经络系统的生理功能、病理变化及其与脏腑相互关系的学说。本章主要阐述十二经脉的概念、走向与交接规律、分布规律、流注次序，以及经络的生理功能和应用。

体质，是阐述体质与健康、疾病关系的学说。本章节重点介绍体质的形成与影响因素、体质的分类及体质对辨证治疗和养生防病的指导意义。

病因病机，是阐述各种致病因素的性质、致病特点及其所致病证的临床表现、发病规律和疾病病理变化机制的学说。本章主要介绍六淫、疠气、七情、饮食劳逸、病理产物等致病因素以及正邪在发病中的作用和邪正盛衰、阴阳失调等基本病机。

诊法，是搜集病情资料诊察疾病的方法，主要介绍望、闻、问、切四诊的基本方法和内容。

辨证，是依据四诊所提供的病情资料以辨识证候、认识病证的基本方法。主要介绍八纲辨证、脏腑辨证和气血津液辨证。

预防、治则与康复，主要论述治病求本、扶正祛邪、调整阴阳、三因制宜等治疗的基本原则，以及预防和康复的主要原则和方法。

（二）学习方法

中医基本理论是学习中医药各门学科的基础，因此要充分认识学好中医基本理论的重要性，明确学习目的，讲究学习方法，善于思考，在理解中增强记忆。要以辩证唯物主义和历史唯物主义为指导思想，充分理解中医学的学术特点与优势，以严谨的治学态度，掌握各具体学习环节。中医基本理论来源于中医医疗实践，又指导着中医医疗实践，因此在学习过程中，应注重理论联系实际，利用案例讨论、模拟操作、临床见习等形式，加深对理论知识的理解和基本技能的掌握。为下一步中医药学相关各门课程的学习打下坚实的基础。

点滴积累

1. 整体观念和辨证论治是中医理论体系的基本特点。
2. 整体观念　是中医学关于人体自身以及人与环境之间的统一性、完整性和联系性的认识。主要内容：①人是一个有机整体；②人与外界环境的统一性。
3. 辨证论治　是中医诊治疾病的基本原则。证，反映了疾病某一阶段的病理本质，是中医治疗疾病的主要着眼点。

目标检测

一、选择题

（一）单项选择题

1. 哪一部典籍的问世，标志着中医理论体系的初步形成(　　)

A.《难经》　B.《神农本草经》　C.《黄帝内经》　D.《伤寒杂病论》

2. 中药最早的分类方法是以下哪一本书提出来的(　　)

A.《新修本草》　B.《神农本草经》　C.《千金要方》　D.《本草备要》

3. 以下哪一项不属于整体观念的内容(　　)

A. 人是一个有机整体　B. 人与自然界的统一性

C. 人与社会的统一性　D. 以上都不是

4. 能够反映疾病现阶段本质的是(　　)

A. 病　B. 症状　C. 体征　D. 证

5. 人体的脉象常随季节的变化而变化，秋季脉多表现(　　)

A. 洪　B. 浮　C. 弦　D. 沉

（二）多项选择题

1.《伤寒杂病论》的成就是(　　)

A. 确立辨证论治　B. 被称为方书之祖

C. 提出最早的中药分类法　D. 为针灸学专著

E. 我国现存最早的临床医学专著

2. 以下哪项是辨证论治的正确运用(　　)

A. 证同治亦同　B. 证异治亦异　C. 证同治异

D. 同病同治　E. 异病异治

3. 中医学理论体系的主要特点包括(　　)

A. 整体观念　B. 唯物论　C. 审因论治

D. 辨证论治　E. 辩证法

4. 中医学的证能够反映以下哪项内容(　　)

A. 病变原因　B. 病变性质　C. 病变部位

D. 邪正关系　E. 病变过程

5. 属于症的表现是(　　)

A. 发热　B. 头痛　C. 感冒

D. 恶寒　E. 中风

二、简答题

1. 整体观念的含义？主要包括哪几方面的内容？

2. 何谓症、证、病？

三、实例分析

“水土不服”是指身体对环境产生的不良反应，请用整体观念的思维方法分析为什么会有“水土不服”现象的发生。

ER-01章习题

(叶玉枝)

第二章

阴阳五行学说

ER-02章PPT

导学情景

情景描述：

《素问·天元纪大论》说："夫五运阴阳者，天地之道也，万物之纲纪，变化之父母，生杀之本始，神明之府也，可不通乎！"其把阴阳五行，看成是化育万物及生命的本源，阴阳五行学说是中医理论重要的指导思想和组成部分。

学前导语：

阴阳、五行有何含义？ 阴阳、五行学说的主要内容是什么？ 阴阳、五行学说又是如何指导中医药学的理论及应用的？ 本章将阐述这些问题。

阴阳五行学说是阴阳学说和五行学说的合称，是古代劳动人民认识自然、解释自然的世界观与方法论，其中包含着朴素的唯物论和辩证法思想。认为自然界任何事物或现象的属性都可以划分为阴阳，阴阳的相互作用，使物质世界产生无穷的变化；并认为宇宙万事万物，皆可以在不同层次上归为木、火、土、金、水五类，五行之间相生、相克，而使自然界事物处于不断地运动变化之中。我国古代医家，在长期医疗实践的基础上，将其广泛地运用于医学领域，用以说明人类生命起源、生理现象、病理变化，并指导临床诊断和防治，使其成为中医理论体系中重要的哲学基础和组成部分。因此，要准确理解和掌握中医理论，就必须首先学习阴阳五行学说。

第一节　阴阳学说

中医学用阴阳学说阐明生命的起源和本质，人体的生理功能、病理变化及疾病诊断和防治的根本规律，其贯穿于中医的理、法、方、药之始终，长期以来，一直有效地指导着中医理论及临床实践。

一、阴阳的概念

（一）阴阳的含义

阴阳，是对自然界相互关联的事物或现象对立双方属性的概括，含有对立统一的意思。它既可代表两个相互对立的事物或现象，如水与火、日与月等，又可代表同一事物或现象内部对立的两个方面，如人体中的气和血、脏和腑等。

阴阳最初的含义是很朴素的，指日光的向背，向日为阳，背日为阴。后来随着观察面的扩展，阴阳的含义逐渐被引申扩大,如向日光处温暖、明亮;背日光处寒冷、黑暗,于是古人就把光明与黑暗、温暖与寒冷分属阴阳。通过不断地引申,几乎把自然界所有相互对立的事物或现象,如天地、上下、日月、昼夜、水火、升降、动静、内外、雌雄等都划分为阴与阳两个方面。这时的阴阳不再特指日光的向背,而变为一个概括自然界中具有相对属性的事物或现象双方的抽象概念。故《灵枢·阴阳系日月》说:“阴阳者,有名而无形。”

难点释疑

阴阳的含义比较抽象,我们可以借助字形进行理解。

从字形结构看,阴阳两字的区别在于阳为“日”(太阳)、阴为“月”(月亮)。而太阳和月亮的区别在于:太阳出现在白天,白天温度相对高(温暖)、光线明亮;月亮出现在夜间,夜间温度低(寒冷)、光线暗淡。所以阴阳的本质其实是:日与月、昼与夜、光明与黑暗、温暖与寒冷的对立统一。

(二)阴阳的普遍性、相对性和关联性

1. 普遍性 阴阳的对立统一是天地万物运动变化的总规律,“阴阳者,天地之道也,万物之纲纪,变化之父母,生杀之本始。”(《素问·阴阳应象大论》)凡属相互关联的事物或现象,或同一事物的内部,都可以用阴阳来概括、分析其各自的属性,如天与地、动与静、水与火、出与入等。故有“万物负阴而抱阳”(《老子》)。

2. 相对性 具体事物的阴阳属性,并不是绝对的,而是相对的。也就是说,随着时间的推移或所运用范围的不同,事物的性质或对立面改变了,则其阴阳属性也就随之而改变。阴阳的这种相对性表现为以下三个方面:

(1)相互转化性:在一定条件下,阴和阳之间可以发生相互转化,阴可以转化为阳,阳也可以转化为阴。如寒证和热证的转化,病证的寒热性质变了,其阴阳属性也随之改变。

(2)无限可分性:任何相互关联的事物或现象都可以概括为阴阳两种属性,而任何一件事物的内部又可以分为对立的两个方面,即阴中有阴阳可分,阳中亦有阴阳可分,阴阳之中复有阴阳,不断地一分为二,以至无穷。如昼为阳,夜为阴,而上午为阳中之阳,下午则为阳中之阴;前半夜为阴中之阴,后半夜则为阴中之阳。所以说:“阴阳者,数之可十,推之可百,数之可千,推之可万,万之大不可胜数,然其要一也。”(《素问·阴阳离合论》)这种阴阳属性的无限可分性,不仅说明了事物或现象阴阳属性的规律性、复杂性,而且也说明了阴阳概括事物或现象的广泛性,即每一事物或现象都包含着阴阳,都是一分为二的。

(3)因参照物不同而改变:事物的阴阳属性往往是通过比较而划分的,若作为参照而比较的对象不同,事物的阴阳属性也可以发生改变。如一年四季中的春天,若与冬天比较,其气温而属阳;若与夏天比较,则其气凉而属阴。

3. 关联性 阴阳的关联性指阴阳所分析的事物或现象,应是在同一范畴、同一层次,即相关的基础之上的。只有相互关联的一对事物,或一个事物的两个方面,才能构成一对矛盾,才能用阴阳来

说明，如天与地、昼与夜、寒与热等。如果不具有这种相互关联性的事物，并不是统一体内的对立双方，不能构成一对矛盾，就不能用阴阳来说明，如将左与寒、静与热分阴阳，就是毫无意义的甚至是荒唐的。

（三）划分事物或现象阴阳属性的规律

"水火者，阴阳之征兆也。"（《素问·阴阳应象大论》）中医学以水火作为阴阳的征象，水为阴，火为阳，反映了阴阳的基本特性。如水性寒而趋下，火性热而炎上。其运动状态，水比火相对静，火较水相对动，寒热、上下、动静，如此推演下去，即可以用来说明事物的阴阳属性。划分事物或现象阴阳属性的规律是：凡属于运动的、外向的、上升的、温热的、明亮的、功能的……属于阳的范畴；静止的、内在的、下降的、寒凉的、晦暗的、物质的……属于阴的范畴。由此可见，阴阳的基本特性是划分事物和现象阴阳属性的依据（表2-1）。

表2-1　事物和现象的阴阳属性归类表

类别	空间	时间	温度	湿度	季节	重量	亮度	运动状态
阳	上、外、左	白天	温热	干燥	春夏	轻	光亮	升、动、快
阴	下、内、右	黑夜	寒凉	湿润	秋冬	重	晦暗	降、静、慢

二、阴阳学说的基本内容

阴阳学说的基本内容，主要包括阴阳的对立制约、互根互用、消长平衡和相互转化。

（一）阴阳的对立制约

对立制约是指处于同一个统一体的阴阳双方的互相排斥、对立斗争。可以从两个方面来理解：一是阴阳对立，即阴阳双方的属性相反，对立矛盾。自然界一切事物或现象都存在着相互对立的阴阳两个方面，如天与地、上与下、内与外、动与静、升与降、出与入、昼与夜、明与暗、寒与热、虚与实、聚与散、衰退与亢进、抑制与兴奋等等。二是阴阳制约，指属性对立的阴阳双方相互抑制，相互约束，相互斗争。如寒能祛热而制约热，而热能散寒而制约寒。在正常状态下，处于同一个统一体中的阴阳，既相互排斥，又相互制约，对立斗争的结果取得了统一，即取得了动态的平衡。只有维持这种动态的平衡关系，事物才能正常发展变化，所以自然界才有昼夜、寒暑的更迭，人体才能维持健康有序的生命状态。否则，事物的发展变化就会遭到破坏，人体就会发生疾病。

在自然界，春夏秋冬四季温、热、凉、寒气候的变化，就是阴阳对立斗争达到统一的结果。如夏季本来是阳热盛，但夏至以后阴气却渐次以生，以制约火热的阳气；而冬季本来是阴寒盛，但冬至以后阳气却随之而复，以制约严寒的阴气。春夏之所以温热是因为春夏阳气上升抑制了秋冬的寒凉之气；秋冬之所以寒冷是因为秋冬阴气上升抑制了春夏的温热之气的缘故。

人的生命活动也充分体现了阴阳对立制约斗争的矛盾运动。如人体的兴奋与抑制、合成与分解、吸收与排泄等等无一不是体现阴阳的对立制约作用，阴阳在对立斗争过程中取得统一，达到平衡，以维持机体正常的生命活动。

总之，阴阳的对立是用阴阳说明事物或现象相互对立的两个方面及其相互制约的关系。

（二）阴阳的互根互用

阴阳互根，是指相互对立的阴阳，具有相互依存、互为根本的关系。双方都以对方的存在为自己存在的依据和根本，任何一方都不能脱离另一方而单独存在。如就上与下来说：上属阳，下属阴，无上就无所谓下，无下亦无所谓上；就春夏与秋冬来说：春夏属阳，秋冬属阴，无春夏就无所谓秋冬，无秋冬亦无所谓春夏。即“阴根于阳，阳根于阴，无阳则阴无以生，无阴则阳无以化”。

阴阳互用，是指阴阳双方的相互资助、相互促进的关系。如春夏阳气生而渐旺，阴气也随之增长，故天气虽热而雨水增多；秋冬阳气衰而渐少，阴气随之潜藏，故天气虽寒而降水减少。即“阳生阴长，阳杀阴藏”。

阴阳在事物统一体中不仅互相排斥，而且又互根互用，阳蕴含于阴之中，阴蕴含于阳之中。阴阳一分为二，又合二为一，既对立又统一。

中医学用阴阳互根互用的观点，阐述人体脏与腑、气与血、功能与物质等在生理病理上的关系。

人的生命过程中，脏腑的功能活动（阳），不断地化生人体所必需的气、血、津液等精微物质（阴）；而另一方面气、血、津液等精微物质，又不断地营养资助脏腑，以使脏腑能发挥正常的功能活动，这体现了阴阳互根互用的关系。当脏腑的功能减退时，则机体的气、血、津液等精微物质就会产生不足，反过来也会使脏腑失去资助营养而功能减退愈甚。如长期食欲减退的患者，多表现为脾气（阳）虚弱，脾胃为后天之本、气血生化之源，脾气（阳）虚弱，化源不足，会导致阴（血）亏损，这称之为“阳损及阴”的气血两虚证。反之，阴虚至一定程度，由于“无阴则阳无以化”，故又可损伤体内的阳气而导致阳虚，故称作“阴损及阳”。如失血患者，因血（阴）的大量损失，气随血脱，往往会出现形寒肢冷的阳虚之候，这称之为“阴损及阳”的气血两虚证。如果人体内阳气与阴液、物质与功能等阴阳互根关系遭到严重破坏，以致一方已趋于消失，而另一方也就失去了存在的前提，呈现孤阳或孤阴状态。这种阴阳的相离，意味着阴阳矛盾的消失，那么生命也就即将结束了。

课堂活动

兴奋与抑制是机体两种对立相反的功能状态，日间劳作时，兴奋为主，抑制则被削弱；而夜间休息时抑制占主导，兴奋则会被减弱。 请同学们分析：夜晚高质量的睡眠对人们日间的劳作状态会有什么影响？ 充分的体力活动，对夜晚的睡眠又有什么作用呢？ 这说明了阴阳之间的什么联系？

（三）阴阳的消长平衡

消长，即增减、盛衰之谓。阴和阳之间的对立、互根关系，并不是处于静止和不变的状态，而是始终处于不断的增减、盛衰的运动变化之中。阴阳双方在彼此消长的运动过程中保持着动态平衡。其消长规律为阴阳互为消长、阴阳皆消皆长两类。

阴阳互为消长：阴阳双方的对立制约，使阴与阳之间可出现某一方增长而另一方消减，或某一方消减而另一方增长的互为消长的变化，即“阳长阴消”或“阴长阳消”。如四时气候的变化，从冬至起，经春至夏，气候从寒冷转暖变热，气温逐渐升高，这是“阳长阴消”的过程；由夏至起，经秋到冬，气候由炎热转凉变寒，气温逐渐降低，这是“阴长阳消”的过程。

阴阳皆长皆消：阴阳双方互根互用的过程中，阴与阳之间又会出现某一方增长另一方亦增长，或某一方消减另一方亦消减的皆消皆长的消长变化。即“阴随阳长”“阳随阴长”，或“阴随阳消”“阳随阴消”，如四季气候的变化从另一个角度看，春夏季节随着气温的升高而降雨量逐渐增多，秋冬季节随着气候的转凉而降雨量逐渐减少，即是阴阳皆长与皆消的消长变化。

就人体的功能活动而言，功能为阳，物质为阴，消耗物质化生功能是“阴消阳长”，通过脏腑的功能把饮食消化、转变为人体所需的物质（水谷精微和津液）的过程则是“阳消阴长”；从另一角度来看，人体强健功能的发挥必须有充足的物质（精、血）储备为前提，此属阳随阴长的消长变化。而当人体食物摄入不足而感饥饿时，必然产生气力不足，即是由于阴（精）不足不能化生阳（气）而导致阳的不足，属阳随阴消的阴阳皆消的消长变化。

阴阳双方在一定范围内的消长，体现了人体动态平衡的生理活动过程。如果这种“消长”关系超过了生理限度，将出现阴阳某一方面的偏盛或偏衰，于是人体生理动态平衡失调，疾病就由此而生。一般来说，阴阳消长有常有变，正常的阴阳消长是言其常，异常的阴阳消长是言其变。总之，自然界和人体所有复杂的发展变化，都包含着阴阳消长的过程，是阴阳双方对立斗争、依存互根的必然结果。

（四）阴阳的相互转化

阴阳转化是指阴阳对立的双方，在一定条件下，可以各自向其相反的方向转化。阴可以转化为阳，阳可以转化为阴。阴阳的对立统一包含着量变和质变。事物的发展变化，表现为由量变到质变，又由质变到量变的互变过程。如果说“阴阳消长”是一个量变过程，那么“阴阳转化”便是一个质变过程。

阴阳转化是事物运动变化的基本规律。在阴阳消长过程中，事物由“化”至“极”，即发展到一定程度，超越了阴阳正常消长的阈值，事物必然向着相反的方面转化。阴阳的转化，必须具备一定的条件，这种条件中医学称之为“重”或“极”，即“重阴必阳，重阳必阴”“寒极生热，热极生寒”（《素问·阴阳应象大论》）。

案例分析

案例

某患者患失眠，伴夜半子时汗出甚，前医以天王补心丹、酸枣仁汤、甘麦大枣汤等长期调理效果不明显。后用桂枝汤加味，三剂即愈。

分析

子时为阴气至盛、阳气始长，即阴阳转化、交接的时间，如果阴阳转化交接顺利，则如常人。该患者子时汗出甚，说明存在阴阳不和，阳不敛阴则汗液外泄；汗为心之外液，长期汗出影响心之藏神功能，则失眠。病之本在阴阳不和，故用桂枝汤调和阴阳，立竿见影，效果明显。

但必须指出的是，阴阳的消长（量变）和转化（质变）是事物发展变化全过程密不可分的两个阶段，阴阳消长是阴阳转化的前提，而阴阳转化则是阴阳消长的必然结果。

以季节气候变化为例，一年四季，春至冬去，夏往秋来。春夏属阳，秋冬属阴，春夏秋冬四季运转不已，就具体体现了阴阳的互相转化。当寒冷的冬季结束转而进入温暖的春季，便是阴转化为阳；当炎热的夏季结束转而进入凉爽的秋季，则是由阳转化为阴。

在人体生命活动过程中，在生理上，物质与功能之间的新陈代谢过程，如营养物质（阴）不断地转化为功能活动（阳），功能活动（阳）又不断地转化为营养物质（阴），就是阴阳转化的表现。实际上，在生命活动中，物质与功能之间的代谢过程，是阴阳消长和转化的统一，即量变和质变的统一。在疾病的发展过程中，阴阳转化常常表现为在一定条件下，如表证与里证、寒证与热证、虚证与实证、阴证与阳证的互相转化等。

知识链接

阴阳转化的表现形式

阴阳转化主要表现为两种形式：一种是渐变形式。如一年之中寒暑交替；一天之中的昼夜转化；慢性疾病过程的由实转虚等。另一种是骤变形式。如夏季在晴热天气中突然雷电暴雨，气温骤降；急性热病中由高热、烦躁等阳证表现，突然出现体温下降、四肢厥冷等阴证表现。

综上所述，阴阳的对立制约、互根互用、消长平衡和相互转化，是从不同的角度来说明阴阳之间的相互关系及其运动规律的。它们之间并不是孤立的，而是相互联系、相互影响、相反相成、互为因果的。阴阳两个方面不仅相互对立、相互制约，又是相互依存、互根互用的，从而达到两者的对立统一。阴阳的消长、转化，又是以阴阳的对立、互根为内在根据的。阴阳消长是一个量变的过程，阴阳转化是一个质变的过程，阴阳消长是阴阳转化的前提与基础，阴阳转化是阴阳消长的结果。

三、阴阳学说在中医药学中的应用

阴阳学说贯穿于中医理论体系的各个方面，用来说明人体的组织结构、生理功能、病理变化，并指导临床诊断和治疗。

（一）说明人体的组织结构

阴阳学说在阐释人体的组织结构时，认为人体是一个有机整体，是一个极为复杂的阴阳对立统一体，人体内部充满着阴阳对立统一现象。人体的一切组织结构，既是有机联系的，又可以划分为相互对立的阴阳两部分。所以说："人生有形，不离阴阳。"（《素问·宝命全形论》）

阴阳学说对人体的部位、脏腑、经络、气血等的阴阳属性，都作了具体划分。就人体部位而言，体表属阳，体内属阴；体表的背部属阳，腹部属阴；四肢外侧为阳，内侧为阴。按脏腑功能特点分，肝、心、脾、肺、肾等五脏为阴，胆、小肠、胃、大肠、膀胱、三焦等六腑为阳。五脏之中，心、肺居上（胸腔）为阳，肝、脾、肾居下（腹腔）为阴。而且每一脏腑之中又有阴阳之分，如心有心阴、心阳，肾有肾阴、肾阳，胃有胃阴、胃阳等。在经络之中，也分为阴阳。就十二经脉而言，就有手三阳经与手三阴经之分、足三阳经与足三阴经之别。在血与气之间，血为阴，气为阳。在气之中，营气在内为阴，卫气在外为阳等。

总之，人体上下、内外、表里、前后各组织结构之间，以及每一组织结构自身各部分之间的复杂关系，无不包含着阴阳的对立统一。

（二）说明人体生理功能

中医学应用阴阳学说分析人体健康和疾病的矛盾，提出了维持人体阴阳平衡的理论。机体阴阳平衡即是健康的状态。健康包括机体内部以及机体与外部环境之间的阴阳平衡。人体的正常生命活动，是阴阳两个方面保持着对立统一的协调关系，是阴阳处于动态平衡状态的结果。

人体生理活动的基本规律可概括为阴精（物质）与阳气（功能）的矛盾运动。属阴的物质与属阳的功能之间的关系，就是这种对立统一关系的体现。营养物质（阴）是产生功能活动（阳）的物质基础，而功能活动又是营养物质所产生的功能表现。人体的生理活动（阳）是以物质（阴）为基础的，没有阴精就无以化生阳气，而生理活动的结果，又不断地化生阴精。这样，物质与功能、阴与阳共处于相互对立、依存、消长和转化的统一体中，维持着物质与功能、阴与阳相对的动态平衡，保证了生命活动的正常进行。若人体内的阴阳不能互制互用而分离，人的生命运动也就终止了。

（三）说明人体病理变化

人体与外界环境及机体内部的阴阳平衡协调，是人体赖以生存的基本条件。阴阳的这种平衡协调关系一旦受到破坏，便会发生疾病。因此，阴阳失调是疾病发生的根本原因。疾病的发生发展主要取决于正气与邪气两个因素。正气有阴液和阳气之分；邪气有阴邪（如寒邪、湿邪）和阳邪（风邪、暑邪、热邪、燥邪）之别。阳邪致病，可致阳偏盛而伤阴；阴邪致病，可致阴偏盛而伤阳。因此无论外感还是内伤，疾病的病理变化都不外乎阴阳的偏盛或偏衰。

1. 阴阳偏盛　是属于阴阳任何一方高于正常水平的病理状态。

（1）阳盛则热：是阳邪亢盛而表现出来的以热为主的临床表现。如暑热之邪侵入人体可造成人体阳气偏盛，出现高热、汗出、面赤、脉数等热性症状。因阴阳相互制约，阳盛往往可导致阴液的损伤，同时表现出口渴等阴液耗伤的症状，故曰："阳盛则阴病"。

（2）阴盛则寒：是阴邪亢盛而表现出来的以寒为主的临床表现。如纳凉饮冷，可以造成机体阴气偏盛，出现腹痛、泄泻、形寒肢冷、舌淡苔白、脉沉等寒性症状。阴阳相互制约，阴盛往往可以导致阳气的损伤，同时出现形寒肢冷等阳气耗伤的症状，故曰："阴盛则阳病"。

用阴阳消长的理论来分析，阳盛则热属于阳长阴消，阴盛则寒属于阴长阳消。其中，以长为主，消居其次。

2. 阴阳偏衰　属于阴阳任何一方低于正常水平的病变。

（1）阳虚则寒：阳虚是人体阳气虚损。根据阴阳动态平衡的原理，阴或阳任何一方的不足，必然导致另一方的相对偏盛。阳虚不能制约阴，则阴相对偏盛而出现寒象。如机体阳气虚弱，可出现面色㿠白、畏寒肢冷、神疲踡卧、自汗、脉微等表现，其性质亦属寒，所以称"阳虚则寒"。

（2）阴虚则热：阴虚是人体的阴液不足。阴虚不能制约阳，则阳相对偏亢而出现热象。如久病耗阴或素体阴液亏损，可出现潮热、盗汗、五心烦热、口舌干燥、脉细数等表现，其性质亦属热，所以称"阴虚则热"。

用阴阳消长理论来分析，阳虚则寒属于阳消而阴相对长，阴虚则热属于阴消而阳相对长。其中，以消为主，长居其次。

（四）指导疾病的诊断

由于疾病发生、发展、变化的根本在于阴阳失调，所以诊断疾病，要分清阴阳，抓住根本。中医诊断疾病的过程，包括诊察疾病和辨别证候两个方面。

1. 阴阳是分析四诊资料之目　如色泽鲜明者属阳，晦暗者属阴；语声高亢洪亮者属阳，低微无力者属阴；呼吸有力、声高气粗者属阳，呼吸微弱、声低气怯者属阴；口渴喜冷者属阳，口渴喜热者属阴；脉之浮、数、洪、滑等属阳，沉、迟、细、涩等属阴（表2-2）。

表2-2　症状体征阴阳属性归类表

类别	望诊		闻诊		问诊		脉诊	
	颜色	光泽	声音	呼吸	寒热	二便	迟数	形态
阳	赤黄	鲜明	高亢 洪亮	声高 气粗	身热 喜凉	尿黄 便秘	数	浮大 洪滑
阴	青白黑	晦暗	低微 无力	声低 气怯	身寒 喜暖	尿清 便溏	迟	沉微 细涩

2. 阴阳是辨别证候的总纲　如八纲辨证中，表证、热证、实证属阳；里证、寒证、虚证属阴。在临床辨证中，只有分清阴阳，才能抓住疾病的本质，做到执简驭繁。所以辨别阴证、阳证是诊断的基本原则，在临床上具有重要的意义。

总之，由于阴阳偏盛偏衰是疾病过程中病理变化的基本规律，所以疾病的病理变化虽然错综复杂、千变万化，但其基本性质可以概括为阴和阳两大类。

知识链接

外科病中阴证、阳证的特殊含义

外科病中多数阳证类型的疾病，如疖、痈、丹毒、脓肿等，多为急性感染性疾病，表现为红、肿、热、痛等症状；而阴证类型疾病，如结核性感染、肿瘤等，多为慢性疾病，表现为苍白、平塌、不热、不痛或隐痛等症状。

（五）指导疾病的防治

1. 指导养生防病　中医学十分重视对疾病的预防，不仅用阴阳学说来阐发摄生学说的理论，而且摄生的具体方法也是以阴阳学说为依据的。阴阳学说认为：人体的阴阳变化与自然界四时阴阳变化协调一致，就可以延年益寿，因而主张顺应自然，采取春夏养阳、秋冬养阴、精神内守、饮食有节、起居有常等方法，做到“法于阴阳，和于术数”（《素问·上古天真论》）。借以保持机体内部以及机体与外界环境之间的阴阳平衡，达到增进健康、预防疾病的目的。

2. 指导疾病治疗　由于疾病发生发展的根本原因是阴阳失调，因此调整阴阳，是治疗疾病的基本原则。阴阳学说用以指导疾病的治疗，一是确定治疗原则，二是归纳药物的性能。

（1）确定治疗原则：阴阳偏盛的治疗原则是损其有余，即实者泻之。阳盛则热属实热证，宜用寒凉药以制其阳，治热以寒，即“热者寒之”。阴盛则寒属实寒证，宜用温热药以制其阴，治寒以热，即“寒者热之”。因两者均为实证，所以称这种治疗原则为“损其有余”，即“实者泻之”。由于阳盛则阴病，阴盛则阳病，故在调整阴阳偏盛时，应注意有无相应的阴或阳偏衰的情况存在。若其相对一方有偏衰时，则当兼顾其不足，配合以益阴或扶阳之法。

阴阳偏衰的治疗原则是补其不足，即虚者补之。阴虚不能制阳而致阳亢者，属虚热证，治当滋阴以抑阳。一般不能用寒凉药直折其热，须“壮水之主，以制阳光”（《素问・至真要大论》王冰注），补阴即所以制阳。如肾阴不足，则虚火上炎，此非火之有余，乃水之不足，故当滋养肾水，以制衡阳盛。这种治疗原则称之为“阳病治阴”（《素问・阴阳应象大论》）。若阳虚不能制阴而造成阴盛者，属虚寒证，治当扶阳制阴。一般不宜用辛温发散药以散阴寒，须“益火之源，以消阴翳”（《素问・至真要大论》王冰注），补阳即所以制阴。如肾主命门，为先天真火所藏，肾阳虚衰则出现阳微阴盛的寒证，此非寒之有余，乃真阳不足，故治当温补肾阳，以制衡阴寒。这种治疗原则称之为“阴病治阳”（《素问・阴阳应象大论》）。

（2）归纳药物的性能：中药的性能主要依据其气（性）、味和升降浮沉来决定，而药物的气、味和升降浮沉，又可用阴阳来归纳说明，作为指导临床用药的依据。

四气：即药物的寒、热、温、凉四种药性。其中寒、凉属阴，温、热属阳。一般属于寒性或凉性的药物能清热泻火，减轻或消除热象，多用于阳热证，如黄芩、双花等。反之，属于热性或温性的药物能散寒温里，减轻或消除寒象，多用于阴寒证，如干姜、生姜等。

五味：即酸、苦、甘、辛、咸五种药味。五味之中，辛味能散、能行，甘味能益气，故辛、甘属阳，如生姜、人参等；酸味能收，苦味、咸味能泻下，故酸、苦咸属阴，如五味子、黄连、芒硝等。

升降浮沉：升是上升，降是下降，浮为浮散，沉为收敛、下行。一般具有升阳发表、祛风散寒、涌吐、开窍等作用的药物如升麻、白芷等，其性升浮，升浮者为阳；而具有泻下、清热、利尿、重镇安神、潜阳息风、消积导滞、降逆、收敛等功效的药物如龟甲、代赭石等，其性沉降，沉降者为阴等。

总之，治疗疾病，就是根据病情的阴阳偏盛偏衰，确定治疗原则，再结合药物的阴阳属性和作用，选择相应药物，以纠正阴阳失调的状态，达到治愈疾病的目的，即“谨察阴阳所在而调之，以平为期”（《素问・至真要大论》）。

点滴积累

1. 阴阳学说从“一分为二”的观点出发，说明相关联的事物或一个事物的两个方面，存在着相互对立、互根互用、消长平衡、相互转化的关系。
2. 阴平阳秘（阴阳平衡）是人体正常的生理状态，阴阳失衡为病理状态，养生治病的目的在于调整阴阳，使其恢复常态（以平为期）。

第二节　五行学说

五行学说是中国古代用以认识宇宙、解释宇宙事物在发生、发展过程中相互联系的一种理论。它将自然界万事万物皆用木、火、土、金、水进行归类，认为任何事物都不是孤立的、静止的，而是在相互间相生、相克的联系运动之中维持着协调平衡。所以，五行学说不仅具有唯物观，而且含有丰富的辩证法思想，属古代的哲学范畴。

中医学把五行学说应用于医学领域，以系统结构观点来观察人体，阐述人体局部与局部、局部与整体之间的有机联系，以及人体与外界环境的统一，加强了中医学整体观念的论证，使中医学所采用的整体系统方法进一步系统化，对中医学特有理论体系的形成，起到了推动作用，成为中医学理论体系的重要组成部分。

一、五行的概念

（一）五行的含义

“五”，是指木、火、土、金、水；“行”，是指运行、运动变化之意。“五行”，即指木、火、土、金、水及其运动变化。

五行学说中的“五行”，不再特指木、火、土、金、水五类基本物质本身，而是一个抽象的哲学概念。古人运用抽象出来的五行特性，采用取象比类和推演络绎的方法，来归纳和概括自然界的各种事物和现象，并以五行的“相生”“相克”关系来解释各种事物和现象发生、发展变化的规律。

中医学的五行概念，旨在说明人体结构的各个部分以及人体与外界环境是一个有机整体，属医学科学中的哲学概念。

（二）五行的特性

古人在长期的生活和生产实践中，对木、火、土、金、水五类基本物质悉心观察，形成了对五行特性直观、朴素的认识。《尚书·洪范》载：“水曰润下，火曰炎上，木曰曲直，金曰从革，土爰稼穑。”在此基础上，进行抽象引申而逐步形成了五行特性的基本概念。现将五行特性分述如下：

木曰曲直：曲，屈也；直，伸也。曲直，是指树木的枝条具有生长、柔和、能屈又能伸的特性，引申为凡具有生长、升发、条达、舒畅等性质或作用的事物和现象，均归属于木。

火曰炎上：炎，有焚烧、炎热之义；上，是上升。炎上，是指火具有炎热、上升的特性，引申为凡具有温热、升腾等性质和作用的事物和现象，均归属于火。

土爰稼穑：稼，指播种谷物；穑，即收获谷物。稼穑，泛指人类种植和收获谷物的农事活动，引申为凡具有生化、承载、受纳等性质或作用的事物和现象，均归属于土。

金曰从革：从，是顺从的意思；革，即变革。从革，是说金属是通过变革而产生的，即大多由矿石经过冶炼而来，古有“革土生金”之说。由于金属沉重、坚硬、锐利，且常被制成兵器用于杀戮，因而引申为凡具有肃杀、潜降、收敛等性质或作用的事物和现象，均归属于金。

水曰润下：润，即滋润、濡润；下，即向下、下行。润下，是指水具有滋润、下行的特性，引申为凡具有滋润、下行、寒凉、闭藏等性质或作用的事物和现象，均归属于水。

（三）事物属性的五行归类

事物和现象五行归类的方法，主要有取象比类法和推演络绎法。

取象比类法：将能反映事物本质的特征与五行各自的特性相比较，以确定其五行属性的方法。例如方位配五行：日出东方，富有生机，与木生发之特性相类似，故东方归属于木；南方炎热，与火炎热之特性相类似，故南方归属于火；西方为日落之处，与金肃杀沉降的特性相类似，故西方归属于金；北方寒冷，与水寒凉之特性相类似，故北方归属于水；中央地带，土壤肥沃，气候适中，万物繁茂，与土之生化、承载的特性相类似，故中央归属于土。

推演络绎法：即根据已知的某些事物的五行属性，推演至其他相关的事物，以获知这些事物的五行属性方法。如已知肝属木，因肝合胆，主筋，其华在爪，开窍于目，在志为怒，在液为泪，故经推演络绎，则胆、筋、爪、目、泪归属于木。

如此，将自然界百态千姿、千变万化的各种事物和现象分别归属于木、火、土、金、水五类中，每一类事物和现象之间都有着相同或相似的特定属性，彼此构成了一定的联系（表 2-3）。

表 2-3　事物属性的五行归类表

自然界							五行	人体						
五音	五味	五色	五化	五气	五方	五季		五脏	五腑	五体	五官	五液	五志	五脉
角	酸	青	生	风	东	春	木	肝	胆	筋	目	泪	怒	弦
徵	苦	赤	长	暑	南	夏	火	心	小肠	脉	舌	汗	喜	洪
宫	甘	黄	化	湿	中	长夏	土	脾	胃	肉	口	涎	思	缓
商	辛	白	收	燥	西	秋	金	肺	大肠	皮	鼻	涕	悲	浮
羽	咸	黑	藏	寒	北	冬	水	肾	膀胱	骨	耳	唾	恐	沉

事物属性的五行归类，以天人相应为指导思想，以五行为中心，以空间结构的五方、时间结构的五季、人体结构的五脏为基本框架，将自然界的各种事物和现象以及人体的生理、病理现象，按其属性进行归纳，从而将人体的生命活动与自然界的事物或现象联系起来，形成了联系人体内外环境的五行结构系统，该系统充分说明了人体自身的统一性及人与自然环境的统一性。

知识链接

系统与五行

系统，是由若干要素以一定结构形式联结构成的具有某种功能的有机整体。系统论，是从系统观点出发，始终着重从整体与部分之间、整体与外部环境之间的相互联系、相互作用、相互制约的关系中综合地精确地考察对象，以达到最佳处理问题的学问。

中医学通过以五行为中心，将人体的生命活动和自然界的事物或现象联系起来，形成了联系人体内外环境的五行结构系统，该系统充分说明了人体自身的统一性及人与自然环境的统一性，是一种朴素的系统论思想，是天人合一的思想基础。

二、五行学说的基本内容

ER-2-1
学术争鸣

五行学说以五行之间的相生、相克关系来探索和阐释事物之间的相互联系，还以五行之间的相乘、相侮关系，来阐释事物之间协调关系破坏后的相互影响。

（一）五行的生克制化调节机制

五行相生相克关系，是事物运动变化的一般规律，在自然界属于正常状态，在人体则维持了正常的生理活动。

1. 相生　五行之间存在着有序的递相资生、助长和促进的关系，称为五行相生。

五行相生的次序是：木生火，火生土，土生金，金生水，水生木。五者依次资生，循环无端（图 2-1）。

在相生关系中，任何一行都有“生我”“我生”两方面的关系，《难经》把它比喻为“母”与“子”的关系。“生我”者为母，“我生”者为“子”，所以五行相生关系又称“母子关系”。以火为例：因木生火，火生土，故火的“生我”者木，则木为火之母；火的“我生”者土，土为火之子。余可类推。

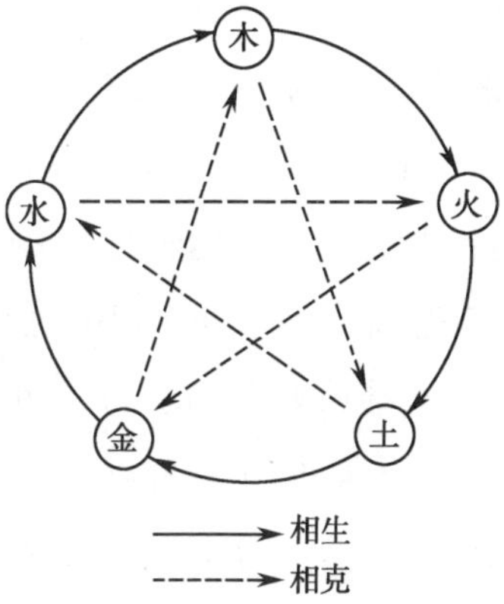

图 2-1　五行相生相克示意图

2. 相克　五行之间存在着有序的递相制约的关系，称之为五行相克。

五行相克的次序是：木克土，土克水，水克火，火克金，金克木。这种克制关系也是往复无穷的（图 2-1）。

在相克的关系中，任何一行都有“克我”“我克”两方面的关系。克我者为“所不胜”，我克者为“所胜”。所以，五行相克的关系，又叫“所胜”与“所不胜”的关系。以土为例：因木克土，土克水，故土的“克我”者木，则木为土之所不胜；土的“我克”者水，则水为土之所胜。余可类推。

在上述生克关系中，任何一行皆有“生我”和“我生”“克我”和“我克”四个方面的关系。以木为例，“生我”者水，“我生”者火；“克我”者金，“我克”者土。

3. 制化　即“制则生化”之义。指五行之间既互相资生，又互相制约，以维持协调平衡的关系。

五行制化关系，是五行生克关系的结合。相生与相克是不可分割的两个方面。没有生，就没有事物的发生和成长；没有克，就不能维持正常协调关系下的变化与发展。因此，必须生中有克（化中有制），克中有生（制中有化），相反相成，才能维持和促进事物相对平衡协调和发展变化。

生克制化是一切事物发展变化的正常现象，在人体则是正常的生理状态。在这种相反相成的生克制化关系中，还可以看出五行之间协调平衡是相对的。因为相生相克的过程，也就是事物消长发展的过程。在此过程中，一定会出现太过和不及的情况。这种情况的出现，其本身就是再一次相生相克的调节。这样，又出现再一次的协调平衡。这种在不平衡之中求得平衡，而平衡又立刻被新的不平衡所替代的循环运动，不断地推动着事物的变化和发展。五行学说用这一理论来说明自然界气候的正常变迁和自然界的生态平衡，以及人体的生理活动。

（二）五行的乘侮及母子相及

五行结构系统在异常情况下的联系为母子相及和乘侮胜复。

1. 母子相及　母子相及是指五行生克制化遭到破坏后所出现的不正常的相生现象，包括母及于子和子及于母两个方面。母及于子与相生次序一致，子及于母则与相生的次序相反。如水行影响到木行，称母及于子；反之，木行影响及水行，则称子及于母。

2. 相乘相侮　相乘相侮，实际上是异常情况下的相克现象。

(1)相乘：乘，即乘虚侵袭之意。相乘即相克太过，超过正常制约的程度，使事物之间失去了正常的协调关系。五行之间相乘的次序与相克同，但被克者更加虚弱。

发生相乘现象的原因有太过与不及两种情况：其一，五行中某一行本身过度亢盛（太过），而原来受它克制的那一行仍处于正常水平，在这种情况下，虽然"被克"一方正常，但由于"克"的一方超过了正常水平，就会打破两者之间的正常制约关系，出现过度相克的现象。如以木克土为例：正常情况下，木能制约土，维持正常的相对平衡，若土本身处于正常水平，但由于木过度亢进，从而使两者之间失去了原来的平衡状态，出现了木亢乘土的现象。其二，五行中某一行本身不足（不及），使原来克它的一行乘虚侵袭，使它更加不足，即乘其虚而袭之。如仍以木克土为例：正常情况下，木克土，维持着相对平衡状态。异常情况下，木仍然处于正常水平，但土本身不足，因此，两者之间失去了原来的平衡状态，则木乘土之虚而过克之。这样的相克，超过了正常的制约关系，使土更虚。

相克和相乘是有区别的，前者是正常情况下的制约关系，后者是正常制约关系遭到破坏的异常相克现象。在人体，前者为生理现象，而后者为病理表现。

(2)相侮：侮，有恃强凌弱之意。相侮是指五行中的任何一行本身太过，使原来克它的一行不仅不能去制约它，反而被它所克制，即反克，又称反侮。

相侮现象的发生也有太过或不及两种情况，如仍以木为例：其一，当木过度亢盛时（太过），金原是克木的，但由于木过度亢盛，则金不仅不能去克木，反而被木所克制，使金受损，这叫"木反侮金"。其二，当木过度衰弱时（不及），金原克木，木又克土，但由于木过度衰弱，则不仅金来乘木，而且土亦乘木之衰而反侮之，故此称之为"木虚土侮"。

相乘相侮均为破坏相对协调平衡的异常表现，都是因一行太过或不及，或两种情况同时存在而发生。因此相乘相侮往往是一个问题的两个方面，可以同时发生。如当木亢盛时，木便过度克制其所胜之土，这叫作"乘"，同时，木还恃己之强反去克制其所不胜之金，这叫作"侮"。反之，木不足，则不仅金来乘木，而且其所胜之土又乘其虚而侮之。所以说："气有余，则制己所胜而侮所不胜，其不及，则己所不胜侮而乘之，己所胜轻而侮之。"（《素问·五运行大论》）

三、五行学说在中医药学中的应用

五行学说在中医药学领域中的应用，主要用事物属性的五行分类方法和生克乘侮的变化规律，具体地说明人体生理、病理现象，并指导临床诊断与治疗。

（一）说明五脏的生理功能及其相互关系

1. 说明五脏的生理功能　五行学说将人体的内脏分别归属于五行，以五行的特性来说明五脏的生理功能特点。如木有升发的特性，肝属木，肝喜条达而恶抑郁，有疏泄的功能；火有炎热的特性，心属火，心阳有温煦之功；土有生化万物的特性，脾属土，脾有消化水谷，运送精微，营养五脏、六腑、四肢百骸之功，为气血生化之源；金性清肃、收敛，肺属金，肺具清肃之性，肺气有肃降之能；水性润下，有寒润、下行、闭藏的特性，肾属水，肾主闭藏，有藏精、主水等功能。

2. 说明五脏之间的相互关系　五行学说运用五行生克制化的理论，来说明脏腑生理功能的内在联系。

用五行相生，说明脏腑之间的资助关系：如肝（木）藏血以济心，心（火）之热以温脾，脾（土）化生精微以充肺，肺（金）气清肃下行以助肾水，肾（水）之精以养肝。

用五行相克，说明五脏间的相互制约关系：如肾（水）的滋润，可防止心火之亢烈；心（火）的阳热，可制约肺金清肃之太过；肺（金）气清肃下降，可抑制肝阳的上亢；肝（木）条达，可疏泄脾土之壅滞；脾（土）的运化，能防止肾水的泛滥。

五行学说不但用以说明五脏的生理功能及其相互之间的联系，还以五脏为中心推演络绎整个人体的各种组织结构与功能，同时又将自然界的五方、五时、五气、五色、五味等与人体的五脏六腑、五体、五官、五志、五脉等联系起来，意在说明人体脏腑组织之间，以及人体与外界环境之间相互联系的统一性。

（二）说明五脏病变的传变规律

由于人体是一个有机整体，内脏之间又是相互资生、相互制约的，因而在病理上必然相互影响。本脏之病可以传至他脏，他脏之病也可以传至本脏，这种病理上的相互影响称之为传变。主要包括相生关系上的传变及相克关系上的传变。

1. 相生关系的传变　①母病及子：是指疾病从母脏传及子脏。如肾病及肝，肝病及心，心病及脾，脾病及肺，肺病及肾。②子病犯母：是指疾病从子脏传及母脏。如肝病犯肾，肾病犯肺，肺病犯脾，脾病犯心，心病犯肝。

一般而言，母病及子为顺，其病轻；子病犯母为逆，病重。

2. 相克关系的传变　①相乘：是相克太过为病，如“木旺乘土”和“土虚木乘”。即先有肝的病变，后有脾胃的病变。由肝传脾又称肝气犯脾，或肝脾不调，由肝传胃又称肝气犯胃，或肝胃不和。②相侮：又称反侮，是反克为害，如木火刑金，由于肝火偏旺，影响肺气清肃。即肝病在先，肺病在后。

一般认为，相乘传变病情较轻；相侮传变病情较重。

但需要注意的是：在疾病的情况下，由于受邪的性质不同、患者正气的强弱不同，以及各种疾病本身的发生、发展规律各异，所以疾病中的五脏传变，并不完全按照五行的生克乘侮规律传变。因此，应从具体情况出发，才能真正把握住疾病的传变规律，以有效地防治疾病。

（三）指导疾病的诊断

人体是一个有机整体，当内脏有病时，人体内脏功能活动及其相互关系的异常变化，可以反映到体表相应的组织器官,出现色泽、声音、形态、脉象等诸方面的异常变化。由于五脏与五色、五味、五脉等都以五行分类归属形成了一定的联系,这种五脏系统的层次结构,为诊断和治疗奠定了理论基础。因此,在临床诊断疾病时,就可以综合望、闻、问、切四诊所得的材料,根据五行的所属及其生克乘侮的变化规律,来推断病情。如面见青色、喜食酸味、脉见弦象,其病多在肝;面见赤色、口味苦、脉象洪数,多为心火亢盛;脾虚的患者,面见青色,为木来乘土;心脏病患者,面见黑色,为水来乘火等。另外,从脉与色之间的生克关系来判断疾病的预后。如肝病色青见弦脉,为色脉相符,如果不得弦脉反见浮脉则属相克之脉,即克色之脉(金克木)为逆;若得沉脉则属相生之脉,即生色之脉(水生木)为顺。

(四)指导疾病的防治

五行学说在治疗上的应用,主要体现在以下几个方面:

1. 控制疾病传变　运用五行母子相及和乘侮规律,可以判断五脏疾病的发展趋势。一脏受病,可以波及其他四脏,如肝脏有病可以影响到心、肺、脾、肾等脏。他脏有病亦可传给本脏,如心、肺、脾、肾之病变,也可以影响到肝。因此,在治疗时,除对所病本脏进行处理外,还应考虑到其他有关脏腑的传变关系。根据五行的生克乘侮规律,来调整其太过与不及,控制其传变,使其恢复正常的功能活动。如肝气太过,木旺多克土,此时除了治肝外,还应考虑健脾胃以防其传变。脾胃不伤,则病不传,易于痊愈。这是用五行生克乘侮理论阐述疾病传变规律和确定预防性治疗措施。

在临床工作中,我们既要掌握疾病在发展传变过程中的生克乘侮关系,根据这种规律及早控制传变和指导治疗,防患于未然,又要根据具体病情而辨证施治,切勿把它当作刻板的公式机械套用。

2. 确定治则治法　五行学说不仅用以说明人体的生理活动和病理现象,综合四诊,推断病情,而且也可以确定治疗原则和制订治疗方法。

(1)根据相生规律确定治则治法:多用于母病及子,或子病犯母(即子盗母气)等病证。其基本治疗原则是:补母和泻子,所谓"虚者补其母,实者泻其子"(《难经·六十九难》)。

补母,即"虚者补其母",主要适用于母子关系的虚证。如肾阴不足,不能滋养肝木,而致肝阴不足者,称为水不生木或水不涵木。其治疗,不直接治肝,而补肾之虚。因为肾为肝母,肾水生肝木,所以补肾水以生肝木。又如肺气虚弱发展到一定程度,可影响脾之健运而导致脾虚。脾土为母,肺金为子,脾土生肺金,所以可用补脾气以益肺气的方法治疗。

案例分析

案例

郭某，男，81 岁。素患慢性气管炎，近年肺功能下降明显，稍有活动即气喘吁吁。2012 年春节前因"感冒、肺炎"前往西医院接受抗生素等药物治疗，一周后烧退、咳嗽减。出院时神疲乏力，饭量小，饭后腹胀，面色少华，说话语声低微。予香砂六君子丸治疗两个月，不仅食欲增加，精神状况明显好转，肺功能也明显改善，自己诉说"年轻了 10 岁"。

分析

该患者年逾八十，五脏功能已处于走下坡路状态。素有慢性支气管炎，肺功能下降，活动后气喘吁吁，说明患者肺气本虚。“子盗母气”则脾气也弱。复因滴注抗生素，致脾气进一步受损，所以出现饭量小、饭后腹胀等脾虚气滞的症状。

服用香砂六君子丸，健脾益气，理气除胀，一方面可以直接缓解脾虚气滞所致诸症；另一方面，培土生金，通过补脾气还可达到益肺气之目的，所以肺功能得到明显改善。是故患者感觉自己“年轻了10岁”。

泻子，即“实者泻其子”，主要适用于母子关系的实证。如肝火炽盛，有升无降，出现肝实证时，肝木是母，心火是子，这种肝之实火的治疗，可采用泻心法，泻心火有助于泻肝火。

根据相生关系确定的治疗方法，常用的主要有：①滋水涵木法：又称滋肾养肝法，通过滋补肾阴以养肝阴，适用于肾阴亏虚而致的肝阴不足，或肝阳上亢证。临床可见头晕目眩、眼目干涩、颧红耳鸣、五心烦热、腰膝酸软、男子遗精、女子月经不调、舌红少苔、脉细数等症。常用方剂滋水清肝饮等。②益火补土法：火在此指命门之火，而非心火。此法为温肾阳以暖脾阳的一种治疗方法，又称温肾健脾法，主要适用于脾肾阳虚证。如五更泄泻、下肢水肿等。临床可见腹泻，完谷不化，或五更泄，形寒肢冷，神疲乏力，不思饮食，腰膝酸软，舌淡苔白，脉象沉细；或全身水肿，尤其腰以下更甚，小便短少，脘腹胀满，大便稀溏，舌淡苔白滑，脉沉细等。常用方剂四神丸、附子理中丸等。③培土生金法：也称补脾益肺法。即用补脾益气的方药补益肺气，适用于肺虚脾弱证。临床见咳嗽日久，痰多清稀，兼见食欲减退、大便溏、四肢无力，舌淡脉弱等症。常用方剂香砂六君丸等。④金水相生法：也称肺肾同治法，是同时治疗肺阴虚和肾阴虚的方法。适用于肺肾阴虚证。临床见咳嗽、痰少、干咳无痰、痰中带血、口燥咽干、腰膝酸软、形体消瘦、骨蒸潮热、颧红、盗汗、咽痛音哑、遗精、精少、舌红少苔、脉细数等症。常用方剂沙参麦冬汤、麦味地黄丸等。

（2）根据相克规律确定治则治法：临床上由于相克规律的异常而出现的病理变化，虽有相克太过、相克不及和反克之不同，但总的来说，可分强弱两个方面，即克者属强，表现为功能亢进，被克者属弱，表现为功能衰退。因而，在治疗上采取抑强扶弱的原则，并侧重在制其强盛，使弱者易于恢复。另一方面强盛而尚未发生相克现象，必要时也可利用这一规律，预先加强被克者的力量，以防止病情的发展。

抑强，适用于相克太过。如肝气横逆，犯胃克脾，出现肝脾不调、肝胃不和之证，称为木旺克土，以疏肝、平肝为主。或者适用于反侮。如脾胃壅滞，影响肝气条达，当以运脾和胃为主。抑制其强者，则被克者的功能自然易于恢复。

扶弱，适用于相克不及。如肝虚郁滞，影响脾胃健运，称为木不疏土。治宜和肝为主，兼顾健脾和胃，以加强双方的功能。

依据五行相克规律确定的治法，常用的主要有：①抑木扶土：即疏肝健脾以治疗肝旺脾虚，又称疏肝健脾法、平肝和胃法、调理肝脾法。主要适用于肝的疏泄太过，木旺乘土，肝强脾弱、肝强胃弱所致肝脾不和、肝胃不和之证。临床主要表现为脾胃功能减弱，易受情志影响。常用方剂为柴胡疏肝散、逍遥散等。②培土制水：指温运脾阳，或温肾健脾，以治疗水湿停聚为病。适用于脾虚不运，水湿泛滥而致水肿胀满之证。临床见水肿，腰以下为甚，按之凹陷不易恢复，脘腹胀满，纳减便溏，面色萎黄，神倦肢冷，小便短少，舌质淡，苔白腻或白滑，脉沉缓等症。常用方剂为实脾饮等。③佐金平木：清肃肺气以抑制肝气上逆的方法。常因肝气上冲于肺，肺气不得下降，而表现出气喘短息、胁肋窜痛、脉弦等症。常用方剂加减泻白散、黛蛤散等。④泻南补北：即泻心火滋肾水，又称泻火补水法。适用于肾阴不足，心火偏旺，水火不济，心肾不交之证。临床见心悸不宁、心烦少寐、头晕目眩、手足心热、耳鸣腰酸、舌质红、少苔或无苔、脉细数等症。常用方剂为黄连阿胶汤、天王补心丹或交泰丸等。

另外，运用五行生克规律来治疗，必须分清主次。或是治母为主，兼顾其子；或是治子为主，兼顾其母。或是抑强为主，扶弱为辅；或是扶弱为主，抑强为辅。

3. 指导脏腑用药　中药以色味为基础，以归经和性能为依据，按五行学说加以归类：如青色、酸味入肝；赤色、苦味入心；黄色、甘味入脾；白色、辛味入肺；黑色、咸味入肾。这种归类是脏腑选择用药的参考依据。

4. 指导情志疾病的治疗　精神疗法主要用于治疗情志疾病。情志生于五脏，五脏之间有着生克关系，所以情志之间也存在这种关系。由于在生理上人的情志变化有着相互抑制的作用，在病理上和内脏有密切关系，故在临床上可以用情志的相互制约关系来达到治疗的目的。如"怒伤肝，悲胜怒……喜伤心，恐胜喜……思伤脾，怒胜思……忧伤肺，喜胜忧……恐伤肾，思胜恐"（《素问·阴阳应象大论》），即所谓以情胜情。

案例分析

案例

1. 某人新考上状元，告假返乡，途中突然病倒，请来一位医生诊视。医生看后说："你的病治不好了，七天内就要死，快赶路吧，抓紧点可以回到家。"新状元垂头丧气，日夜兼程赶回家中，七天后安然无恙。其仆人进来说："那位医生有一封信，要我到家后交给您。"只见信中讲到："公自及第后，大喜伤心，非药力所能愈，故仆以死恐之，所以治病也，今无妨矣。"

2. 一富家妇人，伤思虑过甚，二年余不寐。张子和看后曰："两手脉俱缓，此脾受之也，脾主思故也。"乃与其丈夫怒而激之也，多取其财，饮酒数日，不处一法而去，其人大怒，汗出，是夜困眠，如此者，八九日不寤，自是而食进，脉得其平。

分析

以上是根据五行生克关系、以情胜情进行调理的典型病例。其治疗依据分别是"水克火"和"木克土"，原文见于《素问·阴阳应象大论》："喜伤心，恐胜喜……思伤脾，怒胜思"。

5. 指导针灸取穴　针灸疗法方面，例如依据"五腧穴"的五行属性及其生克关系，来进行选穴治疗等方法。

知识链接

五行生克关系在针灸取穴中的具体应用

五腧穴是十二经脉各经分布在肘膝关节以下的五个重要腧穴，即井、荥、输、经、合。其五行属性是井属木、荥属火、输属土、经属金、合属水。取穴治疗时，凡是虚证，可补其所属的母经及其母穴，或本经的母穴，如肝虚证取用肾经的合穴“阴谷”，或本经的合穴“曲泉”；实证，可泻其所属的子经及其子穴，或本经的子穴，如肝实证可取心经的荥穴“少府”，或本经的荥穴“行间”。

综上所述，临床上依据五行生克规律指导治疗，确有其一定的实用价值。但是，并非所有的疾病都可用五行生克这一规律来治疗，不要机械地生搬硬套。因此，在临床上既要正确地掌握五行生克的规律，又要根据具体病情进行辨证施治。

点滴积累

1. 五行是指木、火、土、金、水及其运动变化，五行之间存在相生、相克、相乘、相侮四种内在联系。
2. 五行学说将自然界的各种事物和现象，以及人体的脏腑组织器官的生理和病理现象进行广泛联系，是天人合一思想的基础。
3. 人体可归纳为以五脏为中心的五大系统，疾病发生后以生克乘侮的变化规律相互传变。

目标检测

一、选择题

（一）单项选择题

1. 阴阳的最初含义是指(　　)

A. 天地日月　　B. 动静变化

C. 昼夜节律　　D. 日光向背

2. 阴阳中复有阴阳是指(　　)

A. 阴阳的统一性　　B. 阴阳的对立

C. 阴阳的无限可分　　D. 阴阳的转化

3. 阴阳的相互转化，一般都产生在事物发展变化的(　　)

A. 重要阶段　　B. 物极阶段　　C. 一个阶段　　D. 量变阶段

4. 五行之中的“木”不包括(　　)

A. 六腑之胆　　B. 五官之目　　C. 五体之筋　　D. 五化之长

5. 下列属于五行之“土”的是(　　)

A. 筋　B. 血脉　C. 肌肉　D. 皮毛

6. 肝气横逆，犯脾克胃，属于(　　)

A. 木克土　B. 木乘土　C. 木侮土　D. 母病及子

7. 下列不属于相乘关系传变的是(　　)

A. 脾病及肝　B. 肝病及脾　C. 肾病及心　D. 心病及肺

8. 以昼夜分阴阳，上半夜为(　　)

A. 阴中之阳　B. 阳中之阳　C. 阳中之阴　D. 阴中之阴

9. “阴在内，阳之守也；阳在外，阴之使也。”说明阴阳之间关系是(　　)

A. 阴阳互相转化　B. 阴阳对立制约

C. 阴阳互根互用　D. 阴阳消长平衡

10. 阴阳互相转化的内在依据是(　　)

A. 阴阳失调　B. 阴阳互根　C. 阴阳消长　D. 阴阳平衡

11. 阴阳相互转化是(　　)

A. 绝对的　B. 有条件的　C. 偶然的　D. 必然的

12. 可用阴阳互根理论来解释的是(　　)

A. 热极生寒　B. 寒极生热　C. 阳盛阴衰　D. 阴中求阳

13. “壮水之主，以制阳光”的方法属于(　　)

A. 阳病治阴　B. 阴病治阳　C. 阳中求阴　D. 阴中求阳

14. 下列属于子病及母的是(　　)

A. 肺病及肾　B. 肝病及肾　C. 心病及肾　D. 脾病及肾

15. 肺所不胜是(　　)

A. 肝　B. 肾　C. 心　D. 脾

16. 下列属“实则泻其子”的是(　　)

A. 肝实泻肾　B. 肝实泻脾　C. 肝实泻肺　D. 肝实泻心

17. “木火刑金”在五行学说中属于(　　)

A. 相乘　B. 相侮　C. 母病及子　D. 子病及母

18. 根据情志相胜法，大怒时可用哪种情志去制约(　　)

A. 喜　B. 思　C. 悲　D. 恐

19. 五色中，属于木行的是(　　)

A. 青　B. 赤　C. 黄　D. 白

20. 肾病及肝在五行学说中属于(　　)

A. 相乘　B. 相侮　C. 子病及母　D. 母病及子

21. “寒者热之”的治病方法是阴阳哪一关系的具体应用(　　)

A. 对立制约　B. 互根互用　C. 消长平衡　D. 相互转化

22. 下列归属于五行之“金”的是(　　)

A. 筋　　B. 脉　　C. 肉　　D. 皮

（二）多项选择题

1. 下列各项属于阴的有（　　）

A. 发散　　B. 抑制　　C. 明亮

D. 晦暗　　E. 温煦

2. 下列各项属于阳的有（　　）

A. 滋润　　B. 抑制　　C. 推动

D. 升腾　　E. 温煦

3. 根据五行相生规律确定的治疗方法有（　　）

A. 滋水涵木法　　B. 益火补土　　C. 培土制水法

D. 金水相生法　　E. 佐金平木法

4. 根据五行学说理论，下列哪些征象可以作为肝病的诊断依据（　　）

A. 头发稀疏　　B. 面色见青　　C. 喜食酸味

D. 爪甲枯槁　　E. 两目干涩

5. 下列声息中哪几项属阳（　　）

A. 语声高亢　　B. 呼吸微弱　　C. 语音低怯

D. 呼吸气粗　　E. 呼吸有力

6. 下列哪些病变属于相乘传变（　　）

A. 肝火犯肺　　B. 肝气乘脾　　C. 木虚金乘

D. 脾虚及肺　　E. 脾虚水侮

7. 五行学说的基本内容是（　　）

A. 五行的生克乘侮　　B. 五行的特性

C. 五行的生克规律　　D. 食物的五行属性推演和归类

E. 五行的乘侮规律

8. 从夏到冬的气候变化是（　　）

A. 阴长阳消　　B. 热极生寒　　C. 阳消阴长

D. 由阴转阳　　E. 寒极生热

二、简答题

1. 何谓阴阳？其有何特性？

2. 举例说明阴阳的相对性及其意义。

3. 如何对药物的性味进行阴阳属性划分？

4. 何谓五行？其各自的特性是什么？

5. 何谓五行相生？相生的次序是什么？又称为什么关系？举例说明。

6. 何谓五行相克？如何运用五行相克理论说明五脏之间的病理联系？举例说明。

三、实例分析

试从中医角度分析，熬夜的人脸色为什么容易变青？应当如何进行调理？

ER-02章习题

（叶玉枝）

第三章

藏　象

ER-03章PPT

导学情景

情景描述：

舌体生疮是口腔黏膜疾病中较常见的舌体溃疡性损害，临床多表现为：溃疡局部烧灼样痛感，每遇冷、热、酸、咸等刺激则疼痛加剧，甚至影响患者的饮水、进食，甚至说话，非常痛苦。 中医治疗舌体生疮往往会考虑从心论治，采用清泻心火的方法，常用牛黄、栀子、黄连等善于清心泻火的药物，代表方剂如牛黄解毒丸、黄连上清丸等。

学前导语：

中医认为舌体生疮是内脏心的病变的常见表现之一，因为心开窍于舌，心火炽盛，心经火热上炎于舌，腐蚀舌的肌肉脉络组织就会形成疮疡。 故中医治疗舌体生疮往往会考虑从心论治。 那么，中医所认识的人体的内脏有哪些？ 它们之间以及它们与人体的组织器官之间有什么样的关系？ 其生理、病理表现有哪些？ 这就是本章我们要讨论的内容。

“藏象”一词，首载于《素问·六节藏象论》。藏，是指藏于体内的内脏。象，其含义有二：一是指内脏的形态结构；二是指内脏表现于外的生理、病理现象。藏象，是指藏于体内的内脏及其表现于外的生理、病理现象。

知识链接

“藏象”的涵义

《类经·藏象类》说：“象，形象也。 藏居于内，形见于外，故曰藏象。”即“有诸内者，必形诸外。” 藏是象的内在本质，象是藏的外在反映，藏象是人体系统现象与本质的统一体现。

“藏象”把藏与象有机地结合起来，较确切地反映了中医学对人体生理、病理的认识方法，即以象测脏。

藏象学说是研究藏象的概念内涵，各脏腑的形态结构、生理功能、病理变化，及其与精气血津液神之间，以及脏腑之间，脏腑与形体官窍之间，脏腑与自然、社会环境之间相互关系的学说。它是中医学特有的关于人体生理、病理的系统理论，也是中医学理论体系的核心部分。

藏象学说的形成基础大致有以下几方面：一是古代哲学思想的渗透。以精气、阴阳、五行学说为代表的古代哲学思想对藏象理论的形成起到了重要作用。如五行学说促进了五行藏象体系的建立等。二是古代解剖学知识的发展。《灵枢·经水》说:"夫八尺之士,皮肉在此,外可度量切循而得之;其死可解剖而视之。其脏之坚脆,腑之大小,谷之多少,脉之长短,血之清浊……皆有大数。"可见,古代的解剖知识为藏象理论的形成奠定了形态学基础。三是长期生活实践的观察总结。如皮肤受凉而感冒,会出现鼻塞、打喷嚏、咳嗽等症状,从而推断出肺和皮毛、鼻之间存在着某些联系,形成了"肺合皮毛""开窍于鼻""其声咳"等理论。这是藏象学说形成的主要依据。四是医疗实践经验的积累。如许多目疾,从肝着手治疗而获愈,久之,便得出"肝开窍于目"的理论。

人体的内脏总称为脏腑。根据脏腑的主要生理功能和形态特征,可将脏腑分为脏、腑和奇恒之腑三类。脏,即肝、心、脾、肺、肾五者,合称五脏。

知识链接

中医内脏之划分

脏,《内经》作藏,后又作臟,以示为人体内脏,具有贮藏之意,为精气贮藏之所。脏与腑相对,其形态特征是非中空的,是实体的。腑,即胆、胃、小肠、大肠、膀胱、三焦六者,合称六腑。腑,《内经》作府,后又作腑。《说文》说:"府者,库也,文书藏也。"府有府库之意,是水谷盛存之处。腑的形态特征是中空的。奇恒之腑,包括脑、髓、骨、脉、胆、女子胞,其形态中空似腑,但功能藏精气似脏,故称奇恒之腑。奇者,异也;恒者,常也。奇恒之腑即异常之腑,其似脏非脏,似腑非腑;亦脏亦腑,非脏非腑。

五脏的共同生理功能是"藏精气",即化生和贮藏精气;六腑的共同生理功能是"传化物",即受盛和传化水谷。五脏的共同生理功能特点是"藏而不泻""满而不能实";六腑的共同生理功能特点是"泻而不藏""实而不能满"。《素问·五藏别论》说:"所谓五脏者,藏精气而不泻也,故满而不能实;六腑者,传化物而不藏,故实而不能满也。"简明扼要地概括了五脏与六腑各自的生理特点,阐明了两者之间的主要区别。所谓"满而不能实"是强调五脏的精气宜保持充满,但必须流通布散而不应呆滞;"实而不能满"是强调六腑内应有饮食水谷,但必须不断传导排泄,以保持虚实更替永不塞满的状态。五脏六腑的生理特点,对临床辨证论治有重要指导意义。一般说来,病理上"脏病多虚""腑病多实";治疗上"五脏宜补""六腑宜泻"。

藏象学说的基本特点是以五脏为中心的整体观。主要体现在以五脏为中心的人体自身的整体性及五脏与自然环境的统一性两个方面。一方面,人体五脏、六腑、形体、官窍,通过经络的联络及功能的配合与隶属关系,构成以心为主宰、五脏为中心的五大功能系统。五个功能系统之间,在形态结构上不可分割,在生理活动上相互协调,在病理变化上相互影响。另一方面,五大功能系统又与外界环境相通应,自然界的五时、五方、五气、五化等与人体五大功能系统密切联系,构成了人体内外环境相应的统一体。

"藏"与脏器的概念不同。"藏"是中医学特有的概念。中医学的整体观察和"以象测藏"的认识方法,决定了"藏"的结构是一个在形态性结构框架的基础上赋予了功能性结构的成分而形成的形态功能合一性结构。如心“如倒垂莲蕊”的形态及“主血脉”的功能,无疑是通过解剖分析而获得的,而其“主神志”的功能则是通过整体观察推理而赋予心的。因此“藏”的概念,不仅是一个解剖学概念,而更重要的是一个生理、病理学概念,一个功能单位的概念。脏器,是西医学的一个形态学概念,是指机体内外的器官而言。如心、肝、脾、肺、肾、胃、肠、胆、胰腺、膀胱、脑、子宫等,为内脏器官;眼、耳、鼻等,为感觉器官。就其结构来说,属一个纯形态学的或实体性的结构,而其功能是通过直接对该器官的解剖分析而获得。因此,“藏”与脏器的名称虽然大致相同,但其内涵却大不一样。一个中医“藏”的功能,可能包括几个西医脏器的功能;一个西医脏器的功能,可能分散在几个中医“藏”的功能之中。

点滴积累

1. 藏象是指藏于体内的内脏及其表现于外的生理、病理现象。
2. 五脏的共同生理功能是“藏精气”,即化生和贮藏精气;六腑的共同生理功能是“传化物”,即受盛和传化水谷。五脏的共同生理功能特点是“藏而不泻”“满而不能实”;六腑的共同生理功能特点是“泻而不藏”“实而不能满”。
3. 藏象学说的基本特点是以五脏为中心的整体观。

第一节 五脏

五脏,即心、肺、脾、肝、肾的合称。五脏除具有化生和贮藏精气的共同生理功能之外,又各有其所司,彼此协调,共同维持人体的正常生命活动。

一、心

心,五行属火,阴阳属性为“阳中之阳”,与自然界夏气相通应。心位于胸中,两肺之间,膈膜之上,外有心包卫护。其形圆而下尖,如倒垂未开之“莲蕊”。

心的主要生理功能是主血脉,主藏神。由于心具有主宰人体整个生命活动的作用,故称心为“君主之官”“生之本”“五脏六腑之大主”。

心与小肠相表里,在体合脉,其华在面,开窍于舌,在志为喜,在液为汗。

(一)心的主要生理功能

1. 主血脉 主,有主宰、主管、主司之意。血,即血液;脉,即脉管,是血液运行的通道,又称之为“血府”。心主血脉,是指心气有主管血脉和推动调控血液在脉道中循行的作用。心主血脉包括主血和主脉两个方面。

(1)主血:心主血功能包括推动血液运行和参与血液生成两个方面。

心主血的基本内涵是心气能推动血液运行,以输送营养物质于全身脏腑形体官窍,即心行血的作用。人体各脏腑形体官窍以及心脉自身,皆有赖于血液的濡养,才能发挥其正常的生理功能,以维持生命活动。血液的运行虽与五脏功能密切相关,但心的搏动泵血作用尤为重要,它是血液运行的主要动力。而心脏的搏动,主要依赖心气的推动和调控作用。心气充沛,心阴与心阳协调,心脏搏动有力,频率适中,节律一致,血液才能正常地输布全身,发挥其濡养作用。若心气不足,心脏搏动无力,或心阴不足,心脏搏动过快而无力,或心阳不足,心脏搏动迟缓而无力,均可导致血液运行失常。

心主血的另一内涵是参与血液生成,即心生血的作用。主要指饮食水谷经脾胃的运化,化为水谷精微,水谷精微再化为营气和津液,营气和津液渗入脉中,经心火(即心阳)的“化赤”作用,变为红色的血液。

可见,心有总司一身血液的运行及生成的作用。故《素问·五脏生成论》说:“诸血者,皆属于心。”

(2)主脉:心主脉是指心气推动和调控心脏的搏动及脉管的舒缩,使脉道通利,血流通畅。心与脉直接相连,形成一个密闭循环的管道系统。心气充沛,心脏有节律地搏动,脉管有节律地舒缩,血液循脉道被输送到各脏腑形体官窍,发挥濡养作用,以维持人体正常的生命活动。

心、脉、血三者共同构成一个相对独立的循环于全身的系统。在这个系统中,心起着主导作用,血液在心气的推动作用下,在心和脉中不停地流动,周而复始,循环往复,如环无端。血液能正常运行,发挥其濡养作用,除心气充沛外,还有赖于血液的充盈和脉道的通利。心气是血液运行的动力,血液是供给人体各脏腑形体官窍营养物质的载体,心血是心主血脉功能的物质基础,心血的充盈,使心主血脉的生理功能得以正常发挥。脉道通利,是指脉管富有弹性并畅通无阻。脉管的舒缩与心气的推动和调控作用有关。心阳与心阴协调共济,则脉管舒缩有度,血流通畅,既不过速而致妄行,又不过缓而致瘀滞。由此可见,心气充沛、血液充盈、脉道通利是血液正常循行必备的三个基本条件。三者中任何一者发生异常,均会引起血液运行失常。

心主血脉的功能是否正常,可从面色、舌色、脉象及心胸部感觉等方面表现出来。如心主血脉的功能正常,则面色红润有光泽,舌质淡红荣润,脉象和缓有力、节律整齐,心胸部感觉舒畅。若心主血脉的功能异常,如:心血不足,血脉空虚,则面色与舌色淡白无华,脉细无力,心悸心慌;心火亢盛,则面赤,舌红,舌尖起芒刺或溃烂疼痛,脉数,心胸中烦热;心脉痹阻,则面色晦暗,舌色青紫或见瘀点、瘀斑,脉涩或结代,心胸憋闷或刺痛。

2. 主藏神 主藏神又称主神志或主神明。是指心具有统率人体五脏六腑、形体官窍的一切生理活动和主司人体的精神、意识、思维、情志等心理活动的功能。《素问·灵兰秘典论》曰:“心者,君主之官,神明出焉。”

人体之神有广义和狭义之分。广义之神,是整个人体生命活动的主宰和总的体现。包括意识思维、面色表情、目光眼神、言语应答、肢体活动等。狭义之神,是指人的精神、意识、思维、情志情感等活动。心所藏之神,既包含主宰人体生故命活动的广义之神,又包含精神、意识、思维、情志等狭义之神。

心藏神的生理作用有二:一是主宰人体生理活动。人体的脏腑、经络、形体、官窍,各有不同的生理功能,但都必须在心神的主宰下,才能进行协调统一的正常生命活动,故《灵枢·邪客》称心为“五脏六腑之大主”。心藏神功能正常,人体各脏腑的功能互相协调配合,则人体生理功能正常。若心神不明,人体各脏腑组织功能得不到协调与统一,因而产生紊乱,就会导致疾病的产生,甚至危及生命。故《素问·灵兰秘典论》说:“主明则下安,……主不明则十二官危。”二是主司精神、意识、思维活动。中医学认为人的精神、意识、思维等活动与五脏都有关系，但心起着主宰作用。《灵枢·本神》说："所以任物者谓之心。"任，就是担任、接受的意思。说明接受外来事物而产生意识、思维、情感活动的过程，是由心来完成的。故情志所伤，首伤心神，心神不宁则脏腑气机紊乱，疾病由此而生。

知识链接

心藏神的临床意义

现代生理学认为，人的意识、思维和情志活动，属大脑的生理功能，是大脑对外界事物的反映。藏象学说将人体的精神、意识、思维活动分属于五脏，而且主要归属于心。《内经》提出心"主身之血脉"和"神明出焉"，可见中医学所说的"心"，除了现代医学循环系统的功能外，还包括了中枢神经系统的大部分功能。中医学的心神论长期以来一直指导着中医的临床实践，例如，心火亢盛、痰火扰心、痰迷心窍等均有神志方面的异常改变，临床上常采用清心泻火、涤痰开窍等方法治疗精神情志性疾病。

心藏神的功能是否正常，可表现于精神、意识、思维和睡眠等方面。心藏神的生理功能正常，则精神振奋，神志清晰，思维敏捷，睡眠安稳。若心藏神的生理功能异常，则可出现精神萎靡、反应迟钝、健忘、失眠多梦、神志不宁，甚至谵狂、昏迷等临床症状。

心的主血脉与藏神功能是密切相关的。血是神志活动的主要物质基础，如《灵枢·营卫生会》说："血者，神气也。"心神必须得到心血的濡养才能正常地工作。心主血脉的功能正常，心神得以血液的濡养，人则精力充沛，神志清晰，思维敏捷；若心主血脉的功能失常，心血不足，心神失养，则可见精神恍惚、注意力不集中、记忆力减退、失眠多梦等症状。另一方面，心主血脉的功能受心神的主宰。心神清明，则能驭气以调控心血的运行，使血液运行正常。

（二）心的生理联系

1. 心合小肠　心与小肠通过经脉的相互络属，构成表里关系。

2. 在体合脉，其华在面　体，即形体，有广义和狭义之分。广义之体，泛指人体有一定形态结构的组织器官，如头颈、躯干、四肢、内脏等。狭义之体，是指筋、脉、肉、皮、骨五者，又称为"五体"。五脏的在体，是指狭义的形体。心合脉，即是指全身的血脉都属于心，由心所主，心的功能正常与否，可以从脉象上反映出来。华，是光彩的意思。其华在面，是说心的功能正常与否，常可从面部的色泽反映出来。由于面部血脉极为丰富，全身血气皆可上注于面，所以面部的色泽能反映出心气的盛衰、心血的盈亏。心功能健全，血脉充盈，循环通畅，则面色红润光泽。反之，心的功能减退，心血亏少，则面白无华；心脉瘀阻，则面色青紫；心火亢盛，则面色红赤；心阳暴脱，可见面色苍白或晦暗。故《素问·五藏生成论》说："心之合，脉也；其荣，色也。"

3. 在窍为舌　窍，指孔窍、苗窍。又称心开窍于舌，是指心的气血盛衰及其功能改变可从舌象上反映出来。因此观察舌的变化可以了解心主血脉和藏神功能是否正常。心的功能正常，则舌体柔软灵活，红活荣润，味觉灵敏，语言流畅。《灵枢·脉度》说："心气通于舌，心和则舌能知五味矣。"心的功能异常，亦可从舌上反映出来。如心阳不足，则舌质淡白胖嫩；心阴不足，则舌质红绛瘦瘪；心火上炎，则舌质红赤，甚至起刺生疮；心血瘀阻，则舌质紫暗或有瘀点、瘀斑；心神失常时，还可见舌强、语謇、失语等现象。

知识链接

心开窍于舌的依据

一是心与舌体通过经脉密切联系："手少阴心之别……循经入于心中，系舌本。"二是心与舌在生理上密切相关：心行血上注于舌，保持舌的正常形态与色泽；心主神志，驾驭、维护舌发挥司味觉、搅拌食物及辅助发音等生理功能。三是舌体血脉丰富，舌黏膜薄而透明，其色泽形态变化能直接反映心主血及藏神的功能。故可从舌的色泽形态、味觉和语言表达等方面观察心主血脉和藏神功能是否正常。

4. **在志为喜** 志，即五志，指怒、喜、思、悲（忧）、恐（惊）五种情志，是人体对外界刺激所表现的情绪反应。心在志为喜，是指心的生理功能与精神情志的"喜"有关。喜，一般来说属于对外界刺激产生的良性反应，有益于心主血脉的功能。《素问·举痛论》说："喜则气和志达，营卫通利。"但喜乐过度则可使心神受伤。如《灵枢·本神》说："喜乐者，神惮散而不藏。"《素问·阴阳应象大论》有"喜伤心"之说。可见适度的喜乐对心主血脉和藏神功能有利，但喜乐过度，则伤心神。

课堂活动

日常生活中，无论是紧张、惊恐，还是过度的喜悦或悲伤等情绪波动，都会引起不同程度的心悸、心慌。请用中医心藏神的相关理论解释发生此症状的机制。

5. **在液为汗** 液，是指泪、汗、涎、涕、唾五种人体官窍和皮肤所分泌的正常液体，称为"五液"，与五脏之间有特定的对应关系。汗，是津液通过阳气的蒸化后，经汗孔排于肌表的液体。《素问·阴阳别论》说："阳加于阴谓之汗。"汗液的生成、排泄与心血、心神的关系密切。

"血汗同源""汗为心之液"。心主血脉，血液与津液同源互化，血液中的水液渗出脉外则为津液，津液是汗液化生之源。心血充盈，津液充足，汗化有源。汗出过多，津液大伤，必然耗及心血，可见心慌、心悸之症；大汗不止，还可导致心阳暴脱。

汗液的生成与排泄又受心神的主宰与调节。心神清明，对体内外各种信息反应灵敏，汗液的生成与排泄，就会随体内生理情况和外界气候的变化而有相应的调节，所以情绪紧张、激动、劳动、运动及气候炎热时均可见正常汗出现象。惊恐伤心神，又可导致大量汗出。

由此可见，心以其主血脉和藏神功能为基础，主司汗液的生成与排泄，从而维持了人体内外环境的协调平衡。

6. **与夏气相通应** 五脏和自然界的四时阴阳相通应。心为阳中之阳，五行属火；自然界在夏季以炎热为主，夏亦属火。同气相求，故心气与夏气相应。心主夏。心之阳气在夏季最旺盛。一般说来，心脏疾患，特别是心阳虚衰的患者，其病情往往在夏季缓解，而阴虚阳盛的心脏病患者，其病情在夏季又往往加重。从预防角度来看，中医养神理论重视根据时令来调摄身心，在夏三月应当"夜卧早起，无厌于日"，尽量延长户外活动时间，使人的身心符合阳气隆盛状态，这样可使心的功能达到最大限度的扩展,发挥生命的潜能。在治疗方面,对于阳虚性心脏病患者采用“冬病夏治”,即在人体内外阳气隆盛之时给以适当调理,藉内外阳气之盛,可收到事半功倍之效。

知识链接

心 包 络

心包络，简称心包，亦称“膻中”，是心脏外面的包膜，有保护心脏的作用，在经络学说中，手厥阴心包经与手少阳三焦经相为表里，故心包络属于脏。古代医家认为，心为人身之君主，不得受邪，所以若外邪侵心，则心包络当先受病，故心包有“代心受邪”之功用。如《灵枢·邪客》说：“心者，五脏六腑之大主也，精神之所舍也。其脏坚固，邪弗能容也。容之则心伤，心伤则神去，神去则死矣。故诸邪之在于心者，皆在于心之包络。”后世医家受“心不受邪”思想的影响，将外感热病中出现的神昏、谵语等心神的病变，称为“热入心包”；痰阻心窍，出现意识模糊，甚则昏迷不醒等心神失常的病理变化，称为“痰蒙心包”等。实际上，心包受邪所出现的病证，即是心的病证。

二、肺

肺,五行属金,阴阳属性为“阳中之阴”,与自然界秋气相通应。肺位于胸腔,左右各一,且各有分叶,左二右三。肺叶娇嫩,质地疏松,上通鼻喉,直接与自然界相通,易受外邪侵袭,故有“娇脏”之称。与心同居膈上,覆盖诸脏,故又有“华盖”之称。

肺的主要生理功能是主气司呼吸,主宣发肃降,通调水道,朝百脉,主治节。被称之为“相傅之官”。

肺与大肠相表里,在体合皮,其华在毛,在窍为鼻,通于喉,在志为悲(忧),在液为涕。

(一)主要生理功能

1. 主气司呼吸 是指人体一身之气均为肺所主,并通过肺的呼吸运动具体实施。肺主气包括主呼吸之气和主一身之气两个方面。

(1)主呼吸之气:是指肺具有主司呼吸运动的作用,是体内外气体交换的场所。《素问·阴阳应象大论》说:“天气通于肺。”人体通过肺,吸入自然界的清气,呼出体内的浊气,吐故纳新,实现体内外清浊之气的不断交换,从而保证人体生命活动的正常进行。

(2)主一身之气:是指人体一身之气均为肺所主。故《素问·五藏生成论》说:“诸气者,皆属于肺。”《素问·六节藏象论》说:“肺者,气之本。”

肺主一身之气的作用主要体现在参与气的生成和调节全身气机两个方面。

参与气的生成,尤其是宗气的生成:肺通过呼吸运动,吸入自然界的清气。清气是人体之气的重要来源,是维持生命活动的基本物质。肺吸入的清气与脾胃运化的水谷精气相结合,积聚于胸中,形成宗气。肺的呼吸功能健全与否,直接影响着宗气的生成,也影响着全身之气的生成。肺呼吸正常,则气生成充足。

调节全身气机:气机,即气的运动。气的运动基本形式为升、降、出、入。肺的呼吸运动本身,就是气的升降出入运动的具体体现。肺有节律地一呼一吸,带动着全身气的升降出入运动,从而对全身气机起着调节作用。肺的呼吸均匀通畅，和缓有度，则各脏腑经络之气的升降出入运动也通畅协调。

肺主一身之气的作用，主要取决于肺司呼吸的功能。肺的呼吸调匀是气的生成和气机调畅的根本条件。如肺的呼吸功能失常，势必导致气虚和气机不畅，而出现少气不足以息、声低气怯、倦怠乏力、呼吸不利等症状。若肺的呼吸一旦停止，清气不能吸入，浊气不能排出，则气的生成及气的运动停止，生命活动终止。

2. 主宣发肃降 宣发，即宣通和布散。肺主宣发是指肺气具有向上升宣和向外围布散的作用。肺气的宣发作用，主要体现在三方面：一是呼出体内浊气。通过肺气的向上向外的运动，将机体在新陈代谢过程中产生的浊气经口鼻随呼气运动排出体外。二是布散水谷精微和津液。即通过肺气的宣发作用，将脾转输至肺的部分水谷精微和津液上输头面诸窍，外布全身皮毛肌腠；并将代谢后的津液布散到体表，以便于进一步化为汗液排出体外。三是宣散卫气。肺气宣散卫气于肌表，护卫肌表，调节腠理开合和汗液排泄。若肺失宣发，则可出现呼吸不利、鼻塞喷嚏、胸闷咳嗽、恶寒发热、无汗、皮肤水肿等症状。

肃降，即清肃和下降。肺主肃降是指肺气具有向下向内清肃通降的作用。肺气的肃降作用，主要体现在三方面：一是吸入自然界之清气。通过肺气的向下向内的运动，吸入自然界的清气，并将其向内向下布散，以供脏腑组织生理活动的需要。二是布散水谷精微和津液。通过肺气向下向内的运动，将脾转输至肺的部分水谷精微及津液，向下向内布散于其他脏腑，以发挥营养滋润作用；并将脏腑组织代谢后所产生的浊液下输于肾，以便于进一步化为尿排出体外。三是肃清异物。通过肺气的清肃作用，能肃清肺和呼吸道内的异物，保持呼吸道的洁净通畅，以维持肺功能的正常。若肺失肃降，可见呼吸表浅、咳喘气逆、胸闷咳痰、水肿、尿少等症。

肺气的宣发和肃降，是相反相成、相互为用的。宣发与肃降的功能协调，则呼吸均匀通畅，体内外气体得以交换，水谷精微及津液得以正常输布和代谢。病理状态下，肺失宣发与肺失肃降又常常相互影响，或同时并见。如外感风寒常先导致肺失宣发而出现胸闷鼻塞、恶寒发热、无汗、咳嗽等症，同时也可引起肺失肃降而伴有喘息。中医在治疗肺的病变时，常常将宣肺气和降肺气的药物结合应用，就是考虑到肺的宣发和肃降功能的辩证关系。

3. 通调水道 通，即疏通；调，即调节；水道，即水液运行的通道。肺主通调水道，是指肺的宣发和肃降运动对体内津液的输布和排泄有疏通和调节的作用。

肺的通调水道功能，是通过肺的宣发和肃降实现的。一方面通过肺气的宣发作用，将脾气转输至肺的水液，向上向外布散，上至头面诸窍，外达全身皮毛肌腠；输送到皮毛肌腠的水液在卫气的推动作用下化为汗液，并在卫气的调节作用下有节制地排出体外。另一方面通过肺气的肃降作用，将脾气转输至肺的水液，向内向下输送到其他脏腑；并将脏腑代谢所产生的浊液下输至肾，成为尿液生成之源。正因为肺以其气的宣发与肃降作用输布水液于全身，故说“肺主行水”。又因为肺为华盖，在五脏六腑中位置最高，能输布水液于全身，故称“肺为水之上源”。

外邪袭肺，肺失宣发，可致水液向上向外输布失常，出现咳嗽、无汗、咯痰、全身水肿等症。内伤及肺，肺失肃降，可致水液不能下输至其他脏腑，浊液不能下行至肾或膀胱，从而出现咳逆上气、咯痰、小便不利或水肿等症。临床上对水液输布失常的水肿、尿少等病症，常采取“宣肺利水”和“降气利水”的方法进行治疗，即“开鬼门”（宣肺发汗利水法），古人比喻为“提壶揭盖”。

案例分析

案例

一农村九岁幼女，某晚与姐姐看完电影回家，途中急欲小便，即解于路旁，未等结束，突见有人走来，惊吓之余，小便骤闭，点滴难出。急去医院，服利尿剂及诱导排尿均无效。翌晨，患儿小腹胀急，尿意频频，但小便点滴不畅，无奈欲行导尿术，患儿家长要求中医治疗。诊见舌象正常，脉来浮大。病因惊吓所致肺气郁闭，宣肃失职而下窍不通，治宜提壶揭盖以开宣肺气，肺得宣降，启上闸以开支流，用麻黄汤原方一剂，水煎即服。同时继续使用诱导法。一剂服尽，小便即通，继服两剂，小便通畅如初。（陈明医案）

分析

本案因惊恐，致肺气郁闭，失于宣降，肺通调水道的功能失职而出现小便不利。麻黄汤具有宣降肺气，以利下窍之功，故用之一剂，肺之宣降功能得复，小便即通，再用两剂即愈。此为临床宣肺利水，即“提壶揭盖”法的具体运用。

4. 朝百脉，主治节 朝，即会聚的意思。肺朝百脉，是指全身的血液都通过百脉会聚于肺，通过肺的呼吸，进行体内外清浊之气的交换，然后再将富含清气的血液通过百脉输送到全身。

肺朝百脉的生理作用是助心行血。血液的运行虽然以心气推动为主，但肺主一身之气，参与宗气的生成（宗气能贯心脉行气血），调节着全身的气机，所以血液的运行，亦有赖于肺气的敷布和调节。肺气充沛，宗气旺盛，气机调畅，则血行正常。若肺气虚弱或壅塞，不能助心行血，则可导致心血运行不畅，甚至血脉瘀滞，出现心悸胸闷、唇青舌紫等症；反之，心气虚衰或心阳不振，心血运行不畅，也能影响肺气的宣降，出现咳嗽、气喘等症。

肺主治节，是指肺气具有辅佐心治理和调节全身的作用。是对肺的主要生理功能的高度概括，《素问・灵兰秘典论》中说：“肺者，相傅之官，治节出焉。”肺主治节是通过治理调节气血津液来达到治理全身的作用，主要体现在三个方面：一是治理调节全身之气。肺气的宣发与肃降，使体内外气体得以正常交换；通过呼吸运动，使一身之气生成充沛，并调节一身之气的升降出入，保持全身气机调畅。二是治理调节血液的运行。通过肺朝百脉和主一身之气的作用，辅佐心脏，推动和调节血液的运行。三是治理调节津液代谢。通过肺气的宣发与肃降，治理和调节全身水液的输布与排泄。

（二）肺的生理联系

1. 肺合大肠 肺与大肠通过经脉的相互络属，构成表里关系。

2. 在体合皮，其华在毛 皮毛，包括皮肤、汗腺、毫毛等组织，是人身之表，为抵御外邪侵袭的屏障。肺在体合皮，是指肺与皮毛有着密切的生理联系及病理影响。主要体现在：一是肺宣发卫气，输精于皮毛，温分肉、肥腠理、司开合。肺的生理功能正常，则皮肤致密，毫毛润泽，毛孔开合有度，抗御外邪功能就强。反之肺气虚弱，则卫表不固，抵御外邪侵袭的能力低下，则易于感冒，甚或出现皮毛憔悴枯槁等现象。故有“肺主一身之表”之说。二是皮毛汗孔也有宣散肺气、调节呼吸的作用。《内经》把汗孔称作“气门”，是说汗孔不仅是排泄汗液的门户，而且也是随着肺气宣发和肃降进行体内外气体交换的部位。汗孔的开合，可以散气、闭气，调节体温，配合呼吸。三是皮肤作为屏障还能御邪护肺。所以当皮肤受邪，卫气被郁遏，易波及于肺，在出现恶寒、发热的同时常伴有咳嗽，甚至喘促等肺失宣降的症状表现。

3. 在窍为鼻，通于喉 鼻与喉相通而连于肺，是肺呼吸的门户。鼻为通气和主嗅觉的器官。肺在窍为鼻，是指肺与鼻无论是结构上还是功能上都存在着密切联系。体现在：一是鼻具有通气功能，是肺系统的最外端，为呼吸之气出入的通道。故有“鼻为肺窍”之说。二是鼻的主司嗅觉、协助发音的功能主要依赖于肺气的宣发作用。《灵枢・脉度》说：“肺气通于鼻，肺和则鼻能知臭香矣。”肺气宣畅，则鼻窍通畅，嗅觉灵敏，声音能彰；若肺失宣发，则呼吸不利，鼻塞不通或嗅觉不灵，不闻香臭。

通于喉：喉是发音的主要器官，亦为肺之门户，是清浊之气出入之要道。生理情况下，肺气宣畅，肺阴充足，则呼吸通利，声音洪亮清晰。病理情况下，若外邪犯肺，可使肺气失宣，喉头不利，出现声音嘶哑或失音，或咽喉痒痛等；若肺气耗伤，肺阴不足，虚火内灼，可见声音低微或嘶哑、喉部干涩等症。

4. 在志为悲（忧） 肺在志为悲（忧），是指肺的生理功能与悲（忧）相关。悲，指悲伤；忧，指忧愁。悲和忧虽略有差异，但对人体生理功能的影响是类同的，故皆为肺之志。悲忧皆为人体正常的情绪变化或情感反映，但过度悲哀或过度忧伤则属不良情绪变化，对人体的主要影响是使肺气不断地消耗，可见胸闷气短、精神萎靡、倦怠乏力、声低气微等症状。如果肺气充盛，则对外来不良情志刺激的耐受力强，不易产生过度的悲忧；反之，肺气虚损，宣降失常时，机体对外来不良情志刺激的耐受力下降，易产生悲忧的情绪变化。

课堂活动

“泣不成声”一词，是形容人在极度悲伤时，哭得噎住、发不出声音的状态。试用所学中医理论解释这一现象。

5. 在液为涕 涕是鼻腔黏膜分泌的黏液，具有润泽鼻窍的作用。鼻为肺窍，故其分泌物由肺所主。鼻涕是肺津所化，由肺气的宣发作用布散于鼻窍。肺的功能正常，则涕适度分泌，润泽鼻窍而不外流。在病理情况下，肺寒则鼻流清涕；肺热则涕稠黄浊；肺燥则鼻干少涕。

6. 与秋气相通应 肺与秋同属于五行之金。时令至秋，暑去而凉生，草木皆凋。人体肺脏主清肃下行，为阳中之阴，同气相求，故肺与秋气相通应。肺金之气应秋而旺，肺的制约和收敛功能在秋季最强盛。岁至秋日，人体气血运行也随“秋收”之气而衰落，逐渐向“冬藏”过渡。故养生家强调，人气亦当顺应秋气而渐收。《素问・四气调神大论》云：“秋三月……使志安宁，以缓秋刑；收敛神气，使秋气平；无外其志，使肺气清。此秋气之应，养收之道也。”治疗肺病时，秋季不可过分发散肺气，而应顺其敛降之性。另一方面，秋季气候多清凉干燥，而肺为清虚之脏，喜润恶燥，故秋季易见肺燥之证，临床常见干咳无痰、口鼻干燥、皮肤干裂等症。

三、脾

脾五行属土，阴阳属性为“阴中之至阴”。与自然界长夏之气相通应。脾位于中焦，居于横膈之下，与胃以膜相连。

脾的主要生理功能是主运化，主升，主统血。脾胃是人体对饮食物进行消化、吸收并输布其精微以营养周身的主要脏器。故称脾胃为“后天之本”“气血生化之源”，《内经》称之为“仓廪之官”。

脾与胃相表里，在体合肉而主四肢，在窍为口，其华在唇，在志为思，在液为涎。

（一）主要生理功能

1. 主运化　运，即转运输送；化，即消化吸收。脾主运化，是指脾具有把饮食水谷转化为水谷精微和津液，并把水谷精微和津液吸收、转输到全身各脏腑组织的生理功能。脾的运化功能包括运化水谷和运化水液两个方面。

（1）运化水谷：水谷，泛指各种饮食物。运化水谷，是指脾对饮食物的消化及对精微物质的吸收和输布作用。饮食物的消化吸收，实际上是在胃和小肠内进行的，但必须依赖于脾气的激发推动，才能把水谷化为精微；也必须依赖于脾气的转输和散精作用，才能把水谷精微吸收并布散到全身。因此，脾气健运，则人体的消化吸收功能旺盛，才能为化生精、气、血、津液等提供足够的原料，使全身脏腑组织得到充分的营养，以维持正常的生理活动。所以前人称脾为“后天之本、气血生化之源”。若脾失健运，则消化吸收功能障碍，气血化生不足，可见腹胀、便溏、食欲不振、倦怠、乏力、消瘦、面色萎黄等症状。

课堂活动

古人有“四季脾旺不受邪”及“百病皆由脾胃衰而生也”的说法，根据脾为“后天之本”的理论，讨论此说法是否对养生有指导意义。

（2）运化水液：脾主运化水液，是指脾具有吸收、输布水液，防止水液在体内异常停留的作用。人体摄入的水液经过脾的吸收和转输，布散全身而发挥滋润、濡养的作用；同时，脾又把各组织器官利用后的水液和多余的水液，及时地转输给肺和肾，通过肺和肾的气化作用，化为汗和尿排出体外，从而维持人体水液代谢的平衡。如果脾运化水液的功能减退，则可导致水湿潴留而产生水湿痰饮停聚，而发为泄泻、水肿等。故《素问·至真要大论》说：“诸湿肿满，皆属于脾。”

运化水谷和运化水液，是脾主运化功能的两个方面，两者是同时进行的。

知识链接

脾的生理特性

脾喜燥恶湿是与胃喜润恶燥相对而言的，这是与其运化水液的生理功能分不开的。脾气健旺，运化水液功能发挥正常，水精四布，自然无痰饮水湿的停聚。若脾气虚衰，运化水液的功能障碍，痰饮水湿内生，即所谓“脾虚生湿”；水湿产生之后，又反过来困遏脾气，致使脾气不升，脾阳不振，称为“湿困脾”。外来湿邪侵入人体，困遏脾气，致脾气不得上升，也称为“湿困脾”。由于内湿、外湿皆易困遏脾气，致使脾气不升，影响正常功能的发挥，故说“脾喜燥而恶湿”。临床上，对脾虚生湿，湿邪困脾的病证，一般是健脾与利湿同治，即所谓“治湿不理脾，非其治也”（《医林绳墨·湿》）。

2. 主升　升，即上升。脾主升，是指脾气运动的特点以上升为主。脾气上升的作用主要体现在两个方面：升清和升举内脏。

（1）升清：清，指水谷精微等营养物质。脾主升清，是指脾气的上升，将水谷精微等营养物质上输心肺，化为气血，以营养全身各脏腑组织器官。脾气的升清作用，实际是脾气运化功能的表现形式。若脾气虚弱，不能升清，气血化源不足，可见面色无华、头晕目眩、神疲乏力；清气不升，反下走肠道，则见便溏、泄泻。故《素问·至真要大论》说："清气在下，则生飧泄。"

（2）升举内脏：是指脾气上升能起到维持内脏位置的相对稳定，防止其下垂的作用。若脾气虚弱，无力升举，反而下陷，可导致某些内脏下垂，如胃下垂、肾下垂、子宫脱垂（阴挺）、脱肛（直肠脱垂）等。临床对于内脏下垂的病证，常采用健脾益气升提的方法来治疗。

知识链接

脏器下垂的现代发病机制

脏器下垂，是临床较常见的病症。正常的体内脏器如胃、肝、肾、子宫等是通过一定的韧带和筋膜固定在腹壁上的，这些韧带和筋膜都有一定的伸缩性。当腹腔内的压力和腹壁的紧张度减低时，上述脏器就可能脱离固定的位置而发生下垂。导致脏器下垂的因素主要是体弱、消瘦和多病等，尤以瘦弱的中老年人更为多见。中医将此病症责之于脾气虚弱，升举无力，采取健脾补气、升阳举陷的治疗方法，临床比较有效的方剂为：补中益气汤（丸）。此方为金代著名医家李杲在其《脾胃论》中创制的传统名方。

3. 主统血　统，即统摄、控制之意。脾主统血，是指脾气有统摄、控制血液使其在脉内正常运行而不逸出脉外的功能。故曰："五脏六腑之血，全赖脾气统摄。"

脾统血的功能是通过气的摄血作用实现的，实际上是气的固摄作用的具体体现。脾主运化，为气血生化之源，脾运化的水谷精微是气血生成的主要物质基础；而气为血之帅，气既能推动血液运行，又能统摄血液，使之在脉管内正常循行。因此，脾的运化功能健旺，则气血充盈，气的固摄功能就健全，血液则不致逸于脉外。若脾的运化功能减退，则气血生化不足，气的固摄血液的功能减退，血逸脉外就会导致多种慢性出血病证，如崩漏、便血、尿血、肌衄等，临床称为"脾不统血"。

（二）脾的生理联系

1. 脾合胃　脾与胃通过经脉的相互络属，构成表里关系。

2. 在体合肉而主四肢　肉，古称"分肉""赤肉"，包括现代解剖学的肌肉、脂肪及皮下组织。肌肉有主司运动、保护内脏的作用。脾在体合肉，是指脾的运化功能与肌肉的壮实及其功能活动的发挥有着密切的联系。主要体现在：一是脾化生精微物质以充养肌肉。脾气健运，气血化源充足，肌肉才能丰满壮实，发挥正常的收缩运动功能。若脾失健运，则会出现肌肉消瘦、肢体活动无力，甚至肌肉痿废不用。二是肌肉运动能促进脾气的运化。适度运动，有助于脾运化功能的健旺。故当人过度安逸，缺乏必要的运动时，则会出现食少、腹胀、虚胖等脾运化功能减弱的表现。

四肢与躯干相对而言，是人体之末，故又称“四末”。四肢主要由肌肉、筋脉、骨骼等构成，同样需要脾运化的水谷精微濡养，以维持其正常的生理活动。故有“脾主四肢”之谓。

课堂活动

为什么适当的体力劳动或体育锻炼有强身健体的作用？ 试用所学中医理论进行解释。

3. 在窍为口，其华在唇 口，即口腔，具有进饮食、磨谷物、知五味、泌津液、助消化及出声音等功能。脾在窍为口，又称脾开窍于口，是指人的食欲、口味与脾的运化功能密切相关。脾气健运，则食欲旺盛，口味正常，故《灵枢·脉度》说：“脾气通于口，脾和则口能知五谷矣。”若脾失健运，就会出现食欲的改变和口味异常，如食欲减退、口淡乏味，或口腻、口甜等。

脾，其华在唇，是指口唇的色泽可反映脾运化功能的状态。《素问·五藏生成论》说：“脾之合，肉也；其荣，唇也。”如脾气健运，营养充足，气血充盈，则口唇红润而有光泽；反之，脾失健运，营养不足，气虚血少，可见口唇色淡无华。

4. 在志为思 思，即思考、思虑。思考是思维活动的一部分，为实现某种志向而反复斟酌；思虑是人的一种情绪变化，与喜、怒、悲、恐并列。脾在志为思，是指脾的生理功能与思存在着特异性联系。正常限度内的思虑，对机体的生理活动及脾的运化功能并无不良影响。但思虑过度，或所思不遂，则会影响气的正常运行，导致气滞或气结。《素问·举痛论》曰：“思则气结。”由于脾胃为人体气机升降的枢纽，思虑太过，阻碍脾气的运化功能，使脾胃之气结滞，表现为不思饮食或食不知味，脘腹胀闷，故《内经》有“思伤脾”之说。

课堂活动

日常生活中，如果一个人有很重的心事放不下的话，会吃不好、睡不香。 试用所学中医理论进行解释。

5. 在液为涎 涎为口津，是唾液中质地较清稀少沫的部分。脾在液为涎，是指脾通过运化和统摄功能产生涎液和控制涎液的分泌。涎具有润泽口腔、保护口腔黏膜的作用，在进食时分泌增多，有助于食物的吞咽和消化。脾的运化功能正常，则涎液化生适量，上注于口而不溢于口外。若脾胃不和或脾虚失摄，则可导致涎液分泌急剧增加，而发生口涎自出等病理现象；脾胃虚寒则口水清澈而多；实热积热则口水稠浊而多。若脾胃阴虚，津生无源，则可使涎液分泌量减少，而见口干舌燥的症状。

6. 与长夏之气相通应 五脏应四时，脾与四时之外的“长夏”（夏至~处暑）相通应。长夏之季，气候炎热而多雨，万物华实；脾主运化，脾与长夏五行皆属于土，同气相求而通应。长夏多雨潮湿，湿易困脾，故脾弱者易为湿伤，多见肢体困重、脘闷不舒、纳呆泄泻、舌苔滑腻等症状。临床以芳香化湿、醒脾祛湿之法治疗。

四、肝

肝，五行属木，阴阳属性为“阴中之阳”，与自然界春气相通应。肝位于腹腔，横膈之下，右胁之内。肝分左右两叶，色紫赤，下附有胆。

肝的主要生理功能是主疏泄和主藏血。肝"体阴用阳"，生理特性主升、主动，喜条达舒畅而恶抑郁，故称之为"刚脏"。把肝喻之为"将军之官"（《素问·灵兰秘典论》）。

肝与胆相表里，在体合筋，其华在爪，在窍为目，在志为怒，在液为泪。

（一）主要生理功能

1. 主疏泄　疏，即疏通、畅达；泄，即发散、升发。肝主疏泄，是指肝具有疏通、畅达全身气机，使之通而不滞、散而不郁的作用。体现了肝主升、主动、主散的生理特性。肝主疏泄主要表现在以下几个方面：

（1）调畅气机：气机，是指气的升降出入运动。机体脏腑、经络、形体、官窍的功能活动，全赖于气的升降出入运动。由于肝气的生理特性是主升、主动、主散，因此肝对于全身之气的升降出入运动具有疏通、调畅的作用。肝的疏泄功能正常，则气机调畅，气血和调，经络通利，脏腑及组织器官的功能活动协调有序。若肝失疏泄，调畅气机的功能失常，常见有两方面的病理现象：一是肝气疏泄不及，调畅气机的功能减退，气的升发不足，气机疏通和畅达受阻，而致气机不畅，甚或气机郁结的病理变化，称为"肝气郁结"，临床多见胸胁、两乳或少腹等肝经循行部位的胀痛不适。二是肝气疏泄太过，导致肝气亢逆，升发太过，称为"肝气上逆"，临床多见头目胀痛，面红目赤，胸胁、乳房走窜胀痛，吐血、咯血，甚则猝然昏厥等表现。

（2）调畅情志：情志活动，是指人的情感、情绪变化。情志活动，是神的表现之一，为心所主，但与肝的疏泄功能密切相关。因为气血是情志活动的物质基础，正常的情志活动，主要依赖于气血的正常运行。肝主疏泄，调畅气机，促进血行，调节着气血的运行，故而能调节人的情志活动。肝的疏泄功能正常，则气机调畅，气血和调，就能使人情志畅达，精神愉快，心情舒畅。而肝失疏泄，则气血运行失常，就会引起情志活动的异常，主要表现为抑郁和亢奋两个方面。若肝的疏泄不及，则肝气郁结，心情易于抑郁，稍受刺激，即抑郁难解，表现为郁郁寡欢，闷闷不乐，多愁善虑，善太息，甚至沉默寡言，时时悲伤欲哭；若肝的疏泄太过，肝气上逆，则心情易于亢奋，表现为急躁易怒，稍有刺激，即易于发怒。肝的疏泄功能和情志活动之间是相互影响的。若情志活动异常，情志抑郁或情志亢奋、急躁易怒，也会影响肝的疏泄功能，引起气血运行的失常。若长期情志抑郁不舒，可导致肝气郁结的病理变化；若急躁易怒，则可导致肝气上逆的病理变化。故治疗情志病时应重视调理肝气。

（3）促进脾胃功能：饮食物的消化和吸收主要依赖于脾胃的运化功能，但肝的疏泄功能又是保证脾胃运化功能正常的重要条件。故《血证论·脏腑病机论》说："木之性主于疏泄，食气入胃，全赖肝木之气以疏泄之，而水谷乃化。"肝对脾胃功能的影响，主要表现在促进脾升胃降和促进胆汁分泌排泄两个方面。

促进脾升胃降：肝主疏泄，调畅全身气机，可以助脾之运化，使清阳之气上升，水谷精微上归于肺；也可助胃之受纳，促使浊阴之气下降，使食糜下达于小肠。从而使脾胃的气机升降相因，协调平衡，保证了饮食物的消化吸收能正常完成。若肝的疏泄失常，势必影响脾胃气机升降，而致饮食物的消化吸收功能异常。若肝气犯脾，脾气不升，可出现腹胀、肠鸣、腹泻等症；若肝气犯胃，则胃失和降，可出现恶心、呕吐、呃逆、嗳气、泛酸、胃脘胀痛等症。

促进胆汁分泌排泄：胆附于肝叶之间，与肝相连，内藏胆汁。胆汁的分泌与排泄，受肝主疏泄功能的调节和控制。胆汁是由肝之余气所化，在肝的疏泄作用下，泄注于小肠，具有帮助消化饮食物的作用。若肝失疏泄，可影响胆汁的分泌排泄，导致饮食物的消化吸收障碍，出现胁肋不适、口苦、纳食不化、厌油腻食物、腹胀腹痛，甚至出现黄疸等病症。

案例分析

案例

李某，40 岁，因反复上腹部胀痛，伴反酸、嗳气、纳差 7 年而就诊。患者 7 年前因工作紧张出现上述症状，每于心情不畅和工作繁忙时加重，胀痛向两侧肋部放射，与饮食无明显关系。既往有神经衰弱病史。查体：上腹部剑突下轻压痛，无反跳痛。纤维胃镜示：反流性胃窦炎。中医四诊：面红目赤，喜怒善太息，泛吐酸水，舌红苔黄，脉弦数。诊断：胃脘痛（肝气犯胃型）。予柴胡疏肝散加减治疗，14 剂症状消失。守方 14 剂巩固疗效，随访 1 年半未见复发。（陈金伟医案）

分析

该患者因工作紧张等原因导致肝失疏泄，肝气横逆犯胃，而致胃失和降产生胃脘痛，采用柴胡疏肝散以疏肝理气和胃，是针对病机确定的治法，肝疏胃和，脘痛可去。此案说明肝之疏泄对脾胃功能的病理影响。

（4）促进津血运行：血液运行和津液的输布代谢，有赖于气机的调畅。气为血帅，气行则血运；气能行津，气行则津布，故肝的疏泄调畅气机作用，能促进血液的运行和津液的输布排泄。若肝失疏泄，气机郁结，既可导致血行障碍，形成瘀血，或为胸腹刺痛，或为癥积，在女子可出现经行不畅、痛经、经闭等；又可导致津液的输布排泄障碍，形成水湿痰饮等病理产物，或发为梅核气，或发为臌胀。若肝气上逆，迫血上涌，又可使血不循经，出现呕血、咯血等出血症，或女子月经过多、崩漏不止等症。因此，疏肝理气是治疗瘀血内阻和痰饮水湿内停的常用方法，而平肝降气是治疗上出血的首要方法。

▶▶ 课堂活动

在生活中，一些性格内向好生闷气或者动不动就好大发脾气的女性，往往会出现月经不调现象。试用所学中医理论进行分析讨论。

（5）调节生殖功能：男子排精和女子排卵、行经是人体生殖功能的重要环节。肝之疏泄与肾之封藏，相反相成，共同维持和调节男子排精和女子排卵、行经的生理功能。肝的疏泄功能正常，则男子精液排泄畅通有度；女子行经及排卵规律畅通。若肝的疏泄失常，则可见男子排精不畅，或阳强不泄，或遗精、早泄；女子则表现为月经周期紊乱，经行不畅，甚至痛经、经闭，或者月经先期，量多如崩。治疗此类病证，常以疏肝为第一要法。由于肝的疏泄功能对女子的生殖功能尤为重要，故有“女子以肝为先天”之说。

2. 主藏血 肝藏血，是指肝具有贮藏血液、调节血量及防止出血的功能。肝藏血的生理功能表现在以下三个方面：

（1）贮藏血液：在正常情况下，人体的血液除运行全身外，还有部分血液由肝脏贮藏起来。肝贮藏血液的作用，体现在以下几个方面：①涵养肝气，制约肝阳：肝贮藏充足的血液，化生和涵养肝气，制约肝阳，防止其升动太过，维持肝的阴阳平衡。②濡养肝及筋目爪：肝贮藏充足的血液，可濡养肝脏及其形体官窍，使其发挥正常的生理功能。如果肝血不足，不能濡养目，则两目干涩昏花，或为夜盲；不能濡养筋，则筋脉拘急，肢体麻木，屈伸不利；不能濡养爪甲，则爪甲淡白软薄，易于脆裂。③为神志活动提供物质基础。肝的藏血充足，则神志活动正常。肝血不足，心血亏损，则神志异常，魂不守舍，可见惊骇多梦、卧寐不安、梦游、梦呓以及出现幻觉等症。④为妇女经血之源：女子以血为本，以肝为先天，肝血充足，血海充盈，则"月事以时下"。若肝血不足或肝不藏血时，即可引起月经量少，甚至闭经，或月经量多、崩漏等症。

（2）调节血量：肝贮藏充足的血液，可根据生理需要调节人体各部分尤其是外周的血量分配。在生理情况下，人体各部分的需血量随着机体活动量的增减、情绪的变化，以及外界气候的变化等因素而有所改变。这种变化是通过肝的藏血和疏泄功能实现的。当机体活动剧烈或情绪激动，或环境温度较高时，肝脏就通过肝的疏泄作用将所贮藏的血液向外周输布，以供机体外周的需要；当人体处于安静状态，或情绪稳定，或环境温度较低时，机体外周对血液的需求量相对减少，部分血液便又归藏于肝。故《素问·五藏生成论》说："人卧血归于肝。"唐·王冰注解说："肝藏血，心行之，人动则血运于诸经，人静则血归于肝脏。"

（3）收摄血液：肝藏血之"藏"，还有约束、固摄之义。《图书编》说："肝者凝血之本。"《卫生宝鉴》说："夫肝摄血者也。"肝具有收摄血液、主持凝血、防止出血的功能。肝的这种作用是通过肝气与肝血来实现的。肝气属阳，能固摄血液，以防止其逸于脉外而发生出血；肝血属阴，阴主凝聚，使出血之时能迅速凝固。因此，只有在肝的气血调和、阴阳协调的状态下，才能发挥正常的凝血功能而防止出血。

肝藏血的功能失常，可出现两方面的病理变化：一是肝血不足，机体各部分得不到血液的充分濡养，而出现血虚失养的病变。二是肝不藏血，血液妄行，出现吐血、衄血、妇女月经过多、崩漏等各种出血症状。

知识链接

"肝体阴而用阳"的意义

体，指肝的本体；用，指肝的功能。肝居膈下，形体阴柔，内藏阴血，故肝体属阴；肝主疏泄，性喜条达，主升、主动、主散，故其用为阳。"肝体阴而用阳"，高度概括了肝的主要生理、病理特征。生理情况下，肝藏血，体得阴柔则用能阳刚；肝疏泄，用能阳刚则体能阴柔。病理情况下，肝阴肝血常为不足，肝阳肝气常为有余，所以肝体阴柔对维持正常肝用，防止其刚暴太过有重要作用。临床治疗肝病，应以顾护肝之阴血为要，"用药不宜刚而宜柔，不宜伐而宜和。"

（二）肝的生理联系

1. 肝合胆 肝与胆通过经脉的相互络属，构成表里关系。

2. 在体合筋，其华在爪 筋，即筋膜，包括肌腱和韧带，附着于骨而聚于关节，是连接肌肉、关节，主司关节运动的一种组织。肝之所以主筋，是因为全身筋膜的营养依赖肝血的供给。肝血充盈，筋得其养，才能运动灵活而有力，且能耐受疲劳。若肝血不足，血不养筋，则筋的运动能力就会减退，表现为动作迟缓，不耐疲劳等，还可出现手足震颤、肢体麻木、屈伸不利等症。若因邪热过亢，燔灼肝之阴血，使筋失所养，则可见四肢抽搐，甚则角弓反张等表现。前者称为“血虚生风”，后者称为“热极生风”，治疗大多从肝着手。故《素问·至真要大论》说：“诸风掉眩，皆属于肝。”

爪，指爪甲，包括指甲和趾甲，乃筋之延续，所以有“爪为筋之余”之说。肝藏血，在体合筋，故肝血的盛衰，也可影响爪甲的荣枯。肝血充足，则爪甲坚韧，红润光泽。若肝血不足，则爪甲软薄，枯而色夭，甚则变形或脆裂。

3. 在窍为目 目为视觉器官，具有视物功能，又称“精明”。五脏六腑之精气，皆可上注于目，其中以肝为最。肝的经脉上连于目系，目依赖于肝血的营养，才能发挥正常的视觉功能。《灵枢·脉度》说：“肝气通于目，肝和则目能辨五色矣。”肝血充足，肝气调和，则目视物清晰，能辨五色、别短长。若肝有病变，则往往表现于目。如肝血不足，目失其养，则两目干涩，视物不清或夜盲；肝阴不足，则两目干涩；肝经风热，则目赤痒痛；肝阳上亢，则头晕目眩；肝火上炎，则目赤肿痛或头胀目眩；肝风内动，则目斜上视，或目睛转动失灵等。临床上，不少目疾从治肝着手，疗效显著，就是对“肝开窍于目”理论的最好印证。

4. 在志为怒 肝在志为怒，是指肝的生理功能与怒相关。怒，是人在气愤不平、情绪亢奋时的一种情感变化。一般而言，一定限度内的情绪发泄，对调节机体气机有重要意义。但郁怒不解或过怒，对机体则是一种不良的刺激，既可引起肝气郁结，表现为心情抑郁，闷闷不乐，又可致肝气上逆，血随气冲，表现为面红目赤，头胀头痛，吐血呕血，甚或猝然昏厥。如《素问·举痛论》说：“怒则气逆，甚则呕血及飧泄。”《素问·生气通天论》说：“大怒则形气绝，而血菀于上，使人薄厥。”故息怒宁志是中医养生保健的重要方法之一。治疗上，属郁怒者，当以疏肝解郁为治；属大怒者，当以平肝降逆为法。

5. 在液为泪 肝开窍于目，泪从目出，故说泪为肝之液。泪有濡润、保护眼睛的功能。在正常情况下，泪液的分泌适度，濡润而不外溢。当有异物进入眼中时，泪液可大量分泌，起到清洁眼目和排出异物的作用。在病理情况下，可见泪液分泌异常。如肝的阴血不足，泪液分泌减少，常见两目干涩；肝经风热，可见迎风流泪；肝经湿热，可见目眵增多等。此外，在极度悲伤的情况下，泪液的分泌也可大量增多。

6. 与春气相通应 春季为一年之始，阳气始生，生机勃发。肝主疏泄，恶抑郁而喜条达，为阴中之少阳，主升发，故与春气相通应。因此春季养生，在精神、饮食、起居诸方面，都必须顺应春气的生发和肝气的畅达之性，保持情志舒畅，力戒暴怒、忧郁，夜卧早起，披发缓形，广庭信步，舒展形体。春季天气转暖而风气偏胜，人体之肝气应之而旺，故素体肝气偏旺、肝阳偏亢或脾胃虚弱之人在春季易发病，可见眩晕、烦躁易怒、中风昏厥，或情志抑郁、焦虑，或两胁肋部疼痛、胃脘痞闷、嗳气泛恶、腹痛腹泻等症状。另外,精神情志病变好发于春季。

五、肾

肾,五行属水,阴阳属性为“阴中之阴”,与自然界冬气相通应。肾位于腰部,脊柱两侧,左右各一,椭圆弯曲,状如豇豆。《素问·脉要精微论》说:“腰者,肾之府。”肾藏先天之精,主生殖,为生命之本源,故被称为“先天之本”。肾宅真阴真阳,能资助、促进、协调全身各脏腑之阴阳,故称肾为“五脏阴阳之本”。肾藏精,主蛰,故又称之为“封藏之本”。肾主司全身水液代谢,又被称为“水脏”。

肾的主要生理功能是藏精,主水,主纳气。

肾与膀胱相表里,在体合骨,生髓,通于脑,其华在发,在窍为耳及二阴,在志为恐,在液为唾。

(一)主要生理功能

1. 藏精 肾藏精,是指肾具有贮存、封藏精气而不使其无故流失的生理功能。《素问·六节藏象论》说:“肾者主蛰,封藏之本,精之处也。”

精,是人体内最精专的、液态的精微物质,是构成人体和维持人体生命活动的最基本物质,是人体生命的本源。《素问·金匮真言论》说:“夫精者,身之本也。”根据其来源,可分为先天之精和后天之精。先天之精,是禀受于父母的生殖之精,与生俱来,藏于肾中,是构成胚胎的原始物质。后天之精,源于脾胃运化水谷所化生的水谷精微。水谷入胃,通过脾胃腐熟运化而生成水谷之精气,并通过心、肺敷布全身,化为脏腑之精,营养全身,维持着人体的生命活动。后天之精被身体利用后的盈余部分,亦归藏于肾。故《素问·上古天真论》说:“肾者主水,受五脏六腑之精而藏之。”先天之精有赖于后天之精的不断培育和充养,才能充分发挥其生理效应;后天之精的化生,又有赖于先天之精的活力资助,故有“先天促后天,后天养先天”之说。

藏于肾中之精,称为“肾精”。肾精是以先天之精为基础,加之灌注于肾的后天之精,两者相结合而生成的。

肾藏精,精化为气,通过三焦布散到全身,具有促进人体生长发育和生殖、主一身之阴阳和促进血液生成的作用。

(1)主生长、发育与生殖:肾中精气的盛衰,关系着人体的生长、发育和生殖功能。《素问·上古天真论》中说:“女子七岁,肾气盛,齿更发长。二七而天癸至,任脉通,太冲脉盛,月事以时下,故有子。三七,肾气平均,故真牙生而长极。四七,筋骨坚,发长极,身体盛壮。五七,阳明脉衰,面始焦,发始堕。六七,三阳脉衰于上,面皆焦,发始白。七七,任脉虚,太冲脉衰少,天癸竭,地道不通,故形坏而无子也。丈夫八岁,肾气实,发长齿更。二八,肾气盛,天癸至,精气溢泻,阴阳和,故能有子。三八,肾气平均,筋骨劲强,故真牙生而长极。四八,筋骨隆盛,肌肉满壮。五八,肾气衰,发堕齿槁。六八,阳气衰竭于上,面焦,发鬓斑白。七八,肝气衰,筋不能动,天癸竭,精少,肾藏衰,形体皆极。八八,则齿发去。”此段经文精辟地论述了肾中精气由未盛到逐渐充盛,由充盛到逐渐衰少继而耗竭,从而伴随着人从幼年到青年、壮年,最终至老年的整个生命过程的演变,充分说明肾中精气的盛衰关系着人体的生长发育和生殖的功能。因此,肾中精气充盈,则人体生长、发育良好,生殖功能健全;肾中精气衰少,就会造成生长、发育迟缓或早衰,生殖功能低下。临床上,某些不孕不育症及小儿发育迟缓、筋骨痿软以及成人早衰等病证，常从补益肾中精气入手进行调理。

知识链接

天　癸

“天癸”：是《内经》中提到的一个中医特有概念，是指人体肾中精气充盈至一定程度时所产生的一种具有促进人体生殖器官发育成熟和维持人体生殖功能作用的精微物质。随着“天癸”的发生、发展和衰减，人体的生殖器官和生殖功能出现发育、成熟及衰退的同步变化。

（2）主一身之阴阳：肾主一身之阴阳，是指肾具有主宰和调节全身阴阳，维持机体阴阳动态平衡的功能。从阴阳属性划分，肾中精气又包含了肾阴与肾阳两部分。肾阴又叫“元阴”“真阴”“肾水”“真水”“命门之水”等，是人体阴液的根本，对机体各脏腑组织起着滋润、濡养的作用。肾阳又叫“元阳”“真阳”“肾火”“真火”“命门之火”等，是人体阳气的根本，对机体各脏腑组织起着温煦、生化的作用。肾阴与肾阳，两者相互制约，相互依存，相互为用，共同维持着人体阴阳的相对动态平衡。故称肾为“五脏阴阳之本”“水火之脏”。在病理情况下，如果肾阴不足，滋润濡养的功能减退，会导致脏腑功能虚性亢奋，产生虚热性病变，可见五心烦热、潮热盗汗、腰膝酸软、耳鸣眩晕、口干咽燥、男子遗精、女子梦交、舌红少苔、脉细数等症；肾阳不足，温煦和生化功能减退，会产生虚寒性病变，出现精神疲惫、腰膝冷痛、形寒肢冷、水肿尿少或小便清长、男子阳痿早泄、女子宫冷不孕、舌淡苔白、脉弱等症。在临床常见的内伤疾病中，阴阳失调所致的寒热病理变化，多为肾之阴阳失调所致，治疗时必须求之于本，从调整肾阴肾阳入手。如王冰所言：“益火之源，以消阴翳；壮水之主，以制阳光。”此外，他脏阴阳不足的病变，最终也会累及肾阴肾阳，故有“久病及肾”的说法。

（3）促进血液生成：肾藏精，精生髓，髓可生血。精血同源，肾精与肝血之间可以相互转化。故有“血之源头在于肾”之说。中医临床具有补血作用的药物熟地黄就是通过补益肾精以生血的。

知识链接

肾有促进血液生成的作用

现代医学证明，肾脏可分泌促红细胞生成素，作用于骨髓造血系统，从而促进原始红细胞的分化和成熟，促进骨髓对铁的摄取利用，加速血红蛋白及红细胞生成，促进骨髓网织红细胞释放到血液中，故肾脏有促进血液生成的作用。而慢性肾病患者最终往往并发肾性贫血，其贫血的程度与肾衰竭的程度成正比。

2. 主水司开阖　肾主水，是指肾具有主持和调节全身水液代谢的功能。《素问·逆调论》说：“肾者水脏，主津液。”人体水液代谢是一个复杂的生理过程，它是在肺、脾、肾、胃、大肠、小肠、膀胱、三焦、肝等脏腑的综合作用下完成的，其中肾起着主宰的作用。肾对体内水液的主宰，主要是通过肾的气化作用来实现的。肾的气化功能正常，则其开阖有度。开，即水液得以输出和排泄；阖，即关闭，贮存一定量的水液于体内，以供机体生理活动的需要。

肾主水功能主要体现在三方面：一是蒸腾气化，升清降浊。各脏腑组织器官代谢后产生的水液，在脾、肺等脏腑的作用下，经三焦水道下输于肾，通过肾的气化，分清浊，清者依赖肾阳的蒸腾气化，上升脾、肺，重新参与水液的代谢，浊者则化为尿液，在肾与膀胱之气的推动作用下排出体外。二是推动与调控整个水液代谢过程。水液代谢过程中，尤其是脾的吸收和转输、肺的通调水道，包括肾本身的主水功能，以及三焦水道的通畅等，均依赖于肾中阳气的激发和推动才能正常。三是司开阖。开，膀胱排出尿液；阖，膀胱闭合以保持津液相对稳定的贮存量。司开阖，是指肾的气化功能对于尿液的生成、贮存、排泄具有调控作用，也是肾调节、维持体内津液代谢平衡的功能体现。

如果肾的蒸腾气化功能失常，开阖失度，就会引起水液代谢障碍的病变。如阖多开少，小便的生成和排泄发生障碍，可见尿少、水肿等症；开多阖少，又可引起气不化水，而出现小便清长、尿频量多等病理现象。故《素问·水热穴论》说："肾者，胃之关也，关门不利，故聚水而从其类也。上下溢于皮肤，故为胕肿。胕肿者，聚水而生病也。"

3. 主纳气 肾主纳气，是指肾具有摄纳肺所吸入的自然界清气，使肺的吸气保持一定的深度，以防止呼吸表浅的作用。人体的呼吸功能，由肺所主，其中呼气主要依赖肺气的宣发作用，吸气主要依赖肺气的肃降作用。但吸入的清气，由肺气的肃降作用下达于肾，必须再经肾气的摄纳潜藏，使其维持一定的深度，以利于气体的交换。因此，人体正常的呼吸运动是肺、肾两脏功能相互协调配合的结果，正如清·林珮琴《类证治裁·喘证》所说："肺为气之主，肾为气之根。肺主出气，肾主纳气。阴阳相交，呼吸乃和。若出纳升降失常，斯喘作焉。"

肾的纳气功能，实际上是肾气的封藏作用在呼吸运动中的具体体现。肾精充足，肾气充沛，摄纳有权，则呼吸均匀和调，并保持一定的吸气深度。若肾精亏虚，肾气虚衰，摄纳无权，肺吸入之清气不能下纳于肾，则会出现呼吸表浅，或呼多吸少、动则气喘等病理表现，称之为"肾不纳气"。

知识链接

虚喘与补肾

中医讲"久病体虚""久病伤阴"，哮喘性支气管炎就是一个典型实例。无论是肺肾阴虚、久咳伤肺、肺气肃降功能下降而导致的咳喘，还是年老体弱、肾气不足、摄纳无权导致的少气而喘，治疗上都需要通过补肺益肾、纳气定喘，提高机体免疫力，标本兼治，从而达到消除咳喘的目的。常用药物如中成药蛤蚧定喘丸。

（二）肾的生理联系

1. 肾合膀胱 肾与膀胱通过经脉的相互络属，构成表里关系。

2. 在体合骨，生髓，通于脑，其华在发 骨，即骨骼，具有支撑人体、保护内脏和运动的功能。肾在体合骨，是指肾中精气的盛衰，直接影响骨骼的生长、营养、功能等。骨骼的生长发育，有赖于骨髓的充养。而骨髓的化生，又依赖于肾中精气，肾精能生髓，故曰肾主骨。肾精充足，则骨髓生化有源，骨有所养而坚固有力。肾精不足，骨髓生化无源，不能充养骨骼，便会引起骨骼发育不良，出现小儿囟门迟闭、骨软无力，以及老年人骨质脆弱，易于骨折，骨折后不易愈合等症状。

髓分骨髓、脊髓和脑髓，皆由肾中精气所化生。肾中精气的盛衰，不仅影响骨骼的生长发育，而且也影响脊髓及脑髓的充盈。脊髓上通于脑，髓聚而成脑，故称脑为“髓海”。肾中精气充盛，髓海得养，脑发育健全，则思维敏捷、记忆力强。但若肾中精气不足，髓海空虚，脑失所养，小儿则智力低下；成人多表现为思维迟钝、记忆力减退、健忘、失眠、耳鸣等髓海不足的病证表现。

“齿为骨之余”。牙髓源于肾精所化，故牙齿亦由肾中精气所充养。肾中精气充盛，则牙齿坚固而不易脱落。肾中精气不足，小儿则牙齿生长迟缓，成人则牙齿松动或过早脱落。

其华在发。发，即头发。肾其华在发，是说发的生长与脱落、润泽与枯槁是肾中精气盛衰的反映。发的生长营养，来源于血，故有“发为血之余”之说。但肾藏精，精血可互生，肾精足则血旺，血旺则发得充分的濡养而生生不息，故又有“发的生机在于肾”之说。因此，青壮年之肾精足而血旺，故头发茂密而有光泽。老年人之肾精衰而血少，故头发变白、枯槁、脱落。

3. 在窍为耳及二阴　即肾开窍于耳及二阴。耳是听觉器官，耳的听觉功能，依赖于肾中精气的充养。《灵枢·脉度》说：“肾气通于耳，肾和则耳能闻五音矣。”肾中精气充盛，则听觉灵敏。肾中精气不足，就会出现耳鸣、听力减退等症。所以临床常以耳的听觉变化作为判断肾中精气盛衰的重要标志之一。人到老年，听力逐渐减退，是肾中精气自然衰少的缘故。

二阴，即前阴和后阴。前阴是指尿道和外生殖器，有排尿和生殖的作用；后阴是指肛门，有排泻粪便的作用。尿液的贮存和排泄虽为膀胱司，但必须依赖于肾的蒸腾气化功能。肾的蒸腾气化功能失常，则可见尿频、遗尿、尿失禁，或尿少、尿闭等排尿异常的症状。前阴又是人体的外生殖器官，其生殖功能与肾中精气的盛衰密切相关。如肾中精气不足，可导致人体性器官发育不良和生殖能力减退，从而导致男子阳痿、早泄、少精、滑精、遗精、精瘀及不育等，女子则见梦交、月经异常及不孕等。粪便的排泻，本属大肠的传化糟粕功能，但亦与肾相关。如肾阴不足，肠液枯涸，则便秘；肾阳虚损，气化无权，可致阳虚便秘或阳虚泄泻；肾的封藏固摄失司，则久泻滑脱。故说“肾开窍于二阴”“肾主司二便”。

课堂活动

大小便失禁，在老年人当中十分常见。试用中医理论分析主要是哪一脏功能减退引起。其发生的机制是什么？

4. 在志为恐　恐，即恐惧，是人们对某一事物惧怕的一种精神情志活动。肾在志为恐，是指恐与肾的生理、病理之间存在着特异性联系。恐对于机体来说，是一种不良刺激。肾精充盛，封藏有度，则机体对恐的耐受能力较强，在受到外界恐惊刺激时，多表现为虽恐但不甚，且能自我调节。若肾精不充，封藏失司，则稍遇恐惊就会出现畏惧不安，甚至惶惶不可终日。猝恐大恐，或长时恐惧，均可伤肾，致肾气不固，甚至出现二便失禁、遗精滑泄、骨酸痿软，甚至昏厥等症。故曰“恐伤肾”。

恐与惊相似，都是指处于一种惧怕的心理状态。但两者又有区别：恐为自知而胆怯，乃内生之恐惧；惊为不自知，事出突然而受惊慌乱，乃是外来之惊惧。

5. 在液为唾　唾，亦属口津，是口腔津液中较为稠厚的部分。唾为肾精所化生，有润泽口腔、辅助吞咽、滋养肾精的作用。古代医家多认为，唾若咽之不吐，有滋养填充肾中精气的作用，故古代养生家主张“吞唾”以养肾精。若多唾或久唾，则易耗损肾中精气；肾阴不足，唾液分泌量减少，则口干舌燥；肾水泛溢，气不固摄，则见多唾或喜唾。

唾与涎，都是口腔分泌的液体，但两者有所区别。涎为脾气所化生，质地较清稀少沫；唾为肾精所化生，质地较稠厚多沫。故临床上口角流涎多从脾论治，唾多频出多从肾论治。

6. 与冬气相通应 冬季气候寒冷，霜雪严凝，冰凌凛冽。自然界万物静谧闭藏以度冬时。人体中肾为水脏，藏精、主蛰而为封藏之本。同气相求，故以肾应冬。冬季气候寒冷，水气当旺，故肾亏阳虚患者，多在阴盛之冬季发病或病情加重，即所谓“能夏不能冬”。冬季养生，当早睡晚起，日出而作，以保证充足的睡眠时间，同时宜进补阴潜阳的膳食，以利阳气潜藏，阴精积蓄。

知识链接

命　门

“命门”一词，最早见于《内经》，是指眼睛而言，如《灵枢·根结》说：“命门者，目也。”将命门作为内脏提出始见于《难经》。如《难经·三十六难》说：“肾两者，非皆肾也，其左者为肾，右者为命门。命门者，诸神精之所舍，原气之所系也，故男子以藏精，女子以系胞。”指出了命门的所在部位及功能。后世医家虽对命门的形态、部位有不同见解，但在命门的生理功能与肾息息相通的认识上是基本一致的。历代医家大多认为命门与肾同为五脏之本，内寓真阴、真阳。明代命门学说的兴起进一步为“重肾”理论奠定了基础。因此可以认为：肾阳即命门之火，肾阴即命门之水。肾阴、肾阳，即是真阴、真阳，或元阴、元阳。古代医家之所以称之为“命门”，无非是强调肾气及肾阴、肾阳在生命活动中的重要性，“命门”亦即“生命之门”。

点滴积累

1. 五脏各自具有的主要功能　心主血脉，主藏神；肺主气司呼吸，主宣发肃降，通调水道，朝百脉，主治节；脾主运化，主升，主统血；肝主疏泄，主藏血；肾主藏精（肾精主生长发育与生殖、主一身之阴阳、促进血液生成），主水，主纳气。
2. 五脏的生理联系　心合小肠，在体合脉，其华在面，在窍为舌，在志为喜，在液为汗，与夏气相通应；肺合大肠，在体合皮，其华在毛，在窍为鼻而通于喉，在志为悲（忧），在液为涕，与秋气相通应；脾合胃，在体合肉而主四肢，在窍为口，其华在唇，在志为思，在液为涎，与长夏相通应；肝合胆，在体合筋，其华在爪，在窍为目，在志为怒，在液为泪，与春气相通应；肾合膀胱，在体合骨，生髓，通于脑，其华在发，在窍为耳及二阴，在志为恐（惊），在液为唾，与冬气相通应。

第二节　六腑

六腑是胆、胃、小肠、大肠、膀胱、三焦的总称。它们的共同生理功能是“传化物”，生理功能特点是“泻而不藏”“实而不能满”。六腑的泻而不藏，是与五脏的藏而不泻相对而言的，而不能理解为是绝对的。如膀胱的贮尿、小肠的受盛化物、胆贮藏胆汁、胃受纳水谷等，各腑的内容物都需要停留一定时间，按照生理活动的规律进行传导排泄。六腑之间密切联系，相互配合，共同完成了饮食物的受纳、消化、吸收、传导和排泄。

在整个饮食物消化过程中，每一腑都必须适时地向下排空其内容物，才能保持六腑通畅及功能协调，故有“六腑以通为用，以降为顺”之说，在治疗上有“六腑以通为补”之说。但“通”或“降”的太过和不及，却属于异常状态。

一、胆

胆居右胁内，附于肝之短叶间，是中空的囊状器官。胆内贮藏清净的胆汁，胆汁味苦，色黄绿，《内经》称为“精汁”，故胆有“中精之府”之称。

胆的主要生理功能是贮存和排泄胆汁，主决断。

（一）贮存和排泄胆汁

胆汁来源于肝，由肝之余气凝聚而成。胆汁生成后，进入胆腑，由胆腑浓缩并贮存。贮存于胆腑的胆汁，在肝气的疏泄作用下排泄而注入肠中，以促进饮食物的消化。若肝胆的功能失常，胆汁的分泌排泄受阻，就会影响饮食物的消化，而出现胸胁胀满疼痛、食欲不振、厌食油腻、腹胀、腹泻等症状；若肝失疏泄，胆汁外溢，浸渍肌肤，则可发为黄疸，以身黄、目黄、小便黄为主要表现；若胆气上逆，则可出现口苦、呕吐黄绿苦水等症。

（二）主决断

胆主决断，是指胆在精神意识思维活动过程中，具有判断事物、作出决定的作用。《素问·灵兰秘典论》说：“胆者，中正之官，决断出焉。”胆的功能正常，则情志活动正常。胆气虚弱，则会引起胆怯易惊、善恐、失眠、多梦、惊悸不宁等情志活动的异常。

二、胃

胃位于膈下，腹腔上部。胃又称胃脘，脘即空腔，可容纳饮食物。胃脘分上、中、下三部。胃的上部称为上脘，包括胃上口贲门；胃的下部称为下脘，包括胃下口幽门；上下脘之间的部分称为中脘。贲门上接食管，幽门下接小肠，是饮食物进出胃腑的关口。

胃的主要生理功能是主受纳和腐熟水谷，主通降，以降为和。

（一）主受纳和腐熟水谷

受纳，即接受、容纳；腐熟，即初步消化。饮食入口，经过食管，下降于胃，胃接受容纳之。故胃有“水谷之海”和“太仓”之称。气、血、津液的化生，都源于胃所受纳的水谷，故胃又有“水谷气血之海”之称。容纳于胃中的水谷，经胃的腐熟后，变成食糜，下传小肠，其精微经脾之运化而营养全身。胃的受纳、腐熟水谷功能，必须与脾的运化功能相配合，才能化水谷为精微，以化生气血津液，营养全身，故合称脾胃为“后天之本”“气血生化之源”。《素问·灵兰秘典论》将脾胃并称为“仓廪之官，五味出焉。”若胃的受纳腐熟功能减退，可出现纳呆、厌食、胃脘胀闷或疼痛、嗳腐吞酸等症；胃的受纳腐熟功能亢进，则可表现为多食善饥等症。

胃的受纳腐熟和脾的运化功能的结合，称为胃气。中医学非常重视胃气的作用，认为人"以胃气为本"。胃气强，则五脏俱盛，胃气弱，则五脏皆衰。胃气的盛衰有无，可以通过食欲食量、舌象、脉象等方面表现出来，是判断疾病轻重预后的重要依据。中医在治疗疾病时，也特别注重保护胃气。

知识链接

胃气的涵义

主要归纳为以下四点：①是指推动和调控胃的受纳腐熟水谷和通降功能的一类精微物质，是一身之气分布到胃的部分，属脏腑之气之一。②是脾气与胃气的合称，即推动和调控整个胃肠道的功能以使饮食受纳、消化及精微物质吸收转输和糟粕排泄的两类不同运动趋向的精微物质，又称"中气"。③是指水谷之气，即水谷之精化生的气，简称谷气。谷气是一身之气的重要组成部分。谷气充盛，随脉运行，则脉反映出从容和缓之象，即所谓脉有"胃气"。有胃气之脉以和缓有力、节律一致为特点。④指代一身之气或正气。

（二）主通降，以降为和

胃主通降，是指胃气具有向下疏通的作用。饮食物入胃，经过胃的腐熟作用后，变成食糜下传入小肠，再经小肠的泌别清浊作用，其浊者下移大肠，形成粪便排出体外。这都是通过胃气的下降作用实现的。

以降为和，是说胃气宜保持通畅、下降的运动状态，脾胃功能才能和调。在中医藏象学说中，多以脾升胃降来概括整个消化系统的生理功能。因此，胃的通降作用，还包括大、小肠的传导功能在内。胃之通降相对于脾的升清来说是降浊，降浊是胃继续受纳的前提条件。若胃失通降，不仅影响食欲而见纳呆食少，而且因浊气在上，还可见口臭、脘腹胀闷或疼痛、大便秘结等症；若胃气不降反而上逆，又可见恶心、呕吐、嗳气、呃逆等症。另外，胃气不降，还会影响脾的升清功能。

三、小肠

小肠位于腹中，包括十二指肠、空肠和回肠，是一个比较长的、呈迂曲回环迭积之状的管状器官，上端接幽门与胃相通，下端接阑门与大肠相连。小肠是机体对饮食物进行消化，吸收其精微，下传其糟粕的重要脏器。

小肠的主要生理功能是主受盛化物，泌别清浊。

（一）受盛化物

受盛，即接受、盛装；化物，即消化饮食物、化生精微。小肠的受盛化物功能表现在以下两个方面：一是指小肠接受由胃腑下传的食糜而盛纳之，即受盛作用；二是指食糜在小肠内必须停留一定的时间，以利于小肠对其进行进一步的彻底消化，化为精微和糟粕两部分，即化物作用。故《素问·灵兰秘典论》说："小肠者，受盛之官，化物出焉。"小肠受盛化物功能失调，可见腹胀、便溏等症。

（二）泌别清浊

泌，即分泌；别，即分别。清，指水谷精微；浊，指食物残渣。所谓泌别清浊，是指小肠对饮食物进一步彻底消化后，将其分为水谷精微和食物残渣两部分，然后将水谷精微吸收，将饮食残渣向下输送至大肠。另外，小肠在吸收水谷精微的同时，也吸收了大量的水液，故有“小肠主液”之说。小肠泌别清浊的功能，与二便的形成密切相关。小肠泌别清浊的功能正常，则水液和糟粕各走其道而二便正常。若小肠泌别清浊的功能失常，清浊不分，水液归于糟粕，就会导致水谷混杂而下，出现泄泻、小便短少等病症。故临床上常采用“利小便即所以实大便”的方法治疗泄泻。

知识链接

小肠功能与脾升胃降的关系

小肠受盛化物和泌别清浊的功能，在饮食物的消化吸收过程中起着极其重要的作用。但在中医藏象学说中，常将其归属于脾胃的纳运功能即脾升胃降之中。其中，小肠的受盛和别浊属于胃降，即是胃的受纳和通降功能的延伸；小肠的化物和泌清功能属于脾升，即是脾的运化升清功能的体现。所以临床上对小肠功能失常的病变，多从脾胃论治。

四、大肠

大肠位于腹中，包括结肠与直肠，是一个较长的管腔性器官，呈回环迭积之状，其上口通过阑门与小肠相接，其下端为肛门。大肠是对食物残渣中的水液进行吸收，形成粪便并有度排出的脏器。

大肠的主要生理功能是主传化糟粕和主津。

（一）传化糟粕

传：即传导；化：即变化、燥化。传化糟粕，是指大肠接受由小肠下传的食物残渣，进一步吸收其中多余的水液，使之形成成形的粪便，并将其传送至肛门，经肛门有节制地排出体外。故《素问·灵兰秘典论》说：“大肠者，传导之官，变化出焉。”如大肠传导糟粕功能失常，则出现排便异常，如大便秘结或泄泻。若湿热蕴结大肠，大肠传导功能失常，还会出现腹痛、里急后重、下痢脓血等症。

知识链接

与大肠传化糟粕功能有关的因素

大肠的传化糟粕功能与体内多种因素有关。大肠的传化糟粕功能，实为对小肠泌别清浊功能的承接。除此以外，尚与胃气的通降、肺气的肃降、脾气的运化、肾气的蒸化和固摄作用、肝气的疏泄以及体内津液的盈亏有关。胃气的通降，实际上涵括了大肠对糟粕排泄的作用；肺与大肠相表里，肺气的肃降有助于糟粕的排泄；脾气的运化，有助于大肠对食物残渣中水液的吸收；肾气的蒸化和固摄作用，主司二便的排泄；肝气的疏泄调畅气机，有助于大肠的传导；津液充足则大便正常，津亏可致便秘，津停可致腹泻。

（二）大肠主津

大肠主津，是指大肠在传导由小肠下传而来的食物残渣的过程中，将其中的水液进一步吸收的作用。大肠主津功能失常，吸收水分过多，则大便干结难下；反之，则见腹泻、便溏。

五、膀胱

膀胱又称脬、尿脬、净腑、水腑，为囊状器官，位于小腹中央，肾之下，大肠之前。其上有输尿管与肾相通，其下与尿道相连，开口于前阴。

膀胱的主要生理功能是贮存和排泄尿液。

（一）贮存尿液

人体的津液通过肺、脾、肾等脏的作用，布散全身，发挥其滋润濡养机体的作用。脏腑代谢后的浊液下归于肾，经肾气的蒸化作用，升清降浊，清者回流体内，重新参与水液代谢，浊者下输于膀胱，变成尿液，由膀胱贮存。

（二）排泄尿液

尿液贮存于膀胱，达到一定量时，通过膀胱的气化自主地排出体外。故《素问·灵兰秘典论》说："膀胱者，州都之官，津液藏焉，气化则能出矣。"

膀胱的贮尿和排尿功能，全赖于肾中阳气的气化功能。膀胱气化，是隶属于肾阳蒸腾气化的。只有肾中精气充足，气化、固摄功能正常，膀胱的贮尿和排尿功能才能正常，小便才正常。若肾阳不足，气化失常，引起膀胱气化不利，则见小便不利、尿少，甚至尿闭；若肾气不足，固摄功能减退，引起膀胱不约，则见小便频数、遗尿，甚则小便失禁等病症。故《素问·宣明五气》说："膀胱不利为癃，不约为遗尿。"

六、三焦

三焦是上焦、中焦、下焦的合称，是中医藏象学说中的一个特有概念。历代学者对三焦的形态和实质认识不一，归纳起来主要有二：一是指分布于胸腹腔的一个大腑，如明代张景岳说："三焦者，确有一腑，盖脏腑之外，躯壳之内，包罗诸脏，一腔之大腑也。"在人体脏腑中，唯它最大，又称"孤府"。二是指人体上、中、下三个部位的划分及其相应脏腑功能的概括。

（一）六腑之三焦

对于三焦的概念，到目前为止，尚无统一的定论。但对其功能的认识是基本统一的。作为六腑之三焦的主要生理功能是通行元气和运行水液两个方面。

1. 通行元气 《难经·六十六难》说："三焦者，原气之别使也。"元气是人体最根本的气，由肾精所化生。元气根于肾，通过三焦布达五脏六腑，充沛于全身，以激发和推动各脏腑组织的功能活动。所以说，三焦是元气运行的通道，又是气化的场所。

2. 运行水液 《素问·灵兰秘典论》说："三焦者，决渎之官，水道出焉。"指出三焦有疏通水道、运行水液的功能。全身的水液代谢，是由肺、脾、肾等多个脏腑协同作用而完成的，但必须以三焦为通道，通过三焦的气化作用，才能正常地输布与排泄，维持水液代谢的协调平衡。如果三焦水道不通利，则肺、脾、肾等脏的输布调节水液代谢的功能将难以实现，所以又把水液代谢的协调平衡作用，称作“三焦气化”。

（二）部位之三焦

1. 上焦 上焦是指膈以上至头面的部位，包括心、肺两脏。也有人认为包括上肢。上焦的生理功能是主宣发敷布，即心肺输布气血的作用。通过心肺的作用，将水谷精微布散全身，以营养滋润全身脏腑组织，有如雾露之溉。《灵枢·营卫生会》将上焦的生理特点概括为“上焦如雾”。雾，就是形容轻清的水谷精微弥漫的状态。《温病条辨》将治上焦病的用药原则概括为：“治上焦如羽，非轻不举。”

2. 中焦 中焦是指膈下脐上的上腹部，包括脾、胃、肝、胆。中焦的生理功能是主腐熟水谷，即指脾胃的消化、吸收并输布水谷精微和化生气血的作用。《灵枢·营卫生会》把中焦的生理特点概括为“中焦如沤”。沤，是形容水谷被腐熟成乳糜的状态。《温病条辨》将治中焦病的用药原则概括为：“治中焦如衡，非平不安。”

3. 下焦 下焦是指脐以下至二阴的部位，包括肾、小肠、大肠、膀胱等脏腑。也有人认为包括下肢。下焦的生理功能是主泌别清浊，排泄废物，即指肾与膀胱的泌尿作用和肠道的排便作用。《灵枢·营卫生会》把下焦的生理特点概括为“下焦如渎”。渎，即水道，形容下焦象水道一样排泄水液和糟粕。《温病条辨》将治下焦病的用药原则概括为：“治下焦如权，非重不沉。”

综上所述，部位之三焦的功能实际上是对五脏六腑全部功能的概括。

知识链接

关于肝胆的三焦部位归属

肝胆在部位上属于中焦，《内经》的脉法和晋·王叔和的《脉经》均以肝应左关而属中焦。但因其在生理、病理上与肾关系密切，又常被归属到下焦的范畴，如朱震亨称“下焦司肝肾之属”，三焦辨证也将肝的病证归于下焦，故中焦一般指脾胃而言。

点滴积累 √

1. 六腑是胆、胃、小肠、大肠、膀胱、三焦的总称，共同的生理功能是传化物。
2. 六腑各自的主要生理功能 胆主贮存和排泄胆汁，主决断；胃主受纳腐熟水谷，主通降以降为和；小肠主受盛化物和泌别清浊；大肠主传化糟粕，主津；膀胱主贮存和排泄尿液；三焦主通行元气和运行水液。

第三节 奇恒之腑

奇恒之腑是脑、髓、骨、脉、胆、女子胞的总称。奇恒之腑的形态似腑，多为中空的管腔或囊性器官，而功能似脏，主藏精气而不泻，似脏非脏，似腑非腑，故称“奇恒之腑”。

脉、骨、髓、胆已在五脏与六腑相关章节中述及，本节只介绍脑及女子胞。

知识链接

胆既属于六腑又属于奇恒之腑

胆的形态与腑相同，皆为中空的管状或囊状器官，功能与饮食物的消化和吸收有关，故为六腑之一。又因其内藏“精汁”，与五脏藏精气功能相似，且不与饮食水谷直接接触，只是排泄胆汁进入肠道以促进饮食物的消化，故又为奇恒之腑之一。

一、脑

脑，居于颅腔之内，由髓汇聚而成，故被称为“脑髓”。《素问·五藏生成论》说：“诸髓者，皆属于脑。”《灵枢·海论》说：“脑为髓之海。”脑是人体极其重要的器官，是生命要害之所在，其主要生理功能是主精神思维和感觉运动。

（一）主要生理功能

1. 主宰生命活动 “脑为元神之府”（《本草纲目·第十一卷》）。人在出生之前，随形具而生之神，即为元神。“人始生，先成精，精成而脑髓生……”（《灵枢·脉经》）元神藏于脑中，为生命的主宰。得神则生，失神则亡。故《素问·刺禁论》中说“……刺头，中脑户，入脑立死亡……”

2. 主精神思维 人的精神思维活动，是外界客观事物反映于大脑的结果。古人对脑主精神思维的功能已有明确的认识。如《素问·脉要精微论》中说：“头者，精明之府，头倾视深，精神将夺矣。”故脑主精神思维的功能正常，则精神振奋，意识清楚，思维敏捷，语言清晰流畅，情志活动正常。反之，则精神萎靡不振，反应迟钝，记忆力减退，甚至精神错乱等。

3. 主感觉运动 感觉的接受和运动的支配由脑所主，是由于眼、耳、口、鼻、舌等官窍，皆位于头面，与脑相通。古代医家也认识到人体之视、听、言、动等与脑密切相关。如《医林改错》中明确指出：“两耳通脑，所听之声归脑；两目系如线长于脑，所见之物归脑；鼻通于脑，所闻香臭归于脑；小儿周岁脑渐生，舌能言一二字。”《灵枢·海论》说：“髓海有余，则轻劲多力，自过其度；髓海不足，则脑转耳鸣，胫酸眩冒，目无所见，懈怠安卧。”故髓海充盈，脑主感觉、运动的功能正常，则视物清晰，听觉、嗅觉灵敏，动作灵巧敏捷，肢体刚劲有力。反之，髓海不足，则感觉、运动功能失常，就会出现视物不清，听、嗅觉不灵，感觉障碍，动作迟缓，肢体软弱无力，甚或痿废不用等症状。

（二）脑与五脏的关系

脑的功能活动与五脏都有关，但与心、肝、肾的关系最为密切。因为心主神志，五脏所藏之神，皆由心所统领；肝主疏泄，又主谋虑，调节人的情志活动；肾藏精生髓，髓聚于脑，脑为元神之府，故脑的生理与肾的关系尤为密切。总之，脑的生理功能与五脏相关，脑的病变亦从五脏论治。

知识链接

五脏藏神

人的精神意识思维活动属于大脑的功能，但藏象学说的特点是以五脏为中心的整体观，故将脑的生理、病理统归于心而分属五脏，所以，五脏也称“五神脏”，还提出“五脏藏神”的理论。《素问·宣明五气》说：“心藏神，肺藏魄，肝藏魂，脾藏意，肾藏志。”就是把神分为神、魄、魂、意、志五种不同的表现，分别归属于心、肺、肝、脾、肾五脏。这里的神，指精神思维活动；魄，指本能的感觉和动作；魂，指谋虑、梦幻、想象等高级的心理活动；意，主要指意念、记忆、思考和分析等认知思维活动；志，指志向、意志、毅力、决心等。人的精神活动，虽分属于五脏，但以心为主导，五者在心的统领之下，构成了人体精神心理活动的一个整体。

二、女子胞

女子胞，又称胞宫、子宫、子脏、胞脏、子处、血脏，位于小腹部，膀胱之后，直肠之前，下口与阴道相连，呈倒置的梨形。女子胞的形态、大小、位置可随年龄而异。女子胞是女性的内生殖器官，有主持月经和孕育胎儿的功能。

（一）主要生理功能

1. 主持月经 月经，又称月信、月事、月水，是女子生殖器官发育成熟后周期性子宫出血的生理现象。健康女子，约到 14 岁左右，天癸至，生殖器官发育成熟，子宫发生周期性变化，约 1 月（28 天）左右周期性行经一次，即月经来潮，月经周期之间还要排卵一次。如《血证论·男女异同论》说：“女子胞中之血，每月换一次，除旧生新。”约到 49 岁左右，天癸竭绝，则月经闭止。月经的产生，是脏腑、经脉、气血及天癸作用于胞宫的结果。胞宫的功能正常与否直接影响月经的来潮，所以胞宫有主持月经的作用。

2. 孕育胎儿 女子胞是女性孕育胎儿的器官。男女成年后，阴阳交媾，两精结合于胞宫，就构成了胎孕。《类经·藏象类》说：“阴阳交媾，胎孕乃凝，所藏之处，名曰子宫。”肾中精气旺盛，冲任气血充盈，子宫提供给胎儿的气血、养料充足，则胎儿生长发育正常。肾中精气亏虚，冲任二脉不固，或血虚不足以养胎，则可见胎儿发育不良、胎动不安或流产。

（二）女子胞与五脏及经络的关系

女子胞在生理上和肾脏及经络中的冲脉、任脉的关系最为密切。《灵枢·五音五味》说：“冲脉、任脉皆起于胞中。”而生殖功能由肾所主，女子年至二七，肾中精气渐盛，胞宫发育成熟，则“天癸至，任脉通，太冲脉盛”，这时就有月经来潮，具有生殖能力；年至七七，肾中精气虚衰，则“任脉虚，太冲脉衰少，天癸竭”，于是月经闭止，生殖能力也随之丧失。所以胞宫能否正常排经和孕育胎儿，取决于冲、任二脉的盛衰，而冲、任二脉的盛衰又取决于肾中精气的盛衰。如果肾中精气亏虚，冲、任二脉气血不足，就会影响胞宫的正常功能，出现月经不调、闭经，甚或不孕等症。

由于月经的通行和胎儿的孕育，都有赖于血液，而肝藏血、主疏泄促进血行，脾生血、统血，心主血，所以，胞宫的生理功能与肝、脾、心三脏也有关系。当肝、脾、心的功能失调时，胞宫往往也受到影响，因而发生月经与妊娠方面的病变。

点滴积累

1. 奇恒之腑是脑、髓、骨、脉、胆、女子胞的总称，共同的生理功能是藏精气。
2. 脑的主要生理功能是主宰生命活动，主精神思维和感觉运动，与五脏都有关，但与心、肝、肾的关系最为密切。
3. 女子胞是女性的内生殖器官，有主持月经和孕育胎儿的功能；和肾脏及经络中的冲脉、任脉的关系最为密切，与肝、脾、心三脏也有一定的关系。

第四节 脏腑之间的关系

人体是一个有机整体，各脏腑的功能活动不是孤立的，而是密切相关的，在生理上相互依存，相互制约，病理上相互影响，相互传变。脏腑之间的关系，主要包括脏与脏之间的关系、脏与腑之间的关系和腑与腑之间的关系三种情况。

一、脏与脏之间的关系

心、肺、脾、肝、肾五脏，不仅有各自的生理功能和特定的病理变化，而且存在着复杂的生理联系和病理影响。虽然五行学说阐述了五脏之间的内在联系，但实际上五脏之间的关系早已超越了五行生克乘侮的范围。五脏之间还存在着阴阳、精、气、血、津液等物质代谢上的联系，以及生理功能上的联系。目前，多从五脏生理功能方面来认识五脏之间的关系。

（一）心与肺

心与肺之间的关系，主要体现为气和血之间的相互依存和相互为用关系。

心主血，肺主气。肺主气助心行血。有形之血液必须依赖气的推动才能正常运行。心主血，心气的推动是血液运行的基本动力，但肺主气而助心行血，也是血液正常运行的一个重要条件。心主血载气布散。无形之气必须依附于有形之血，才能运行于全身而不致散失。肺主气，主管着呼吸之气和一身之气，气附血中，只有血液运行的正常，方能维持肺呼吸功能的正常。心主血，推动血液运行，促进着肺主气的功能。另外，积于胸中的宗气，能够贯心脉行气血，走息道司呼吸，从而加强了血液运行与呼吸之间的协调平衡。因此，宗气是连结心之搏动和肺之呼吸的中心环节。心肺两脏之间相互依存，相互为用，保证了气血的正常运行，维持了人体各组织、器官的正常功能活动。

在病理情况下，心肺两脏相互影响。肺气虚或肺气壅塞，不能助心行血，可导致心血运行异常而见胸痛、心悸、唇舌青紫等心脉瘀阻的表现。反之，心气不足，心阳不振，致血行不畅，瘀阻心脉，也会影响肺的呼吸，出现咳嗽、气喘、胸闷等症。

（二）心与脾

心主血而脾生血，心主行血而脾主统血。心与脾的关系，主要表现在血液生成方面的相互为用及血液运行方面的相互协同两个方面。

1. 血液生成 心主一身之血，心血供养于脾以维持其正常的运化功能。水谷精微通过脾的转输升清作用，上输于心肺，贯注于心脉而化赤为血。脾主运化而为气血生化之源。脾气健旺，血液化生有源，以保证心血充盈。若脾虚失于健运，化源不足，或统血无权，慢性失血，均可导致血虚而心失所养。而劳神思虑过度，既耗心血，又损脾气，亦可形成心脾两虚之证。临床常见眩晕、心悸、失眠、多梦、腹胀、食少、体倦无力、精神萎靡、面色无华等症，常以补养心脾的归脾汤来治疗。

2. 血液运行 血液在脉中正常运行，即有赖于心气的推动以维持通畅而不迟缓，又依靠脾气的统摄以使血行脉中而不逸出。若心气不足，行血无力，或脾气虚损，统摄无权，均可导致血行失常的病理状态，或见气虚血瘀，或见气虚失摄的出血等。

（三）心与肝

心与肝的关系主要表现在血液和神志活动两个方面。

1. 血液方面 心主血，肝藏血。心之行血生血功能正常，则肝有所藏；肝藏血功能正常，血液充盈，则心有所主。病理上，心血不足，肝血常因之而虚；肝血不足，心血常因之而损。故临床上心悸、失眠等心血不足病证常与视物昏花、月经涩少等肝血不足病证同时并见，即心肝血虚证临床常见。

2. 神志活动 心主神志，肝主疏泄，调畅情志。心肝两脏，相互为用，共同调节人的精神情志活动。心血充盈，则心神健旺，有助于肝气疏泄，情志调畅；反之，肝疏泄有度，情志调畅，则有利于心主神志。病理上，心神不安与肝气郁结，心火过亢与肝火炽盛，常同时出现或相互引动，从而使精神恍惚与情志抑郁往往同时并存，心烦失眠与急躁易怒等症往往同时并见。

（四）心与肾

心与肾的关系主要表现在心肾阴阳水火互制互济及精神互用、精血互生等方面。

1. 阴阳水火互制互济 心居于上，属阳属火；肾居于下，属阴属水。正常情况下，心火（阳）下降于肾，以温肾阳而使肾水不寒；肾水（阴）上济于心，以滋心阴而使心火不亢。这种彼此交通、相互制约、相互为用的平衡协调关系，称为“心肾相交”或“水火既济”。若肾水不足不能上济心阴，或心火过亢不能下温肾水，可见心烦、失眠、多梦、腰膝酸软，或男子梦遗、女子梦交等心肾不交的临床表现。若肾阳虚衰，阳虚水泛，上凌于心，可见心悸怔忡、唇舌青紫、水肿、形寒肢冷、尿少等水气凌心的表现。

2. 精神互用 心藏神，肾藏精。精能化气生神，为气、神之源；神能控精驭气，为精、气之主。故积精可以全神，神清可以控精。病理上，精亏则神衰，神志异常又可致精的代谢失常。肾精不足，不能奉养心神，或心神不足，无力控驭肾精，则在上可见心神恍惚、精神疲惫，在下可见梦遗滑精等症。

3. 精血互生 心主血，肾藏精。精血之间可互生互化，肾精充足则能生髓化血，使心血充盈；心血充盈亦可化精，使肾精充盛。病理上，肾精亏损，不能生髓化血，或心血不足，血不化精，均可导致精血亏虚，而见心悸怔忡、面白舌淡、精神恍惚、腰膝酸软、发白齿摇、不孕不育等症。

（五）肺与脾

肺与脾的关系主要表现在气的生成和水液代谢两个方面。

1. 气的生成 脾为生气之源，肺为主气之枢。肺司呼吸，吸入自然界清气，脾主运化，化生水谷精气，两者是生成气的主要物质基础。只有两脏协同作用，才能保证气的生成充沛。若脾气虚损，运化无力，常可导致肺气不足；肺气亏虚亦可累及于脾，导致脾气虚弱，出现体倦乏力、少气懒言等肺脾两虚的病理变化。

2. 水液代谢 脾主运化水液，肺主通调水道。一般情况下，脾将吸收的水液上输于肺，通过肺的宣发肃降作用布散周身。脾肺两脏协调配合、相互为用，是保证津液正常生成、输布和排泄的重要环节。病理上，脾失健运，水湿内停，湿聚成痰，可影响肺的宣降功能，常见咳嗽、喘息、咯痰等症，所以有“脾为生痰之源，肺为贮痰之器”的说法。反之，肺病日久，也可影响脾的运化功能，如肺失宣降，湿停中焦，脾阳受困，出现水肿、倦怠、腹胀、便溏等症。

（六）肺与肝

肝主升发，肺主肃降。肺与肝的生理联系，主要体现在人体气机升降的调节方面。

肺位于膈上，为阳中之阴脏，其气肃降；肝位于膈下，为阴中之阳脏，其气升发。肝气以升发为宜，肺气以肃降为顺。此为肝肺气机升降的特点。肝升与肺降，既相互制约，又相互为用，升降协调，对全身气机的调畅、气血的调和，起着重要的调节作用。病理状态下，肝肺两脏可相互影响。如肝郁化火，可耗伤肺阴，使肺气不得肃降，出现胁痛、易怒的同时，又见呛咳、胸痛、咯血等表现，称之为“肝火犯肺”，也称为“木火刑金”。另一方面，肺失清肃，燥热内盛，也可伤及肝阴，致肝阳亢逆，升发太过，在出现咳嗽的同时，又见头晕胀痛、急躁易怒、面红目赤、胁肋引痛等肺病及肝之候。

（七）肺与肾

肺与肾的关系主要表现在津液代谢、呼吸运动和金水相生三个方面。

1. 津液代谢 肾主水，能升清降浊，主司水液的蒸腾气化；肺为水之上源，主宣发肃降，通调水道。肺气宣降行水的功能，有赖于肾之气化作用的促进；肾主水司开阖的功能，也有赖于肺气的肃降作用使水液下归于肾。肺肾两脏相互为用，共同维持体内水液代谢的平衡。在病理状态下，肺失宣降或肾的气化功能失调，均可导致水液代谢失常而出现尿少、水肿等症。

2. 呼吸运动 肺为气之主，肾为气之根；肺主出气，肾主纳气。人体的呼吸运动虽由肺所主，但需要肾的纳气功能协助，肺所吸入的清气才能下纳于肾，以保持呼吸的深度。肺肾协调，相互配合，才能维持正常的呼吸运动。在病理上，肾中精气不足，摄纳无权，气浮于上，或肺病久虚，伤及肾气，均可出现气喘、呼多吸少、动则更甚等症。

3. 金水相生 肺属金，肾属水，肺肾两脏之阴相互资生，相互为用。肺阴充足，下输于肾，滋养肾阴，则肾阴充盛；肾阴为一身阴液之本，肾阴充盛，上养肺阴，则肺阴充足。肺肾之阴互资互用的这种关系称之为“金水相生”。在病理上，肺阴虚可损及肾阴，肾阴虚也可累及肺阴，均可出现五心烦热、潮热、颧红、盗汗、干咳喑哑、腰膝酸软等肺肾阴虚的临床表现。

（八）肝与脾

肝与脾的关系，主要表现在消化吸收功能的协同作用和两脏对血液的调控两个方面。

1. 消化方面 肝主疏泄，调畅气机，疏利胆汁，促进脾胃对饮食物的纳运功能。脾主运化，为气血生化之源，化源充足，肝体得养，则疏泄正常。病理上，肝脾病变相互影响。如肝失疏泄，气机不畅，可致脾失健运，出现胁痛腹胀、纳呆、腹泻等肝脾不调的表现。脾失健运，也可影响肝的疏泄，如脾虚生湿，蕴久化热，湿热郁蒸，肝胆疏泄不利，可形成黄疸。

2. 血液方面 脾主运化生血、统血；肝主藏血，调节血量，收摄血液，肝主疏泄促进脾运化生血。肝脾两脏在血的生成、运行等方面有着密切的联系。脾运健旺，生血有源，且血不逸出脉外，则肝有所藏，贮血充足，调节有度。肝血充足，疏泄正常，则促进脾的功能。肝收摄血液，主持凝血；脾统摄血液，防止出血，肝脾两脏相互协作，共同维持血液在脉管内的正常运行。病理上，若脾虚血液生化无源，或脾不统血，失血过多，均可导致肝血不足，出现头晕眼花或妇女月经量少、经闭等症；脾不统血、肝不藏血，均可导致血逸脉外而见各种出血。

（九）肝与肾

肝与肾的关系主要表现在精血同源、藏泄互用和阴阳承制三个方面。

1. 精血同源 肝藏血，肾藏精，精血互化。肝血赖肾精的滋养，肾精赖肝血的补充，肝血与肾精相互资生，相互转化，故有“精血同源”或“肝肾同源”“乙癸同源”的说法。在病理情况下，肾精亏损，可导致肝血不足；肝血不足，也会引起肾精亏损，出见健忘少寐、头晕目眩、耳聋耳鸣、腰膝酸软等肝肾精血两亏的病变。

2. 藏泄互用 肝主疏泄，肾主封藏，两者既相互制约，又相互为用。肝之疏泄可使肾气封藏开阖有度，肾之封藏可防肝气疏泄太过。肝之疏泄与肾之封藏相反相成，共同维持和调节女子月经的来潮和男子的排精。若肝肾藏泄失调，女子可见月经周期紊乱，经量或多或少；男子可见遗精早泄或阳强不泄等症。

3. 阴阳承制 肝肾阴阳相互资助，相互制约。肾阴滋养肝阴，共同制约肝阳，防止其过亢；肾阳资助肝阳，共同温煦肝脉，防止肝脉寒滞。在病理情况下，肾阴不足，不能滋养肝阴而导致肝阳上亢，出现头晕头胀、面红目赤、急躁易怒等症，称为“水不涵木”；肝阳妄动化火，可下劫肾阴，出现烦热、盗汗、腰膝酸软、男子遗精、女子梦交等症；肾阳不足累及肝阳，下焦阴寒内盛，可见少腹冷痛、阳痿精冷、宫寒不孕等症。

（十）脾与肾

脾与肾的关系主要表现为先后天相互资生和调节水液代谢两个方面。

1. 先后天相互资生 脾主运化，为后天之本；肾主藏精，为先天之本。脾之运化，依赖于肾阳的推动和温煦才能旺盛；肾之精气，也依赖于脾运化的水谷精微的充养和培育，才能保持充盈。两脏在生理上相互资助，相互促进，即所谓“先天促后天，后天养先天”，病理上也会互相影响。如肾阳不足不能温煦脾阳，或脾阳不足进而累及肾阳，皆可见腹部冷痛、下利清谷、五更泄泻、水肿、腰膝酸冷等脾肾阳虚之候。

2. 调节水液代谢 脾主运化水液，肾主水液开阖。脾主运化水液有赖于肾阳蒸腾气化作用的支持；肾主水液开阖也有赖于脾运化水液功能的协助。脾肾两脏相互协作，共同保持津液代谢的协调平衡。病理方面，脾虚失运，水湿内生，经久不愈，可致肾虚水泛；肾虚开阖失司，水液内停，亦可影响脾的运化功能，最终均可导致尿少水肿、腹胀便溏、畏寒肢冷、腰膝酸软等脾肾两虚，水湿内停之证。

二、脏与腑之间的关系

脏与腑之间的关系主要是脏腑阴阳表里配合关系。脏属阴而腑属阳，阴主里而阳主表。一脏一腑，一阴一阳，一里一表，通过经脉相互络属，相互配合，构成"脏腑相合"表里配合关系。

一脏一腑的表里配合关系，其依据主要有三：一是经脉络属。即属脏的经脉络于所合之腑，属腑的经脉络于所合之脏。如手太阴肺经属肺络大肠，手阳明大肠经属大肠络肺，肺与大肠构成脏腑表里配合关系。二是功能配合。如肺气肃降，有助于大肠的传导，大肠的传导又有助于肺气的肃降。三是病理相关。如肺热壅盛，失于肃降，可致大肠传导失职而大便秘结。反之亦然。脏腑阴阳表里配合关系的临床意义在于，相为表里的脏和腑之间在生理上密切联系，在病理上常相互影响，脏病可以及腑，腑病也可以及脏，最后脏腑同病，因此，治疗上就有脏病治腑、腑病治脏、脏腑同治的方法。

（一）心与小肠

手少阴心经属心络小肠，手太阳小肠经属小肠络心，两者经脉相互属络构成表里相合关系。

心与小肠生理上相互为用。心主血脉，心阳之温煦、心血之濡养，有助于小肠的化物功能；小肠主化物，泌别清浊，吸收水谷精微和水液，其中浓厚部分经脾气转输于心，化血以养其心脉，即《素问・经脉别论》所谓"浊气归心，淫精于脉。"

心与小肠病理上相互影响。心经实火，可移热于小肠，引起尿少、尿热、尿赤、尿痛等小肠实热的症状。反之，小肠有热，亦可循经上炎于心，可见心烦、舌赤糜烂等表现。

（二）肺与大肠

手太阴肺经属肺络大肠，手阳明大肠经属大肠络肺，两者经脉相互属络构成表里相合关系。

肺与大肠的生理联系，主要体现在肺气肃降与大肠传导功能之间的相互为用。肺气清肃下降，气机调畅，能促进大肠的传导，有利于糟粕的排出。大肠传导正常，糟粕下行，亦有利于肺气的肃降。两者配合协调，从而使肺主呼吸及大肠传导功能均正常。

肺与大肠在病理上亦可相互影响。肺气壅塞，失于肃降，可引起腑气不通，排便困难。若大肠实热，传导不畅，腑气阻滞，也可影响到肺的宣降，出现胸满咳喘等症。

（三）脾与胃

脾与胃同居中焦，以膜相连。足太阴脾经属脾络胃，足阳明胃经属胃络脾，两者经脉相互属络构成表里相合关系。脾胃共同完成饮食物的受纳、消化、吸收和输布功能。脾与胃的关系，主要表现在纳运相助、升降相因、燥湿相济三方面。

1. 纳运相助 胃主受纳、腐熟水谷，是脾主运化水谷的前提条件；脾主运化、转输精微，也为胃的继续受纳、腐熟水谷提供条件及能量。脾胃纳运相助，共同完成对饮食物的受纳、消化及其精微的吸收和输布，两者同为后天之本、气血生化之源。脾失健运，可致胃不受纳而出现纳谷不香；胃气失和，亦可影响脾之运化，出现食少便溏、腹胀脘痞等脾胃纳运失调的病证表现。

2. 升降相因 脾主升清，胃主降浊。在饮食物的消化吸收过程中，脾气上升，将运化吸收的水谷精微等营养物质向上输布，则有助于胃气的通降；胃气通降，将初步消化的食糜及食物残渣向下传导，也有助于脾之升清。脾胃之气升降相因，既保证了饮食纳运功能的正常进行，又维护着内脏位置的相对恒定。在病理上，脾失健运，清气不升，可影响胃的受纳和降，甚或导致胃气上逆，出现纳呆、恶心呕吐、呃逆等症。脾虚气陷，升举无力，还可导致脘腹坠胀、内脏下垂等病变。反之，食滞胃脘，浊气不降，也可影响脾之运化及升清功能，症见腹胀腹泻、头晕目眩等。故《素问·阴阳应象大论》说："清气在下，则生飧泄；浊气在上，则生䐜胀"。

3. 燥湿相济 脾胃相对而言，脾为脏属阴，依赖阳气的温煦，脾阳健旺才能运化和升清，故性喜燥而恶湿；胃为腑属阳，依赖阴液的滋润，胃阴充足自能受纳腐熟和通降，故性喜润而恶燥。故曰"太阴湿土得阳始运，阳明燥土得阴自安。"（《临证指南医案》）脾胃燥润喜恶之性不同，但又相互为用，燥湿相济，阴阳相配，才能保证脾胃正常纳运与升降，完成饮食物的传化过程。如湿困脾运，可导致胃纳不振；胃阴不足，亦可影响脾运功能。脾湿则其气不升，胃燥则其气不降，可见中满痞胀、排便异常等症。

（四）肝与胆

肝居于右胁内，胆附于肝之下。足厥阴肝经属肝络胆，足少阳胆经属胆络肝，两者经脉相互属络构成表里相合关系。肝和胆的关系主要体现在同司疏泄、共主勇怯两个方面。

1. 同司疏泄 生理上，胆汁来源于肝之余气，胆汁的正常分泌和排泄，依赖于肝主疏泄功能的调节、控制；胆汁排泄通畅，又有助于肝主疏泄功能的正常。在病理上，肝的疏泄功能失常，就会影响胆汁分泌与排泄；而胆汁排泄不畅，亦会影响肝的疏泄，最终均可导致肝胆同病，出现胁肋胀满、口苦、黄疸等症。治疗上，治肝的药物多具有疗胆的功效，而利胆的药物同样多具有疏肝的作用，故肝胆多同治。

2. 共主勇怯 肝为将军之官而主谋虑，胆为中正之官而主决断，谋虑后则必须决断，而决断又来自谋虑，故两者在精神情志方面是密切联系的。正如《类经·藏象类》所说："胆附于肝，相为表里，肝气虽强，非胆不断，肝胆相济，勇敢乃成。"肝胆配合，人的情志活动正常，遇事则能正常决断。若肝气疏泄失常，可表现为决而无谋的武断；反之，胆气虚又可表现为谋而不决的优柔寡断。

（五）肾与膀胱

肾居腰部，膀胱位于小腹，两者通过输尿管相连。足少阴肾经属肾络膀胱，足太阳膀胱经属膀胱络肾，两者经脉相互属络构成表里相合关系。

膀胱贮存的尿液有赖于肾的气化而产生，膀胱的贮尿和排尿功能，有赖于肾的固摄和气化。肾中精气充足，气化正常，固摄有权，则膀胱开合有度，尿液的生成和排泄正常。若肾气不足，气化失常，固摄无权，膀胱之开合失度，可出现小便不利、尿少、癃闭或遗尿、尿频、小便失禁等症。

三、腑与腑之间的关系

六腑各自的功能虽然各有特点，但其共同的生理功能是"传化物"，即所谓"六腑者，所以化水谷而行津液者也。"（《灵枢·本藏》）故六腑之间的关系主要体现在饮食物的消化、吸收和排泄过程中的相互联系和密切配合方面。

饮食入胃，经胃的受纳腐熟，变成食糜，下传小肠，小肠受盛由胃降送而来的食糜，再进一步消化。在这个过程中，胆排泄胆汁进入小肠以助消化。小肠泌别清浊，其清者，经脾的转输、布散以营养全身；其浊者，由小肠下输大肠，经大肠传导与燥化形成粪便由肛门排出体外；其水液，由小肠、大肠吸收，经气化以三焦为通道而输转全身，代谢以后的包含代谢废物的水液通过肾的气化化为尿注入膀胱，由膀胱暂时贮存，当膀胱内的尿液贮存到一定量之后经气化自主地排出体外。因此，人体对饮食物的消化、吸收和排泄过程，是六腑分工协作、共同完成的。

六腑之间在生理上密切联系，在病理上必然会相互影响。如胃中实热，灼伤津液，可导致大便秘结不通，大肠传导不利；大肠传导失常，腑气不通，也可影响及胃，引起胃气上逆，出现恶心、呕吐等症。又如胆火炽盛，每可犯胃，出现呕吐苦水等胃失和降之症；而脾胃湿热，郁蒸肝胆，胆汁外溢，则可见口苦、黄疸等症。

六腑传化水谷，需要不断地受纳、消化、传导和排泄，虚实更替，宜通而不宜滞，故有“六腑以通为用”和“腑病以通为补”的说法。

点滴积累

1. 脏腑之间生理上相互联系，病理上相互影响。
2. 脏与脏之间的关系是以五脏的生理功能为依据，结合五行之间的生克乘侮来阐述，如心肾相交、金水相生等。
3. 脏与腑之间的关系主要是脏腑阴阳表里配合关系。
4. 腑与腑之间的关系主要体现在饮食物的消化、吸收和排泄过程中的相互联系和密切配合方面。

目标检测

一、选择题

（一）单项选择题

1. 五脏的生理特点是（　　）

A. 传化物而不藏，实而不能满　　B. 藏精气而不泻，满而不能实
C. 藏精气而不泻，实而不能满　　D. 传化物而不藏，满而不能实

2. 心在志为（　　）

A. 怒　　B. 思　　C. 恐　　D. 喜

3. 肺主一身之气，主要取决于（　　）

A. 生成宗气　　B. 调节气机　　C. 宣发卫气　　D. 肺的呼吸功能

4. 肺的门户是（　　）

A. 鼻　　B. 腠理　　C. 口　　D. 汗孔

5. 宣发卫气的脏是（　　）

A. 脾　　B. 肝　　C. 肾　　D. 肺

6. 称为“后天之本”的脏是（　　）

A. 心　　B. 脾　　C. 肾　　D. 肝

7. 五脏中主升清的脏是指(　　)

A. 肝　B. 肺　C. 脾　D. 心

8. 具有“喜燥恶湿”特性的脏是(　　)

A. 肝　B. 心　C. 脾　D. 肺

9. 有“刚脏”之称的脏是(　　)

A. 肺　B. 脾　C. 肾　D. 肝

10. 具有促进脾升胃降功能的脏是(　　)

A. 肺　B. 脾　C. 肝　D. 肾

11. “筋之余”是指(　　)

A. 发　B. 齿　C. 爪　D. 脉

12. 两目干涩,视物不清,主要责之于(　　)

A. 肝火上炎　B. 肝血不足　C. 肝经风热　D. 肝风内动

13. 被称为“五脏阴阳之本”的脏是(　　)

A. 心　B. 肾　C. 肺　D. 肝

14. “气之根”是指(　　)

A. 心　B. 肝　C. 脾　D. 肾

15. 具有主决断功能的腑是(　　)

A. 胆　B. 胃　C. 小肠　D. 大肠

16. 下列不属于奇恒之腑的是(　　)

A. 脑　B. 髓　C. 筋　D. 胆

17. “生痰之源”是指(　　)

A. 肾　B. 胃　C. 脾　D. 肺

18. 成人牙齿松动、过早脱落的根本原因在于(　　)

A. 肾阳虚衰　B. 肾阴亏乏　C. 命门虚寒　D. 肾精亏损

19. 下列哪项属于肾阳虚的症状(　　)

A. 脉无力而迟缓　B. 午后潮热　C. 心烦不安　D. 舌干红

20. “水脏”是指(　　)

A. 肾　B. 脾　C. 肺　D. 膀胱

21. 天癸的产生主要取决于(　　)

A. 肾中精气的充盈　B. 脾气的健运　C. 肾阳的蒸腾气化　D. 肝血的充足

22. 毛发的荣枯主要与体内哪两种物质的盛衰有关(　　)

A. 精与气　B. 精与液　C. 精与血　D. 津与气

23. 最易导致肾气不固的情志因素是(　　)

A. 喜　B. 怒　C. 忧　D. 恐

24. 四肢肌肉的壮实主要取决于(　　)

A. 心主血脉功能 B. 肾主骨的功能 C. 脾主运化功能 D. 肺主气的功能

25. 肺的通调水道功能主要依赖于( )

A. 肺主一身之气 B. 肺司呼吸 C. 肺主宣发和肃降 D. 肺朝百脉

26. 心对血液的主要作用是( )

A. 化生血液 B. 运行血液 C. 固摄血液 D. 营养血液

27. 既属“五体”又属“奇恒之腑”的是( )

A. 脉 B. 脑 C. 髓 D. 女子胞

28. 联结心脏搏动和肺之呼吸的中心环节是( )

A. 元气 B. 宗气 C. 心气 D. 肺气

29. 六腑中与情志有关的脏腑是( )

A. 大肠 B. 小肠 C. 胆 D. 三焦

30. 以下哪项有误( )

A. 诸气者,皆属于肺 B. 诸血者,皆属于肝

C. 心主身之血脉 D. 脾主为胃行其津液

(二) 多项选择题

1. 下列属于心的生理功能的是( )

A. 推动血行 B. 调节情志 C. 宣散卫气

D. 藏神 E. 朝百脉

2. 肺的主要生理功能是( )

A. 主宣发与肃降 B. 主气 C. 主治节

D. 主通调水道 E. 主皮毛

3. 肺气宣发主要表现在( )

A. 呼出浊气 B. 宣散卫气 C. 布散津液

D. 将水液下输肾和膀胱 E. 生成宗气

4. 肺的肃降功能主要表现在( )

A. 吸入自然界清气 B. 排出汗液

C. 肃清肺和呼吸道的异物 D. 将津液和水谷精微向下向内布散

E. 调节腠理开合

5. 和呼吸运动关系密切的脏是( )

A. 心 B. 肝 C. 脾

D. 肺 E. 肾

6. 脾的生理功能有( )

A. 运化水谷 B. 运化水液 C. 升清

D. 升举内脏 E. 统血

7. 肝的藏血功能表现在( )

A. 贮藏血液　B. 调节血量　C. 推动血行
D. 固摄血液　E. 肝主血海

8. 肝主疏泄的功能可体现于下列哪些方面(　　)
A. 调畅气机　B. 调畅情志　C. 促进脾胃消化
D. 促进血液的运行　E. 促进津液的运行和输布

9. 肾的主要生理功能是(　　)
A. 藏精　B. 主水　C. 主纳气
D. 主骨　E. 生髓

10. 小肠的主要生理功能是(　　)
A. 受盛　B. 化物　C. 泌别清浊
D. 传化糟粕　E. 通调水道

11. 肾中精气的生理功能是(　　)
A. 促进机体的生长　B. 促进机体的发育　C. 促进肌肉的丰满壮实
D. 促进机体的生殖功能　E. 促进筋膜的收缩弛张

12. 肾中精气不足可出现(　　)
A. 小儿囟门迟闭　B. 小儿骨软无力　C. 牙齿松动脱落
D. 老年人骨质脆弱　E. 脑转耳鸣

13.《内经》是以下哪几项的生长状态，作为观察肾中精气盛衰的标志(　　)
A. 齿　B. 舌　C. 骨
D. 爪　E. 发

14. 心主血脉的功能状态可显现于(　　)
A. 脉象　B. 心胸部的感觉　C. 面色
D. 左肩背的感觉　E. 舌

15. 和女子胞功能密切相关的内脏有(　　)
A. 心　B. 肺　C. 脾
D. 肝　E. 肾

二、简答题

1. 人体的内脏可分为几类？各有哪些？
2. 肺气宣发的生理作用如何？
3. 如何理解“肺主通调水道”？
4. 肝是如何调节血量的？
5. 何谓“心肾相交”？
6. 肝主疏泄体现在哪些方面？
7. 肺的主治节作用主要体现在哪些方面？

8. 如何理解脾主升？

9. 为什么称脾为“后天之本”“气血生化之源”？

三、实例分析

1. 李某，男，56岁，近年有心悸怔忡，左胸部憋闷疼痛，时发时止，现症见左胸部阵发闷痛及刺痛，胸闷心悸，咯痰较多，动则气短，面白体胖，身重体倦，舌淡，苔白腻，脉沉弱或结代。

思考讨论题：①你认为患者的主要病变在哪一个脏？②试用藏象学说解释患者每一症状的发生机制。

2. 陈某，女，23岁。患者素体虚弱，稍进油腻则大便泄泻。近半月来，自觉精神疲惫，乏力，自汗，纳谷不香，脘腹胀满，大便溏泄，曾服数种西药（药名不详），疗效不显，今要求中医治疗。见面色萎黄，形体消瘦，舌淡苔白，脉弱无力。

思考讨论题：①你认为患者的主要病变在哪一个脏？②试用藏象学说解释患者每一症状的发生机制。

ER-03章习题

（利顺欣）

第四章 气血津液

ER-04章PPT

导学情景

情景描述：

李某，女，30岁。几年来由于工作繁忙而劳累，经常饮食不调、快餐应付。近3个月来，经常感觉头晕眼花，神疲健忘，胃脘不适，遂来就诊。现症见：头晕眼花，神疲健忘，心悸，胃脘不适，纳少，二便尚可，月经基本正常。查体：面色少华，眼睑、口唇、舌色淡白，苔白，脉细无力。中医诊断为血虚证，给予当归补血汤治疗，方中重用补气药黄芪，配以补血药当归，以达益气生血目的。

学前导语：

该病为血虚证，应采取补血的方法治疗，用药应以补血药为主，但该方以补气药黄芪为主，而配以补血药当归，是因气能生血。本章主要介绍气血津液的概念、功能及其之间的生理联系、病理影响。

气、血、津液，是构成人体和维持人体生命活动的基本物质。人体的生理活动是以脏腑为中心，而脏腑要依赖气、血、津液的滋养，才能发挥正常的功能活动，同时，气、血、津液又是脏腑功能活动的产物。因此，在人体生命活动中，这些物质不断地被消耗，又不断地得到化生和补充。这一过程中，气、血、津液布散到全身，是通过脏腑经络来实现的，而脏腑经络本身也需要气、血、津液的营养。由此可见，气、血、津液与脏腑经络等组织器官之间有着相互依存、相互作用的密切关系。

此外，“精”也是构成人体和维持人体生命活动的基本物质。精有广义与狭义之分。广义之精，泛指构成人体和维持人体生命活动的精微物质，如气、血、津液和从饮食物中吸收的水谷精微等；狭义之精，是指藏之于肾，与生长发育和生殖有关的精微物质，又称“肾精”。这已在“肾”一节中论述，不再重复。本章主要阐述的是气、血、津液的概念、生成、输布、生理功能及其相互之间的关系。

第一节 气

一、气的概念

中国古代哲学认为气是构成世界的最基本物质，宇宙间的一切事物都是由气的运动变化而产生的。这种对自然现象的朴素认识被引入古代的医学领域，认为气也是构成人体的基本物质，并以气的运动变化阐述人体的生命活动。

基于上述认识，中医学中的气是指人体内不断运动着的具有很强活力的精微物质，是构成人体和维持人体生命活动的最基本物质。其含义主要有两个方面：一是指体内流动着的精微物质，如元气、营气、卫气等；二是概括脏腑经络等组织器官的功能活动，如脏腑之气、经络之气（经气）等。两者是相互联系的，前者是后者的物质基础，后者为前者的运动表现。

知识链接

气的唯物自然观

气，属于古代的一种自然观。早在春秋战国时期的唯物主义哲学家认为，“气”是构成世界的最基本物质，宇宙间的一切事物都是由气的运动变化产生的。人是“天地之气”的产物，如《素问·宝命全形论》说：“天地合气，命之曰人。”清·喻昌也指出：“气聚则形成，气散则形亡。”

二、气的生成

人体之气是源于父母的先天之精气、后天之水谷精气及自然界的清气，通过人体脏腑的综合作用而生成。其中主要参与的脏腑是肾、脾胃、肺。

肾为生气之根。肾主藏精，肾精包括先天之精和后天之精。肾精是化生元气的物质基础，元气是人体生命之根本，因此肾藏精的生理功能对气的生成至关重要。

脾胃为生气之源。脾胃通过受纳运化，将饮食水谷转化为水谷精气，再由脾转输，上输心肺，布散全身脏腑经络，成为人体之气的主要来源。

肺为生气之主。肺通过呼吸功能，吸入自然界的清气，同时呼出浊气，保证了体内之气的生成与代谢，并将清气与水谷精气结合起来，生成宗气。宗气上走息道以行呼吸，贯注心脉而行气血，通达内外，周流全身，促进一身之气的生成。

因此，人体之气的来源与化生，除与先天禀赋、后天饮食营养、自然环境等状况有关外，还与肾、脾胃、肺等脏腑的生理功能状态密切相关。

三、气的分类

人体之气多种多样，根据其生成过程、分布部位和功能特点不同，主要分为元气、宗气、营气、卫气四种。其中元气为先天之气，宗气、营气、卫气为后天之气。此外气运行于脏腑经络之中，则化为脏腑之气和经络之气。

（一）元气

元气，源于先天而根于肾，是人体最根本、最重要的气，是人体生命活动的原动力，又称为先天之气，也称为“原气”。

1. 生成 元气根源于肾，主要由肾精所化生，肾中精气以先天之精为基础，又赖后天水谷精气的培育，所以又说元气来源于先天，滋养于后天。

2. 分布 命门为元气之根，元气发于肾间(命门)，通过三焦而流行全身，内至脏腑，外达肌肤腠理，无处不到。《难经·六十六难》说："三焦者，原气之别使也。"

3. 主要功能 元气是构成人体和维持人体生命活动的本始物质，有推动人体的生长和发育，温煦和激发脏腑、经络等组织器官生理功能的作用。

(1)推动人体的生长发育：机体生、长、壮、老、已的自然规律，与元气的盛衰密切相关。人从幼年开始，肾精以先天之精为基础，得到后天之精的补充而渐渐充盛，化生元气，则有齿更发长等生理现象；到了青壮年，此时由于肾精充盛到一定程度，化生充足的元气，使机体发育，则真牙生，筋骨强健，形体壮实；待到老年，由于生理和病理性消耗，肾精渐衰，化生元气渐渐减少，齿摇发脱，形体出现衰老之象，同时失去生殖能力，直至元气衰亡，生命终止。

(2)激发和推动脏腑、经络等组织器官的生理活动：元气以三焦为通道，布散于全身，全面激发和推动脏腑、经络等组织器官的生理活动，是人体生命活动的原动力。

(二)宗气

宗气，是积于胸中之气，由脾胃化生的水谷精气和肺吸入的自然界清气结合而成。宗气在胸中积聚之处，称作"上气海"，又称"膻中"。用手轻触位于左乳下的"虚里穴"，根据虚里搏动的强弱力度，可以诊察宗气的盛衰。

1. 生成 宗气是由水谷精微和自然界的清气结合所生成的。饮食物经过脾胃的腐熟、运化生成水谷精微，然后通过脾的升清作用上输于肺，与肺吸入的自然界清气结合生成宗气。

2. 分布 宗气聚集于胸中，贯注心肺之脉，上出于肺，循行咽喉而走息道；下蓄丹田，经气街注足阳明胃经而下行至足。

3. 主要功能 宗气的功能主要有两方面：一是走息道以行呼吸。具有促进肺的呼吸运动的作用，所以凡言语、声音、呼吸的强弱，均与宗气的盛衰有关。二是贯心脉以行气血。具有协助心气推动血液运行的作用，所以气血的运行、心搏的强弱和节律、肢体的活动和寒温等均与宗气的盛衰有关。

(三)营气

营气是行于脉中且富有营养作用之气，又称"荣气"。由于营气行于脉中，而又能化生血液，故常"营血"并称。营气与卫气相对而言，属于阴，故又称为"营阴"。

1. 生成 营气来源于脾胃运化的水谷精微。水谷精微由脾上输于肺，在肺的作用下，水谷精微中精纯的部分进入脉中，成为营气。

2. 分布 营气行于脉中，循脉运行全身，内入脏腑，外达肢节，终而复始，营周不休。

3. 主要功能 营气主要有两方面的功能：一是化生血液。营气经肺注入脉中，成为血液的组成成分之一。《灵枢·邪客》说："营气者，泌其津液，注之于脉，化以为血。"营气与津液调和，共注脉中，化成血液，并保持了血液量的恒定。二是营养全身。营气循脉流注全身，为脏腑、经络等生理活动提供必需的营养物质。如《灵枢·营卫生会》说："此所受气者，泌糟粕，蒸津液，化其精微，上注于肺脉，乃化而为血，以奉生身，莫贵于此，故独得行于经隧，命曰营气。”

（四）卫气

卫气是行于脉外而具有保卫作用的气。卫，有“护卫”“保卫”之意。它具有保护机体不受外邪侵犯的作用。卫气与营气相对而言，属于阳，故又称“卫阳”。

1. **生成**　卫气来源于脾胃运化的水谷精微。水谷精微由脾上输于上焦，其中慓悍滑利部分化生为卫气。

2. **分布**　卫气与营气相偕而行，卫气特性“慓悍滑利”，活动力强，流动迅速，行于经脉之外，熏于肓膜，散于胸腹。

3. **主要功能**　卫气的功能主要有三方面：一是护卫肌表，防御外邪入侵。卫气的这一作用是气的防御功能的具体体现，卫气既可以抵御外邪的入侵，又可驱邪外出。二是温养全身。卫气的这一作用是气的温煦作用的具体体现，卫气充足，脏腑、肌肉、皮毛都得到卫气的温养，机体可维持人体体温的相对恒定。三是调节肌肤腠理的开阖、汗液的排泄。卫气通过有规律地调节腠理的开阖来调节人体的水液代谢和体温，保证了机体内外环境之间的协调平衡，以适应生命活动的需要。当卫气虚弱时，则调控腠理功能失职，可以出现排汗异常等病理现象。

知识链接

卫气的昼夜活动与人的睡眠活动有关

《灵枢·卫气行》中说：“故卫气之行，一日一夜五十周于身，昼日行于阳二十五周，夜行于阴二十五周，周于五脏。”《灵枢·口问》说：“卫气昼日行于阳，夜半则行于阴，阴者主夜，夜者卧。……阳气尽，阴气盛，则目瞑；阴气尽而阳气盛，则寤矣。”因卫气昼行于阳、夜行于阴，故使人的睡眠产生生理性的周期性变化。

营气与卫气来源相同，性质、分布及功能不同，两者的区别见表4-1。

表4-1　营气与卫气的鉴别要点

种类	相同点	不同点			
		性质	分布	功能	属性
营气	生于水谷源于脾胃	精纯柔和	行于脉内	化生血液营养全身	内守属阴
卫气		慓悍滑利	行于脉外	温养脏腑护卫肌表	卫外属阳

四、气的功能

分布于人体不同部位的气，有其不同的功能。将各种气的功能归纳起来，主要有以下六方面：

（一）推动作用

气是活力很强的精微物质，能激发和促进人体的生长发育以及各脏腑、经络等组织器官的生理功能。如激发和促进人体的生长发育及生殖功能；激发和促进各脏腑经络的生理功能及精神思维活动;推动血、津液等精微物质的生成,血液运行以及津液的输布和排泄等。

(二)温煦作用

温煦作用主要是指阳气对机体的温暖、熏蒸作用。如温煦机体,维持体温的相对恒定;温煦各脏腑经络及形体官窍,助其进行正常的生理活动;温煦体内精、血、津液等液态物质,助其正常循行、输布及排泄。

(三)防御作用

气的防御作用是指气具有抗邪、祛邪及康复的作用。如能护卫肌表,防御外邪入侵;祛除已侵入人体内的病邪;使受损的机体自我修复,恢复健康。

(四)固摄作用

气的固摄功能是指气具有固护和控制体内各种物质的作用。如:气能控制血液在脉中流动而不外溢;气能控制排泄物、分泌物(泪、汗、涎、涕、唾、尿、精液等)的分泌与排泄;固摄精液,使之不因妄动而频繁遗泄;气能固护内脏不下垂;气能固护胎儿等。

(五)气化作用

气化作用是指通过气的正常运动而产生的各种变化。通过气化,可以实现气、血、津液的新陈代谢及其相互转化。如饮食物转化成水谷精微,然后再化生为气、血、津液;津液经过代谢,转化成泪、汗、涎、涕、唾、尿;饮食物经消化吸收后,其残渣转化成糟粕等,都是气化作用的具体体现。

(六)营养作用

气具有为脏腑组织提供营养的作用。具有营养作用的气,主要是指由脾胃运化的水谷精气而化生的营气。

课堂活动

请同学讨论如果出现自汗、易患感冒等表现,是气的什么作用减弱引起的。

五、气的运动

人体的气是有很强活力的精微物质,它不断地运动,流动于全身各脏腑、经络等组织器官之中,全身上下无处不到,时刻激发和推动着人体的各种生理活动。气的运动,称之为“气机”。不同的气,有不同的运动形式,但升、降、出、入是气运动的基本形式。气的升降出入,具体体现为脏腑的功能活动。如肺主呼吸,有出有入、有宣有降;肺主呼气(出),肾主纳气(入);心火下降,肾水升腾;脾主升清,胃主降浊等。气的升降出入运动是生命活动的根本,气的运动不止,则生命不息。一旦气的升降出入运动停止,则人的生命活动也就终结。

人体之气的升和降、出和入,是对立统一的矛盾运动。从脏腑的局部生理特点而言,各有侧重,是以升降为主,还是以出入为主,由该脏腑的生理特性和位置等来决定,如五脏之中肝、脾以升为主,心、肺以降为主;六腑之中除胆气主升外,多以和降为顺。而从整个机体的生理活动来看,升与降、出与入之间必须保持协调平衡,只有在相对协调平衡的状态下,人体的生命活动才能维持正常。气的升降出入协调平衡，称为“气机调畅”，反之，则称为“气机失调”。气机失调有气滞、气逆、气陷、气闭、气脱等表现形式。气滞为气的运动不畅，或局部发生阻滞不通；气逆为气的上升太过或下降不及或横行逆乱；气陷为气的下降太过或上升不及；气闭为气不能外达而郁闭于内；气脱为气不能内守而大量外逸。

点滴积累

1. 气、血、津液是构成和维持人体生命活动的基本物质。
2. 人体之气主要分为元气、宗气、营气、卫气四种；具有推动、温煦、防御、固摄、气化及营养等作用。
3. 气的运动称为气机，升、降、出、入为气的基本运动形式。升、降、出、入协调平衡称之为“气机调畅”，反之则称为“气机失调”。

第二节　血

一、血的概念

血，即血液，是循行于脉中的富有营养和滋润作用的红色液态物质。血液在脉内有规律地循行，营运不息，充分发挥灌溉一身的生理效应，是构成人体和维持人体生命活动的基本物质。

二、血的生成

中医学认为水谷精微和肾精是血液化生的物质基础，它们在脾胃、心、肺、肾等脏腑的共同作用下，经过一系列气化过程，而得以化生为血液。

（一）水谷精微化血

食物经胃的腐熟和脾的运化，转化为水谷精微，水谷精微经脾的运化上输，通过心肺的气化作用，注之于脉，化赤为血。水谷精微所化生的营气和津液是血液的主要组成成分。

（二）肾精化血

肾精也是化生血液的基本物质。《诸病源候论·虚劳精血出候》说：“肾藏精，精者，血之所成也。”肾藏精，精生髓，精髓化生血液，故有“血之源头在于肾”及“补肾精以生血”之说。

三、血的循行

（一）血液循行的方式

血液循环于脉中，环周不休，运行不息，流布于全身。

（二）血液循行的基本条件

1. 血液充盈　血液的量及其质量，包括脉内血量、清浊及黏稠状态，都可影响血液自身的运行。若血液亏虚，或血液中痰浊较多，或血液黏稠，皆可致血行不畅而瘀滞。

2. 脉管系统的完整和通畅 脉是血液循行的管道，又称“血府”。脉管是一个相对密闭的管道系统，脉道的完好无损与通畅无阻也是保证血液正常运行的重要因素。若在某些因素的作用下，导致脉道狭窄、不通、破损等，都可影响血液循行，而产生瘀血、缺血、出血等病症。

3. 全身脏腑的生理功能正常 脏腑生理功能正常，尤以心、肺、肝、脾四脏的功能最为重要。心主血脉，心气为血液循行的动力，心脉是血液运行的通道。肺主气、司呼吸，参与宗气生成，宗气能贯注心脉、助心行血；肺朝百脉，循行于周身的血脉都要汇聚于肺，在肺中进行清浊气体交换，之后在肺的作用下以输布周身。脾主统血与主运化，为气血化生之源，以维持血液充盈，并通过气对血的摄纳作用，防止血液溢出脉外。肝主藏血、主疏泄，肝藏血以贮藏血液、调节血量和防止出血，肝主疏泄以促进血行。

总之，血液正常运行是在心、肺、肝、脾等脏腑的配合下完成的。

四、血的功能

血的生理功能主要体现在濡养和化神两个方面。

（一）营养滋润全身

血液由水谷精微所化生，含有人体所需的丰富的营养物质。血在脉中循行，内至脏腑，外达皮肉筋骨，对全身各脏腑组织器官起着充分的营养和滋润作用，以维持各脏腑组织器官发挥生理功能，保证了人体生命活动的正常进行。故《难经·二十二难》称“血主濡之”。当血液的滋养作用正常，则表现为面色红润，肌肉丰满壮实，皮肤、毛发光亮，视物清晰，关节滑利，感觉和运动灵活等；反之血的濡养作用减弱，则出现面色无华或萎黄、肌肉消瘦、皮肤干燥、毛发枯槁、视物不清、关节屈伸不利、肢体麻木等病症。

（二）神志活动的物质基础

血富于营养，能充养脏腑，为五脏之神的正常活动提供营养物质。如《灵枢·平人绝谷》说：“血脉和利，精神乃居。”只有血液充足，才能神志清晰、精神充沛和思维敏捷。若失血、血虚、血热或血液运行失常，均会产生不同程度的精神失常。如血虚患者常有惊悸、失眠、多梦和健忘等表现；失血多者，可有烦躁、恍惚、昏迷等表现。

点滴积累

1. 血是循行于脉内富有营养和滋润作用的红色液态物质。
2. 血的生成 主要是水谷精微化血和肾精化血。
3. 血的功能 营养滋润全身；是神志活动的物质基础。

第三节 津液

一、津液的概念

津液，是人体一切正常水液的总称，包括各脏腑组织器官内的体液及其正常的分泌物，如胃液、肠液、泪液、汗液、尿液等。津液是由饮食水谷精微所化生的、富于营养的液体物质，是构成人体和维持人体生命活动的基本物质之一。

津和液虽同属水液，但在性状、功能及其分布等方面有所不同。一般来说，性质较清稀，流动性大，主要布散于体表皮肤、肌肉和孔窍，并能渗注于血脉起滋润作用的称之为津；性质较稠厚，流动性小，灌注于骨节、脏腑、脑、髓等组织起濡养作用的称之为液。但津与液本同一体，皆来源于饮食水谷，且相互之间可以转化，病变过程中又互相影响，故常津液并称，一般情况下不予以区别。

二、津液的代谢

津液的代谢过程，是一个包括生成、输布、排泄等一系列生理活动在内的复杂过程，是通过多个脏腑综合作用而完成。《素问·经脉别论》将此过程简要地概括为："饮入于胃，游溢精气，上输于脾，脾气散精，上归于肺，通调水道，下输膀胱，水津四布，五经并行。"兹分述如下。

（一）津液的生成

津液来源于饮食水谷。饮食入胃以后，经胃的受纳腐熟，吸收水谷中部分津液；小肠的泌别清浊，吸收水谷中的营养物质和水液；大肠主津，在传导过程中将食物残渣中的部分水液重新吸收。胃、小肠、大肠吸收的水液，一起上输于脾，通过脾的散精作用，布散全身。

（二）津液的输布

津液的输布主要与肺、脾、肾、肝、三焦等脏腑的功能活动有关。

1. **脾气散精**　脾主运化水谷精微，通过其转输作用，一方面将津液上输于肺，通过肺的宣发肃降，再得以将津液布散全身，灌溉脏腑、形体和诸窍；另一方面，又可直接将津液向四周布散至全身以营养脏腑组织。

2. **肺主行水，通调水道**　肺接受由脾转输而来的津液，一方面通过宣发作用将津液上布于人体上部和体表；另一方面，通过肃降作用，将津液下输于肾和膀胱，故称"肺为水之上源"。

3. **肾主水**　肾对水液输布起着主宰作用。主要表现在两个方面：一是肾中阳气的蒸腾气化作用是脾散精、肺通调水道及小肠泌别清浊等作用的动力；二是由肺下输到肾的津液，在肾的气化作用下，将清者蒸腾上升至肺而布散周身，将浊者化为尿液排泄。肾对津液输布的主宰作用是通过肾的蒸腾气化作用来完成的。

4. **肝主疏泄**　肝主疏泄，调畅气机，则三焦气治，气行则水行，从而促进了津液的输布环流。

5. **三焦决渎**　三焦是津液在体内流注输布的通道。三焦的通利保证了水道的畅通，促进了津液通畅输布。

知识链接

决　渎

"决渎"，意即疏通水道。三焦有通调水道、运行水液的作用，故又称"决渎之官"（见《素问·灵兰秘典论》）。三焦的决渎功能是联合许多脏器而发挥作用的，而与肺、脾、肾等关系更为密切，如这些脏的功能障碍，可使三焦不利、气化失常而产生水肿和小便不利等症。

此外，心属火，为阳中之太阳，主一身之血脉。津液还依赖心阳推动方能正常运行，环周不休。

（三）津液的排泄

津液的排泄主要通过排出尿液和汗液完成，另外呼气和粪便也会带走一部分水液。这一过程与肺、脾、肾等脏腑的功能活动关系密切。

1. 汗、呼吸 肺气宣发，将津液外输于体表皮毛，津液在气的蒸腾激发作用下，形成汗液由汗孔排出体外。肺主呼吸，肺在呼气时也会随之带走一些水液，这也是津液排泄至体外的一个途径。

2. 尿 尿液为津液代谢的最终产物，其形成虽与肺、脾、肾等脏腑密切相关，但尤以肾最为重要。肾为水脏，肾气的蒸化作用，将津液代谢产生的浊者化为尿液下输膀胱，与膀胱的气化作用相配合，形成尿液排出体外。

3. 粪便 大肠排出的水谷糟粕所形成的粪便中亦带走一些津液。

综上所述，津液的代谢是多个脏腑共同参与、综合作用的复杂生理过程，但以肺、脾、肾三脏最为重要，而肾最为关键。其中肾中精气的蒸腾气化是津液生成、输布和排泄的总动力。

三、津液的功能

津液广泛分布于脏腑官窍及形体肢节，其功能主要有以下四个方面。

（一）滋润与濡养

津液是液态物质，具有滋润濡养的作用。津质地清稀，其滋润作用明显；液质地浓稠，其濡养作用突出。津液布散于体表，则能滋润皮毛肌肉；津液输注于孔窍，则能滋润鼻、目、口、耳等官窍；津液渗入体内，则能濡养脏腑；津液渗注脊、脑、骨，则能充养脊髓、脑髓、骨髓；津液流于关节，能滑利关节。如若津液不足，则会使脏腑、组织、肌肤、孔窍等失去濡润而影响生理功能的发挥。

（二）化生与调节血液

津液为化生血液的基本成分之一。津液入脉，不仅生成血液，而且濡养和滑利血脉，保证血液环流不息。

由于脉内外的津液可以相互渗透，从而维持了循环血量并调节血液的浓度。

（三）调节阴阳寒热

在正常情况下，人体阴阳之间处于相对的平衡状态。津液作为阴液的一部分，对调节机体内外环境的阴阳相对平衡起着十分重要的作用。如气候炎热或体内发热时，津液化为汗液向外排泄以散热；而天气寒冷或体温低下时，津液因腠理闭塞而不外泄。

▶▶ 课堂活动

中医治疗外感发热的病证，多采用发汗解表的治疗方法。 患者在服用有发汗作用的药物后，体温往往随着汗液的流出而降至正常。 试从津液的生理作用角度来解释汗出热退这一现象发生的机制。

（四）排泄代谢废物

津液在其自身的代谢过程中，能将机体各部分的代谢产物借助排泄汗、尿、粪便等途径适时地排出体外，保证机体和脏腑的生理活动正常进行。若这一作用受到损害或发生障碍，就会使代谢产物潴留于体内，而产生痰、饮、水、湿等多种病理产物。

津液除上述功能之外，还是人身之气的载体之一，有运载全身之气的作用。

点滴积累

1. 津液是人体一切正常水液的总称。
2. 津液的生成、输布、排泄是多个脏腑综合作用的结果，其中尤以肺、脾、肾三脏最为重要，而肾最为关键。
3. 津液具有滋润与濡养、化生与调节血液、调节阴阳寒热、排泄代谢废物等功能。

第四节　气血津液之间的关系

气、血、津液均是构成人体和维持人体生命活动的基本物质，均赖脾胃化生的水谷精微不断地补充，在脏腑组织的功能活动过程中，它们之间又相互渗透，相互促进，相互转化。因此气、血、津液之间无论是生理上还是病理上都存在着极为密切的联系。

一、气与血的关系

气与血是人体内的两大类基本物质，在人体生命活动中占有很重要的地位。气属阳，主动，主煦之；血属阴，主静，主濡之。两者都源于脾胃化生的水谷精微和肾中精气，在生成、输布（运行）等方面是密切联系的。气与血相辅相成，相互依存，相互资生，共同维系并促进生命活动。所以元·滑寿《难经本义》说："气中有血，血中有气，气与血不可须臾相离，乃阴阳互根，自然之理也。"气与血的这种关系可以用"气为血之帅，血为气之母"来概括。

（一）气为血之帅

1. 气能生血　气能生血是指气参与并促进血液的生成。原因有二：一是营气直接参与血液的生成，是血液的主要组成部分；二是血液的生成是通过气的运动变化完成的，从饮食物转化为水谷精微，又从水谷精微转化为营气和津液，再从营气和津液转化为赤色的血液，每一个环节都离不开相应脏腑之气的推动和激发作用。所以说气旺则血旺，气虚则血少。临床治疗血虚病证时，常常配合补气药物，以达补气生血的目的。

2. 气能行血　气能行血是指气的推动作用是血液运行的动力。主要体现在两个方面：一是气直接推动血行。如宗气能贯注心脉以助心行血。二是气能促进脏腑功能活动，通过脏腑之气推动血液的运行。如心气的推动、肺气的宣发布散及肝气的疏泄等。所以说气足则血行，气虚则血瘀；气行则血行，气滞则血瘀。故临床治疗血行失常的病证时常配伍补气、行气、降气之药，即是气能行血理论的实际应用。

3. 气能摄血 气能摄血是指气具有统摄血液,使之正常循行于脉管之中而不溢出脉外的作用。统领固摄血液主要为脾气的功能,脾气充足,发挥其统摄作用而使血行脉中而不致逸出脉外,从而保证了血液的正常运行及其濡养功能的发挥。若气虚固摄作用减弱,即"气不摄血",则导致各种慢性出血的病证,临床上常采用健脾补气的方法治疗。

(二)血为气之母

1. 血能养气 血能养气是指气的充盛及其功能活动离不开血液的濡养。一方面,在机体需要时,血中蕴涵的清气和水谷精气(主要是营气)便从血中释放出来以供养机体;另一方面,血能营养参与气生成的相关脏腑,脏腑得养则气的生成与运行得以正常地进行。故血盛则气旺,血虚则气弱。

2. 血能载气 血是气的载体,气依附于血中,赖血液之运载而布达全身。如《张氏医通·诸血门》所说:"气不得血,则散而无统。"若大出血时,气失去依附而脱失,可出现脉微、乏力、肢冷、晕厥、大汗不止等气随血脱之危候。

案例分析

案例

李某,女,29岁。因分娩大出血,突然面色苍白,四肢厥冷,大汗淋漓而致晕厥,舌淡,脉浮大而散。

分析

本证属气随血脱证。气血相互依存,大量出血则气无所依,随之外脱,气脱亡阳,不能上荣于面,则面色苍白;不能温养四肢,则手足厥冷;不能温固肌表,则大汗淋漓;神随气散,则晕厥;大出血,舌体失养则舌淡;脉浮大而散是气随血脱证的典型脉象。

二、气与津液的关系

气与津液相对而言,气属阳,津液属阴,其属性不同,但两者均源于脾胃所运化的水谷精微,在生成和输布过程中密切相关。津液的代谢,有赖于气的推动、固摄作用和气的升降出入运动,而气在体内的存在及运动变化须依附于津液的运载和滋润。

(一)气对津液的作用

1. 气能生津 气能生津,是指气为津液生成的动力。津液的生成,来源于水谷精气,而水谷精气又赖于脾胃的纳运而生成。气能通过其运动以激发和推动脾胃的功能活动,使脾胃之气旺盛,则津液化生充足。故气旺则津充,气弱则津亏。临床上采用西洋参含服,治气虚日久导致的津液不足证,是气能生津的具体运用。

2. 气能行津 气能行津,是指气的运动是津液输布和排泄的动力。津液由脾胃化生之后,经过脾、肺、肾、肝、三焦等脏腑之气的升降出入运动,推动津液在体内的输布和排泄。若气的推动力减弱,气化不利,或气机不利,气化受阻,均可导致"气不行水",则津液的输布排泄障碍,产生水、湿、痰、饮停聚的病理变化。因此气行则津行,气虚、气滞则津停。临床上治疗水肿所采取的行气与利水并用的方法,即是气能行津理论的具体应用。

3. 气能摄津 气能摄津,是指气的固摄作用控制着津液的排泄。气通过对津液排泄的有节控制,维持着体内津液量的相对恒定。若气的固摄作用减弱,可出现多汗、漏汗、多尿、遗尿等病理现象,故临床上常用补气固津之法,以奏止汗、止遗之效。

(二)津液对气的作用

1. 津能化气 《血证论》说:"气生于水。"水谷化生的津液,要在肾阳的蒸动下,化而为气,升腾敷布于脏腑,发挥其滋养作用,以保证脏腑、组织、形体、官窍的正常生理活动。临床上由于多汗、多尿或吐泻太过等致津液亏耗的病证,都能导致气虚病证。

2. 津能载气 津液亦是气运行的载体,行于脉外之气必须依附于津液而流布全身。当大汗、大吐、大泻时,导致津液大量丢失,则气亦随之大量外脱,称之为"气随津脱"。故有"吐下之余,定无完气"之说。

课堂活动

人在剧烈运动或大出汗后,会出现疲倦乏力症状,现代医学多考虑和汗出电解质紊乱有关,从中医角度应该怎样考虑?

三、血与津液的关系

血与津液均是属阴的液态物质,均由中焦脾胃运化的水谷精微生成,都有滋润和濡养作用,两者之间可以相互资生,相互转化,故有"津血同源"之说。

(一)血对津液的作用

血能化津:运行于脉中的血液,渗于脉外便化为有濡润作用的津液。当失血过多或长期血虚时,则易致津液不足,可出现眼干、口干、少汗、皮肤干燥,甚至脱屑等津液亏虚的表现,故此有"夺血者无汗"之说。所以临床上,对于失血的病人则当禁用发汗药物,即"衄家不可发汗""亡血家不可发汗"。

(二)津液对血的作用

津能生血:输布于肌肉、腠理等处的津液不断地渗入孙络,成为血液的重要组成部分。如《灵枢·痈疽》说:"中焦出气如露,上注溪谷,而渗孙脉,津液和调,变化而赤为血……"如果津液大量损耗,不仅渗入脉内之津液不足,甚至脉内津液还要渗出脉外,形成血脉空虚、津枯血燥的病变。因此临床上对于多汗、夺津或津液大量丢失的患者,不可用破血逐瘀之峻剂。

点滴积累

1. 气、血、津液无论在生理上还是病理上都存在着极为密切的关系。
2. 气与血 气能生血、气能行血、气能摄血,可概括为"气为血之帅";血能养气、血能载气,可概括为"血为气之母"。
3. 气与津液 气能生津、气能行津、气能摄津;津能化气、津能载气。
4. 血与津液 血能化津;津能生血。

目标检测

一、选择题

（一）单项选择题

1. 气在中医理论中比较完整的基本概念是（ ）
   A. 泛指机体的生理功能
   B. 构成世界的基本物质
   C. 维持人体生命活动的营养物质
   D. 构成和维持人体生命活动的最基本物质
2. 与气的生成密切相关的脏腑是（ ）
   A. 心、肝、脾胃 B. 肺胃、肝、肾
   C. 肺、脾胃、肾 D. 心、肺胃、肾
3. 人体最根本、最重要的气是（ ）
   A. 元气 B. 宗气
   C. 营气 D. 卫气
4. 机体神志活动的物质基础是（ ）
   A. 气 B. 血
   C. 津 D. 液
5. 血的生成与哪个脏腑的关系最密切（ ）
   A. 肝 B. 脾
   C. 心 D. 肺
6. 症见自汗、多尿、出血、遗精等，是气的哪种功能失常（ ）
   A. 推动作用 B. 温煦作用
   C. 气化作用 D. 固摄作用
7. 津液输布的主要通道为（ ）
   A. 血管 B. 经络
   C. 腠理 D. 三焦
8. 在治疗大出血时，用益气固脱之法，其机制在于（ ）
   A. 气能生血 B. 气能摄血
   C. 气能行血 D. 血能载气
9. 激发整个脏腑经络生理活动是气的（ ）
   A. 温煦作用 B. 推动作用
   C. 防御作用 D. 固摄作用
10. 具有温煦脏腑、润泽皮毛、控制汗孔开合等功能的气是（ ）

A. 元气　　B. 宗气

C. 营气　　D. 卫气

（二）多项选择题

1. “气为血之帅”，具体表现为（　　）

A. 气能生血　　B. 气能行血

C. 气能摄血　　D. 血能载气

E. 血能生气

2. 与血行关系密切的脏腑是（　　）

A. 心　　B. 肺

C. 肾　　D. 脾

E. 肝

3. 组成血液的有（　　）

A. 髓　　B. 营气

C. 天癸　　D. 津液

E. 精

4. 气的固摄作用体现在（　　）

A. 固摄血液　　B. 固摄汗液

C. 固摄唾液　　D. 固摄二便

E. 固摄精液

5. 卫气的功能有（　　）

A. 温分肉　　B. 肥腠理

C. 司开合　　D. 充皮肤

E. 生津液

二、简答题

1. 气的生理功能有哪些？

2. 血的功能体现在哪些方面？

3. 津液的排泄主要依靠什么途径？

4. 气与血的生理关系是什么？

5. 为什么填精补肾可以治疗血虚？

三、实例分析

1. 王某，因急性肠炎，呕吐、腹泻三天，现神疲乏力，气短息弱，声低懒言，面白少华，头晕，自汗，活动后诸症加重，舌淡嫩，脉虚弱。试用气与津液的关系阐释上述案例的临床表现。

2. 张某，女，38岁，工人。2011年7月8日初诊。主诉：月经量多，淋漓不尽20天。病史：因上月工作劳累过度，本次行经时骤下量多，经县医院医生注射止血剂（药名不详），量虽减少，但淋漓不断20天，血色淡红。自觉全身疲乏无力，气短懒言，易出汗，失眠健忘，口干口渴，两目干涩，视物昏花。查体：面色淡白无华，舌质淡，苔薄白，脉细弱。试用气、血、津液的生理功能及它们之间的关系对该病案病症进行分析。

ER-04章习题

（刘明辉）

第五章

经　络

ER-05章PPT

导学情景

情景描述：

20 世纪 70 年代以来，在世界范围内掀起了一浪高过一浪的“中医热”，尤其是 2003 年暴发非典型肺炎（简称“非典”）以来，人们对中医有了更深的认识，有越来越多的国家和地区接受中医，通过立法的形式认可中医药的地位和作用，其中针灸、推拿的治疗作用，早已被世界认可，而针灸、推拿的理论依据是经络学说。

学前导语：

什么是经络？ 经络系统的组成如何？ 经络有什么作用？ 经络学说的应用有哪几方面？这就是本章主要讨论的内容。

经络学说，是研究人体经络系统的概念、构成、循行分布、生理功能、病理变化及其与脏腑形体官窍、气血津液之间相互关系的学说，是中医学理论体系的重要组成部分。

经络学说是在古人长期的医疗实践活动中逐步形成和发展起来的。经络学说与藏象学说、精气血津液理论等内容共同构成了中医学理论体系的核心，以此阐释人体的生理功能、病理变化，并指导临床实践。它不仅是针灸、推拿等学科的理论基础，而且一直指导着中医临床各科的诊断和治疗，并起着十分重要的作用，被历代医家所重视。《灵枢·经脉》说：“经脉者，能决死生，处百病，调虚实，不可不通。”

第一节　经络的概念和经络系统的组成

一、经络的概念

经络，是经脉和络脉的总称。是运行全身气血、联络脏腑肢节、沟通上下内外、感应传导信息、调节功能平衡的特殊通路。

经，有路径之意，经脉是经络系统中纵行的主干，大多循行于躯体的深部，有固定的循行路线；络，有联络、网络之意，络脉是经脉的分支，循行于躯体的表浅部，无循行规律，纵横交错，网络、遍布全身。经脉和络脉相互沟通联系，内属于脏腑，外络于肢节，将人体所有的脏腑组织、形体官窍等紧密地联结成一个统一的有机的整体，并借以行气血、营阴阳，使人体各部的功能活动得以保持协调平衡。

二、经络系统的组成

经络系统由经脉、络脉及其连属部分组成。经脉和络脉是它的主体,在内连属于脏腑,在外连属于筋肉、皮肤。

(一)经脉

经脉分正经、奇经两大类,是经络系统的主要部分。此外,还包括十二经别。

1. **十二正经** 正经有十二条经脉,故又称“十二正经”或“十二经脉”,简称“十二经”,包括手、足三阴经(太阴、厥阴、少阴)和手、足三阳经(太阳、阳明、少阳)。十二经脉有一定的起止部位、一定的循行部位和交接顺序,在肢体的分布和走向也有一定的规律,与脏腑有直接的络属关系,相互之间也有表里相合关系。正经是气血运行的主要通道。

2. **奇经八脉** 奇经有八条,即督脉、任脉、冲脉、带脉、阴跷脉、阳跷脉、阴维脉、阳维脉,合称为“奇经八脉”。奇经是与正经相对而言的,奇经八脉与十二经脉不同,不属于气血运行的主要通道,分布不像十二经脉那样规则,与脏腑没有直接的络属关系,相互之间也无表里相合关系,如《圣济总录》曰:“脉有奇常,十二经者,常脉也;奇经八脉则不拘于常,故谓之奇经。盖人之气血常行于十二经脉,其诸经满溢则流入奇经焉。”故称之为奇经。奇经具有统率、联络和调节十二经脉的作用。

3. **十二经别** 经别是从十二经脉各别出的较大分支,又称“十二经别”。它们分别起于四肢肘膝上下部位,循行于体腔脏腑深部,上出于颈项浅部。阳经的经别,从本经别出循行体内后,仍回到本经;阴经的经别,从本经别出循行体内后,与相为表里的阳经相合。故十二经别的主要作用是加强十二经脉中相为表里的两经之间的联系。因其能到达某些正经未循行到的器官与形体部位,所以又有补充正经之不足的作用。

(二)络脉

络脉,是经脉的分支,有别络、浮络和孙络之分。

1. **别络** 别络,是较大的和主要的络脉。十二经脉与督脉、任脉各有一支别络,再加上脾之大络,合称为“十五别络”。别络的主要功能是加强表里两经之间在体表的联系,并具有渗灌气血的作用。

2. **浮络** 浮络,是循行于人体浅表部位的络脉,分布广泛,有沟通经脉、通达肌表的作用。

3. **孙络** 孙络,是最细小的络脉,属络脉的再分支,遍布全身,难以计数。

(三)连属部分

连属部分主要包括十二经筋和十二皮部,是十二经脉与筋肉和皮肤的连属部分。

1. **十二经筋** 十二经筋,是十二经脉与筋肉的连属部分,是十二经脉之气“结、聚、散、络”于筋肉、关节的体系,即十二经脉循行部位上分布于筋肉系统的总称,有联缀四肢百骸、主司关节运动的作用。

2. **十二皮部** 皮部,即体表皮肤部位。十二皮部,是十二经脉在体表的连属部分,即十二经脉功能活动在体表一定部位上的反应区。全身的皮肤是十二经脉的功能活动反映于体表的部位,也是经络之气散布之所在。十二皮部，就是把全身的皮肤，按十二经脉之气的功能作用区域分为十二个部分，分属于十二经脉。

点滴积累

1. 经络是经脉和络脉的总称。
2. 经脉、络脉及其连属部分构成了经络系统。
3. 经脉是纵行的主干，主要包括十二正经、奇经八脉及十二经别；络脉是经脉的分支，主要由别络、浮络和孙络组成；连属部分主要包括十二经筋和十二皮部。

第二节 十二经脉

十二经脉是经络系统的主干和核心组成部分。

一、十二经脉的命名

十二经脉对称地分布于机体两侧，分别循行于上肢或下肢的内侧或外侧，每一条经脉分别属于一脏或一腑。故十二经脉的命名，是依据每一条经脉循行分布于上肢或下肢、内侧或外侧、所属脏腑的名称这三方面，结合阴阳理论而命名的。其命名规律如下：

（一）上为手，下为足

循行在上肢的经脉，为手经；循行在下肢的经脉，为足经。

（二）内为阴，外为阳

循行在肢体内侧面的经脉，叫阴经；循行在肢体外侧面的经脉，叫阳经。阴经有太阴、厥阴、少阴之分，它们分别循行于肢体内侧面的前、中、后线上；阳经有阳明、少阳、太阳之别，它们分别循行于肢体外侧面的前、中、后线上。

（三）脏为阴，腑为阳

凡属于脏的经脉叫阴经，属于腑的经脉叫阳经。

根据以上命名原则，膈上三脏肺、心包及心的经脉，分别叫手太阴肺经、手厥阴心包经和手少阴心经；与此三脏相表里的三腑经脉，分别叫手阳明大肠经、手少阳三焦经和手太阳小肠经。膈下三脏脾、肝、肾的经脉，分别叫足太阴脾经、足厥阴肝经和足少阴肾经；与此三脏相表里的三腑经脉，分别叫足阳明胃经、足少阳胆经和足太阳膀胱经（表5-1）。

表5-1 十二经脉名称分类及分布表

	阴经（属脏）	阳经（属腑）	循行部位（阴经行于内侧，阳经行于外侧）	
手	手太阴肺经	手阳明大肠经	上肢	前缘
	手厥阴心包经	手少阳三焦经		中线
	手少阴心经	手太阳小肠经		后缘

续表

	阴经（属脏）	阳经（属腑）	循行部位（阴经行于内侧，阳经行于外侧）	
足	足太阴脾经	足阳明胃经	下肢	前缘△
	足厥阴肝经	足少阳胆经		中线△
	足少阴肾经	足太阳膀胱经		后缘

注：△在内踝上八寸以下，肝经走在下肢内侧前缘，脾经走在中线，至内踝上八寸处两经交叉，之后，脾经走在下肢内侧前缘，肝经走在中线

二、十二经脉的走向与交接规律

（一）十二经脉的走向规律

《灵枢·逆顺肥瘦》说："手之三阴，从脏走手；手之三阳，从手走头；足之三阳，从头走足；足之三阴，从足走腹。"即手三阴经起于胸，从胸腔走向手指末端，交手三阳经；手三阳经起于手，从手指末端走向头面部，交足三阳经；足三阳经起于头，从头面部走向足趾末端，交足三阴经；足三阴经起于足，从足趾走向腹腔、胸腔，交手三阴经。如此则构成一个阴阳相贯、如环无端的循行径路。

课堂活动

"举手直立，阴升阳降"是对十二经脉走向规律的概括。请同学双手伸直向上举起，从手三阴经的起始开始叙述十二经脉的走向规律，体验是否符合"阴升阳降"的规律概括。

（二）十二经脉的交接规律

1. 互为表里的阴经与阳经在四肢末端相交接 如手太阴肺经在示指末端与手阳明大肠经相交接；手少阴心经在小指端与手太阳小肠经相交接；手厥阴心包经在无名指端与手少阳三焦经相交接。足阳明胃经在足大趾端与足太阴脾经相交接；足太阳膀胱经在足小趾端与足少阴肾经相交接；足少阳胆经在足大趾爪甲后丛毛处与足厥阴肝经相交接。

2. 同名的手、足阳经在头面部相交接 如手阳明大肠经在鼻翼旁与足阳明胃经相交接；手太阳小肠经在目内眦与足太阳膀胱经相交接；手少阳三焦经在目外眦与足少阳胆经相交接。

ER-5-1

十二经脉走向、交接规律

3. 足、手阴经在胸部交接 如足太阴脾经在心中与手少阴心经相交接；足少阴肾经在胸中与手厥阴心包经相交接；足厥阴肝经在肺中与手太阴肺经相交接。

三、十二经脉的分布规律

十二经脉左右对称地分布于人体的头面、躯干和四肢部的两侧。

十二经脉在体表的分布也有一定的规律。

（一）头面部

手足阳明经循行于面部、额部；手足太阳经行于面颊、头顶及头后部；手足少阳经行于头部两侧。

由于手足六条阳经皆会于头面部，故称“头为诸阳之会”。

ER-5-2

十二经脉在头面部的分布

(二) 躯干部

十二经脉都循行于躯干部。其中手三阴经均从腋下走出；手三阳经行于肩胛部；足三阳经中，阳明经行于前（胸、腹面），太阳经行于后（腰背面），少阳经行于侧面；足三阴经均行于腹面。循行于胸腹面的经脉，自内向外的顺序是足少阴肾经、足阳明胃经、足太阴脾经、足厥阴肝经。

ER-5-3

十二经脉在躯干腰背面的主要分布

ER-5-4

十二经脉在躯干侧面的主要分布

ER-5-5

十二经脉在躯干胸腹面的主要分布

(三) 四肢部

阴经行于四肢的内侧面，阳经则行于四肢的外侧面。内侧的三条阴经，分别是太阴经在前，厥阴经居中，少阴经在后。但下肢内踝上八寸以下例外，是厥阴经在前，太阴经居中，少阴经仍在后。外侧的三条阳经，分别是阳明经在前，少阳经居中，太阳经在后（表 5-1）。

ER-5-6

十二经脉在上肢的主要分布

ER-5-7

十二经脉在下肢的主要分布

四、十二经脉的表里关系

十二经脉，通过经别和别络的互相沟通、络属，组成六对“表里相合”的关系（表 5-2）。具有表里关系的两条经脉，均循行于四肢内、外两侧的相对位置，并在手或足的末端相互交接，且各自属络于相为表里的脏或腑，即阴经属脏络腑，阳经属腑络脏。这样，既加强了相为表里两经的联系，又促进了相为表里的脏与腑在生理功能上互相协调与配合。在病理上，表里两经也会相互影响。在治疗上，相为表里的两经的腧穴可交叉使用。

表 5-2 十二经脉的表里关系

表	手阳明大肠经	手少阳三焦经	手太阳小肠经	足阳明胃经	足少阳胆经	足太阳膀胱经
里	手太阴肺经	手厥阴心包经	手少阴心经	足太阴脾经	足厥阴肝经	足少阴肾经

五、十二经脉的流注次序

十二经脉是气血运行的主要道路。十二经脉中的气血运行，是按十二经脉的前后衔接的顺序，依次流注而循环往复的。即从起于中焦的手太阴肺经开始，依次流注各经，最后传至足厥阴肝经，再流回手太阴肺经。如此构成一个首尾相连、阴阳相贯、如环无端的十二经脉循行系统（图 5-1）。

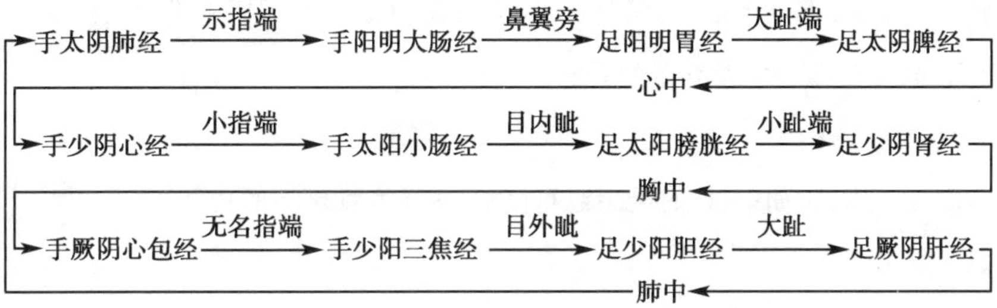

图 5-1 十二经脉的流注次序

ER-5-8

十二经脉运行流注

点滴积累 √

1. 十二经脉的走向规律 手三阴经从胸走手；手三阳经从手走头；足三阳经从头走足；足三阴经从足走腹至胸。
2. 十二经脉的交接规律 互为表里的阴经与阳经在四肢末端交接；同名的手、足阳经在头面部交接；足、手阴经在胸部交接。
3. 十二经脉的分布规律 左右对称分布于机体的两侧。 其中手足六条阳经，皆上行于头面；阴经行于四肢的内侧面，阳经行于四肢的外侧面。

第三节 奇经八脉

一、奇经八脉的概念

奇经八脉，是督脉、任脉、冲脉、带脉、阴跷脉、阳跷脉、阴维脉、阳维脉的总称，是经络系统的重要组成部分。与十二正经不同，其特点是：走向与分布不像十二经脉那样规则；相互之间无表里关系；与脏腑也没有直接的络属关系。

二、奇经八脉的功能

奇经八脉纵横交错地循行于十二经脉之间，每一奇经的名称各具含义，反映了各自的功能特点。

（一）督脉

督，有总督、统帅之意。督脉行于腰背部正中线，多次与手足三阳经及阳维脉相交会，能总督一身之阳经，故称之为“阳脉之海”，具有调节全身阳经气血的功能，且与脑、髓、肾的功能关系密切。

（二）任脉

任，有担任、任受之意。任脉行于胸腹面正中线，多次与手足三阴经及阴维脉交会，能总任一身之阴经,故称之“阴脉之海”,具有调节全身阴经气血和主持妊养胞胎的功能。

(三)冲脉

冲,有要冲之意。冲脉上至于头,下至于足,贯穿全身,成为气血的要冲,故称之为“十二经脉之海”“血海”,能调节十二经气血,主生殖功能及女子的月经。

(四)带脉

带,有腰带之意。带脉围腰一周,犹如束带,有约束纵行诸经,主司女性带下的功能。

(五)阴跷脉和阳跷脉

跷,有轻健、跷捷之意。能左右一身阴阳,有濡养眼目、司眼睑开阖和下肢运动的功能。

(六)阴维脉和阳维脉

维,有维系、维护之意。有维系、联络全身阳经和阴经的作用。

因此,奇经八脉的主要作用为:加强十二经脉之间的联系,蓄溢、调节十二经脉的气血,参与肝、肾、女子胞、脑、髓等脏腑的功能活动。

第四节 经络的生理功能和经络学说的应用

一、经络的生理功能

(一)沟通联系作用

人体由五脏六腑、四肢百骸、五官九窍、皮肉筋骨等组成,它们各有其独特的生理功能,只有通过经络的联系作用,各脏腑组织的功能才能达到相互配合,相互协调,从而使人体形成一个有机的整体。经络的联络作用具体表现为:沟通了脏腑同外周肢节、官窍之间的联系;加强了脏腑与脏腑之间的联系;加强了经脉之间的联系。

(二)运输气血作用

气血是人体生命活动的物质基础,必须通过经络才能输布周身,以温养濡润各脏腑、组织和器官,维持机体的正常生理功能。

(三)感应传导作用

经络有感应刺激、传导信息的作用。当人体的某一部位受到刺激时,这个刺激就可沿着经脉传入人体内有关脏腑,使其发生相应的生理或病理变化。而这些变化,又可通过经络反映于体表。针刺中的“得气”就是经络感应、传导功能的具体体现。另外,药物治疗疾病,也必须通过经络的传导作用,方能使药物到达病所,发挥治疗作用,由此产生了“药物归经”与“引经报使”理论。

(四)调节平衡作用

经络能调节人体的功能活动,使之保持协调、平衡。当人体的某一脏器功能异常时,可运用针刺等治疗方法来进一步激发经络的调节功能,从而使功能异常的脏器恢复正常。

二、经络学说的应用

（一）阐释病理变化

在正常的生理情况下，经络具有运行气血、感应传导等作用。而当机体发生病变时，经络则成为传递病邪和反映病变的途径。如外邪袭表，初见发热恶寒、头痛身疼等症，由于肺合皮毛，外邪循经内舍于肺，继而出现咳嗽、喘促、胸闷、胸痛等肺部的病症。

经络内属脏腑，外络肢节。通过经络的传导，内脏的病变可以反映于体表，而表现出某些特定部位或与其相应孔窍的病变。如心火上炎，可见口舌糜烂；胃火上炎，可见牙龈肿痛；肝火上炎，出现目赤肿痛等。

由于脏腑之间也通过经络沟通联系，所以经络又成为脏腑之间病变相互影响与传变的通路。如心火下移小肠；肝病可犯脾胃；肾虚水泛可上凌心肺；大肠实热、腑气不通，可致肺气不利而喘咳胸满等等。

（二）指导疾病的诊断

应用经络学说诊断疾病，主要体现在通过经络的循行部位，判断病位的经络脏腑所在。

1. 循经诊断 由于经络有一定的循行部位和络属脏腑，可以反映所属脏腑的病证，因而在临床辨证时，就可以根据疾病症状出现的部位，结合经络循行的部位及所联系的脏腑，判断病在何经、何脏或何腑。

知识链接

经络在临床诊断上的具体应用

临床上一般腰部疼痛多与肾有关；两胁疼痛，多反映肝胆疾病；缺盆中痛，常是肺脏的病变。又如头痛一症：痛在前额者，多与阳明经有关；痛在两侧者，多与少阳经有关；痛在后头部及项部者，多与太阳经有关；痛在巅顶者，多与厥阴经有关。

2. 按穴诊断 腧穴是经气聚集的地方，当脏腑有病变时，病气常可在特定的腧穴部位出现反应，或表现为有明显的压痛或有结节状、条索状的反应物，或局部皮肤出现某些形态的变化。根据这些病理反应，可帮助疾病的诊断。如肝病时，肝俞穴及期门穴多有压痛；胆病时，在胆俞穴及胆囊穴附近常有压痛；胃痛时，在胃俞穴及足三里穴会有明显的痛觉异常；肺脏有病时可在肺俞穴出现结节；长期消化不良者，可在脾俞穴见到异常变化。

（三）指导疾病的治疗

经络学说被广泛地用于临床各科的治疗，尤其是对针灸、按摩以及药物治疗，更具有较大的实际指导作用。

1. 循经取穴 针灸、按摩疗法，主要是根据“循经取穴”的原理，当某一经或某一脏腑发生病变时，即可在其病变的邻近部位或经络循行的远端部位上取穴，通过针灸或按摩，以调整经络气血的功能活动，而达到治疗疾病的目的。

案例分析

案例

刘某，男，41 岁，一日前，在挪动洗衣机时突然感觉腰部疼痛难忍，随即停止搬动活动，但腰部疼痛没有消失，不敢转动，且腹部稍用力则疼痛即加重，卧床一夜后，腰部仍觉疼痛，腰不敢下弯及左右转动，遂求助中医师。医生随即针刺患者头面部的人中穴，采用重捻泻法，并留针 30 分钟后，患者腰部疼痛明显缓解，并可自如转动。

分析

人中是督脉上的腧穴，督脉主要循行于腰背正中线，针刺人中穴，通过经络的感应传导将刺激传导至督脉循行经过的腰部，达到通经活血止痛的治疗作用。

2. 分经用药 药物疗法，主要根据“药物归经”及“引经报使”等理论，利用某些药物对某一脏腑、经络所具有的特殊选择性作用，当某一脏腑或经络有病变时，可选用相应的药物，使其直达病所，或引导它药达到病所，以获得较好的治疗作用。如头痛一症：属太阳经者，可用羌活；属阳明经者，可用白芷；属少阳经者，可用柴胡。羌活、白芷、柴胡不仅分别归于手足太阳、阳明、少阳经，而且还可作为它药的向导，引导它药归入上述各经而发挥治疗作用。

此外，被广泛运用于临床的针刺麻醉，以及电针、耳针、穴位注射、穴位埋线、穴位结扎等治疗方法，均是在经络学说理论指导下创立和逐步发展起来的，并已取得了较好的治疗效果。

点滴积累

1. 奇经八脉是督脉、任脉、冲脉、带脉、阴跷脉、阳跷脉、阴维脉、阳维脉的总称。
2. 奇经八脉主要的生理功能 加强十二经脉之间的联系，蓄溢、调节十二经脉的气血，参与肝、肾、女子胞、脑、髓等脏腑的功能活动。其中督脉能调节一身之阳经，任脉能调节一身之阴经并主妊养胞胎，冲脉能调节十二经气血并主女性月经，带脉能约束纵行诸经，主司妇女带下。
3. 经络的生理功能 沟通联系作用、运输气血作用、感应传导作用及调节平衡作用。

目标检测

一、选择题

（一）单项选择题

1. 手三阴经的走向规律为（ ）

A. 从胸走手　B. 从手走头　C. 从头走足　D. 从足走腹

2. 属于正经的经脉是（ ）

A. 手、足太阴经　B. 阴维脉、阳维脉　C. 十二经别　D. 十二经筋

3. 十二经脉中同名的阳经在人体哪个部位交接（ ）

A. 头面　　B. 胸部　　C. 四肢末端　　D. 腹部

4. 内踝上八寸之下,阴经由前至后的排列次序是(　　)

A. 少阴经、厥阴经、太阴经　　B. 厥阴经、太阴经、少阴经

C. 太阴经、少阴经、厥阴经　　D. 太阴经、厥阴经、少阴经

5. 分布于侧头部的经脉是(　　)

A. 阳明经　　B. 太阳经　　C. 少阳经　　D. 厥阴经

6. 被称为“阳脉之海”的经脉是(　　)

A. 督脉　　B. 冲脉　　C. 任脉　　D. 带脉

7. 奇经八脉不具有哪一特征(　　)

A. 与脏腑无直接络属关系　　B. 相互之间无表里关系

C. 与脑、髓、女子胞等关系密切　　D. 走向、分布有一定规律

8. 分布于胸腹部的经脉,由内至外的排序是(　　)

A. 足阳明经、足少阴经、足太阴经、足厥阴经

B. 足阳明经、足太阴经、足少阴经、足厥阴经

C. 足少阴经、足阳明经、足太阴经、足厥阴经

D. 足少阴经、足阳明经、足厥阴经、足太阴经

9. 被称为“血海”的经脉是(　　)

A. 督脉　　B. 冲脉　　C. 任脉　　D. 带脉

10. 在十二经气血循环流注中,与足厥阴肝经起点相接的经脉是(　　)

A. 足少阳胆经　　B. 足少阴肾经　　C. 手太阴肺经　　D. 足太阴脾经

(二) 多项选择题

1. 互为表里的经脉是(　　)

A. 肺经　　B. 胃经　　C. 肾经

D. 脾经　　E. 胆经

2. 奇经八脉的功能主要是(　　)

A. 加强十二经脉的联系　　B. 蓄溢、调节十二经脉的气血

C. 气血运行的主要通道　　D. 参与肝、肾等脏腑的功能活动

E. 参与女子胞、脑、髓等奇恒之腑的功能活动

3. 循行于四肢内侧面的经脉有(　　)

A. 阳明经　　B. 太阳经　　C. 太阴经

D. 厥阴经　　E. 少阴经

4. 在头面部分布的经脉是(　　)

A. 阳明经　　B. 太阳经　　C. 太阴经

D. 厥阴经　　E. 少阴经

5. 与女子月经来潮有密切关系的经脉是(　　)

A. 任脉　　B. 督脉　　C. 冲脉
D. 带脉　　E. 心经

二、简答题

1. 试述十二经脉气血流注的具体次序。
2. 说出十二经脉在四肢部的分布规律。
3. 结合经脉在头面部的循行，说出头痛如何辨别症属哪经。

三、实例分析

中药白芷、柴胡皆善治头痛，而白芷善治大肠经病变，柴胡善治肝胆经病变，通过经络的分布规律分析，若前额头痛，应选择上述哪一中药治疗效果更好？

ER-05章习题

（利顺欣）

第六章

体　质

ER-06章PPT

导学情景

情景描述：

《素问·风论》曰："风之伤人也，或为寒热，或为热中，或为寒中，或为疠风，或为偏枯，或为风也，其病各异。"同是风邪伤人，为什么会产生寒热、寒中、热中、疠风等不同病证？其根本原因在于体质不同，病邪进入体内，会随着体质的不同发生从化。阴虚体质，邪多从阳化热，阳虚型体质，邪多寒化。

学前导语：

中医体质学是中医基础理论进一步发展的新的学术领域，丰富了中医学的科学内涵。本学说重视个体体质之间的差异性，并贯穿于疾病的预防、治疗及养生康复的全过程。本章我们主要介绍中医体质学说的基本内容和应用。

体质是指人类个体在生命过程中，由先天和后天因素所决定的表现在形态结构、生理功能和心理活动方面综合的相对稳定的特性。在生理上表现为功能、代谢以及对外界刺激反应的差异，在病理上表现为对某些病因和疾病的易感性和易罹性，以及产生病变的类型与疾病传变转归中的某种倾向性。历代医家对于体质问题的认识由来已久，积累了丰富的经验，逐渐形成独特的理论体系。

第一节　体质学说的基本内容

中医体质学说是以中医理论为指导，研究人类各种体质特征，体质类型的生理、病理特点，并以此分析疾病的反应状态、病变的性质及发展趋向，从而指导疾病预防、治疗及养生康复的一门学科。

一、体质的构成要素

体质是对个体身心特性的概括，具有明显的个体差异性，由人体形态结构、生理功能和心理状态三大要素构成。

（一）形态结构的差异性

形态结构的差异性是个体体质的重要内容，由外部形态结构和内部形态结构组成。外部形态结构指个体外观形态上的特征，包括体格、体型、体重、姿态、面色、舌象、脉象等方面；内部形态结构包括脏腑、经络、气血津液等，是体质的内在基础，并决定个体外在形态特征。

由于外部形态直观，易于观察，因而备受古今中外体质研究者的重视。故中医主要通过观察形态、体型、头面、五官、舌脉等，测知人体的体质差异。如肌肉瘦削、体重轻、面色苍白、舌淡、脉弱等多见于虚弱体质。

（二）生理功能的差异性

形态结构是产生各种生理功能的基础，个体不同的形态结构决定其机体生理功能及对刺激反应的差异；而个体的生理功能，会影响其形态结构，引起一系列相应的改变。因此生理功能的差异性也是个体体质的重要部分。

生理功能是内部形态结构的反映，是脏腑经络及精气血津液功能的体现。人体脏腑、经络的功能，精气血津液的盈亏，新陈代谢的快慢，防病抗病能力强弱等都可以通过生理功能体现出来。因此中医可以通过精神、意识、面色、呼吸、语言、活动能力、舌象、脉象等方面进行观察判断脏腑经络及精气血津液功能的个体差异。如精神不振、面色少华、倦怠乏力、少气懒言，说明精气不足，功能减退，多见于气虚体质。

（三）心理特征的差异性

心理是客观事物在大脑中的反映，是感觉、知觉、情感、记忆、思维、性格等的总称，属于中医学神的范畴。《素问·阴阳应象大论》说："人有五脏化五气，以生喜怒悲忧恐。"所以一定的形态结构和生理功能，是心理特征产生的基础，使个体表现出心理特征的差异性。

心理特征的差异性主要表现为人格、气质、性格的差异。中医辨心理特征主要通过观察情绪倾向、认知速度、意志强弱、行为表现等方面，从而测知人体人格倾向、气质特点及性格差异。如湿热质的人性格多急躁易怒，气郁质的人多性格内向不稳定，忧郁脆弱，敏感多疑。

二、体质的影响因素

体质的形成是机体内外环境多种复杂因素共同作用的结果，主要关系到先天因素和后天年龄、性别、饮食、地理环境等因素。

（一）先天因素

先天，又称禀赋，是指子代出生以前在母体内所禀受的一切特征。父母生殖之精气的盛衰，决定着子代禀赋的厚薄之分，表现出体质的差异，诸如身体强弱、肥瘦、刚柔、长短、肤色，乃至先天性生理缺陷和遗传性疾病，如鸡胸、龟背、癫痫、哮喘等。因此先天因素是人体体质的基础，是人体体质强弱的前提条件。它决定着个体体质的相对稳定性和特异性。由先天因素决定的体质特征并非一成不变，随着后天及其他因素的作用而发生改变。

（二）年龄因素

不同的年龄阶段，随着脏腑功能活动、气血津液的盛衰变化，可表现出明显的体质差异。如小儿为"纯阳之体""稚阴稚阳之体"，脏腑娇嫩，形气未充，易虚易实，易寒易热；青年时期精气血津液充足，脏腑功能旺盛，体健神旺，是体质最为强健的阶段；老年人脏腑功能衰退，精气血津液俱衰，尤其是肾精亏虚，导致老年体质多虚弱，抵抗力差，恢复较慢。

（三）性别因素

男性体质和女性体质是人类最基本的体质类型。由于男女在形态结构、生理功能、心理特征、遗传等方面的差异，形成了男女不同的体质特征。男性多禀阳刚之气，体格壮实高大，声音洪亮，卫外较强，性格多外向，心胸开阔；女性多为阴柔之体，体形小巧，性格多内向、细腻、多愁善感，易发情志疾病。男子以肾为先天，以精为本，男子气常不足；女子以肝为先天，以血为本，女子血常不足。此外，女子由于经、带、胎、产、乳等特殊生理特点，还有月经期、妊娠期和产褥期的体质变化。

（四）饮食因素

饮食是决定体质强弱的重要因素。合理的膳食结构、科学的饮食习惯，保持适当的营养水平，对维护和增强体质有很大影响。长期营养不良或低下，或营养不当，以及偏食、偏嗜等都会影响体质，乃至于引起疾病。《内经》中曾多次谈到饮食偏嗜对机体的危害。诸如"肥者令人内热，甘者令人中满""膏粱之变，足生大丁"，以及五味偏嗜会引起人体脏气偏盛偏衰而产生病变等。

（五）劳逸因素

劳逸是影响体质的又一重要因素。劳逸适度，能促进人的身心健康，对体质的增强有积极作用。过度的劳累和安逸，则对体质产生不利影响。若过于劳累（包括劳力、劳神、房劳等），易损伤筋骨肌肉，耗伤气血，多形成虚性体质。若过度安逸又可使机体气血运行迟缓，筋骨软弱，体倦神疲，形成瘀血体质或虚性体质等。

知识链接

乾隆长寿秘诀

清宫十三朝中，咸丰、同治、光绪等帝未满四十而殁，而乾隆却享年八十八岁，创造了"乾隆盛世"。史记乾隆少居深宫，乐于鞍马跋涉、观鹤饮露、精骑善猎、爱书习武，揭示了一代帝王养生长寿之秘。

（六）情志因素

情志泛指喜怒忧思悲恐惊等心理活动，是人体对客观外界事物刺激所作出的不同反应。情志活动的产生有赖于内脏的功能活动，并以精气血津液为物质基础，七情的变化，往往伴随着脏腑及精气血津液的变化，从而对体质产生影响。情志活动既不可不及，又不可太过，"贵乎中节"。否则，不仅影响体质，还会导致疾病。如情绪长期抑郁不解出现"气郁质"；忧愁日久、郁闷寡欢的"肝郁质"易诱发癌症。

课堂活动

讨论："高堂明镜悲白发，朝如青丝暮成雪"（李白）、"笑一笑，变年少，愁一愁，白了头"（俗语）说明了一个什么道理？

（七）地理因素

人们生活在不同的地理环境条件下，受着不同水土性质、气候类型，以及由水土和气候而形成的生活习惯等影响而形成了不同的体质。一般而言,恶劣的气候环境培养了人健壮的体魄和强悍的气质,舒适的气候环境则造就了人娇弱的体质和温顺的性格。我国的地理条件,南方多湿热,北方多寒燥,东部沿海为海洋性气候,西部内地为大陆性气候。因此西北方人,形体多壮实,腠理偏致密;东南方人,体型多瘦小,腠理偏疏松。因此,中医学在诊断和治疗上强调“因地制宜”,所谓“善疗疾病者,必先别方土。”

(八)疾病针药因素

一般情况下,机体在病愈之后逐渐地自我修复,不会影响体质。但某些重病久病对体质影响明显,使气血阴阳的损伤变成稳定性体质因素。如肺结核患者,多为“阴虚质”;寒性病日久,多致阳虚体质。此外,感染某种邪气而患病愈后,可终身不再患此疾,如患麻疹后可获终身免疫。

药物有性味之偏,针灸具补泻之效,用之得当可调整脏腑气血阴阳之偏颇,使体质恢复正常;用之不当将会加重体质之偏,或使体质由强变弱。

三、体质的稳定性与可变性

体质禀承于先天,得养于后天。先天禀赋决定着个体体质的相对稳定性和特异性,而后天各种因素又使得机体体质具有可变性。

(一)体质的稳定性

先天的遗传信息,使人体体质呈现出与亲代类似的特征,虽然受到年龄、性别等因素影响,体质仍表现出相对的稳定性。体质的相对稳定性主要体现在两个方面。

从先天禀赋来说,父母之精决定了个体在生命过程中遵循某种既定的内在规律,呈现出与亲代相似的体型、脏腑、经络、气血的功能状态等特征,并且这种特征在生命过程中不会轻易改变。

人体的体质与生命过程同步,随着个体发育的不同年龄阶段而发生变化。在某个具体年龄阶段,如小儿期、青年期、更年期、老年期等,个体的体质状态呈现阶段相对稳定性。

(二)体质的可变性

体质的稳定性是相对的,每个个体在生命过程中会受到内外环境中诸多因素的影响,而使体质发生变化。体质的可变性主要表现在两个方面。

随着个体发育的不同年龄阶段而发生变化的阶段性体质特征。如青年时期精气血津液充足,脏腑功能旺盛,是体质最为强健的阶段;中年时期脏腑气血由盛极转向渐衰,形体走向衰老,抗病能力下降。

除此之外,后天的饮食习惯、劳逸失度、精神状态、疾病损害、地理环境等因素,都可使体质发生变化,有时甚至产生决定性作用。导致体质发生变化的因素很多,但其可变性也有一定规律和限度,不是任意变化的。

四、体质的分类

中医学体质分类方法,主要是根据中医学的基本理论来确定人群中不同个体的体质类型。古今医家从不同角度对体质作了不同的分类。《内经》曾提出过阴阳含量划分法、五行归属划分法、形态与功能特征分类法、心理特征分类法等，后世医家对体质的分类方法虽有不同，但均以阴阳五行、脏腑、精气血津液理论为基础。当代医家以王琦为代表，采用文献研究、流行病学调查分析等研究方法，结合临床观察，将当代人的体质分为9种，即平和质、气虚质、阳虚质、阴虚质、痰湿质、湿热质、血瘀质、气郁质、特禀质。

（一）平和质（A型）

先天禀赋良好，后天调养得当，以体态适中、面色红润、精力充沛、脏腑功能状态强健壮实为主要特征的一种体质状态。《内经》中称“阴阳平和之人”。俗称“健康派”。

【形体特征】体型匀称健壮。

【心理特征】性格随和开朗。情绪稳定，不会轻易郁闷或动怒。

【常见表现】面色、肤色润泽，头发稠密有光泽，目光有神，鼻色明润，嗅觉、味觉正常，唇色红润，精力充沛，不易疲劳，耐受寒热，睡眠安和，胃纳良好，二便正常，淡红舌，薄白苔，脉和缓有力。

【对外界环境适应能力】对自然环境和社会环境适应能力较强。

【发病倾向】平素患病较少。

（二）气虚质（B型）

由于一身之气不足，以气息低弱、脏腑功能状态低下为主要特征的体质状态。俗称“气短派”。

【形体特征】肌肉松软不实。

【心理特征】性格内向，情绪不稳定，胆小不喜冒险。

【常见表现】平素精神不振，少气懒言，语声低弱，易疲乏，易出汗，目光少神，头晕健忘，面色萎黄或淡白，毛发不泽，唇色少华，口淡，舌体胖大，舌边有齿痕，脉虚弱。

【对外界环境适应能力】不耐受风、寒、暑、湿邪。

【发病倾向】易患感冒、内脏下垂、虚劳等病。

（三）阳虚质（C型）

由于阳气不足，失于温煦，以畏寒肢冷、手足不温等虚寒现象为主要特征的体质状态。俗称“怕冷派”。

【形体特征】多形体白胖，肌肉松软不实。

【心理特征】性格多沉静、内向。

【常见表现】平素面色㿠白，畏冷，手足不温，喜热饮食，精神不振，睡眠偏多，小便清长，大便溏薄，舌淡胖嫩边有齿痕，苔润，脉沉迟而弱。

【对外界环境适应能力】不耐寒邪，耐夏不耐冬，易感风、寒、湿邪。

【发病倾向】多为寒证，或感邪易从寒化。易患痰饮、肿胀、泄泻、阳痿。

（四）阴虚质（D型）

由于体内津液精血等阴液不足，以口燥咽干、五心烦热等阴虚内热表现为主要特征的体质状态。俗称“缺水派”。

【形体特征】体形偏瘦长。

【心理特征】性情急躁,外向好动、活泼。

【常见表现】手足心热,易口燥咽干,鼻微干,口渴喜冷饮,大便干燥,舌红少津少苔。常兼面色潮红,有烘热感,两目干涩,视物模糊,唇红微干,皮肤偏干,易生皱纹,眩晕耳鸣,睡眠差,脉细数。

【对外界环境适应能力】不耐受暑、热、燥邪,耐冬不耐夏。

【发病倾向】易患阴虚燥热的病变,或病后易表现为阴虚症状。

(五)痰湿质(E型)

由于水液内停而痰湿凝聚,以形体肥胖、口黏身重为主要特征的体质状态。俗称"痰派"。

【形体特征】体形肥胖,腹部肥满松软。

【心理特征】性格偏温和稳重,恭谦和达,多善于忍耐。

【常见表现】面部皮肤油脂较多,多汗且黏,胸闷,痰多常兼面色淡黄而黯,眼胞微浮,容易困倦,身重不爽,口黏腻或甜,喜食肥甘,大便正常或不实,小便不多或微混,舌体胖大,舌苔白腻,脉滑。

【对外界环境适应能力】对梅雨季节及湿重环境适应能力差。

【发病倾向】易患消渴、中风、胸痹等病证。

(六)湿热质(F型)

湿热内蕴以面垢油光、口苦等为主要特征的体质状态。俗称"长痘派"。

【形体特征】形体偏胖或苍瘦。

【心理特征】性格多急躁易怒。

【常见表现】面垢油光,易生痤疮粉刺,口苦口干,身重困倦,大便黏滞不爽或燥结,小便短赤,男性易阴囊潮湿,女性易带下增多,舌质偏红,苔黄腻,脉多滑数。

【对外界环境适应能力】对夏末秋初湿热交蒸气候、湿重或气温偏高环境较难适应。

【发病倾向】易患疮疖、黄疸、火热等病证。

(七)血瘀质(G型)

体内有血液运行不畅的潜在倾向或瘀血内阻的病理基础,以肤色晦暗、舌质紫黯等血瘀表现为主要特征。俗称"长斑派"。

【心理特征】性格内郁,易烦,急躁,健忘。

【常见表现】肤色偏黯或色素沉着,容易出现瘀斑,易患疼痛,口唇黯淡或紫,舌质黯或有瘀点、瘀斑,舌下络脉紫黯或增粗,脉细涩或结代或兼眼眶黯黑,鼻部黯滞,发易脱落,肌肤干,女性多见痛经、闭经,或经色紫黑有块,或崩漏。

【对外界环境适应能力】不耐风邪、寒邪。

【发病倾向】易患血证、痛证、中风、胸痹等病证。

(八)气郁质(H型)

由于长期情志不畅、气机郁滞而形成的以性格内向不稳定、忧郁脆弱、敏感多疑为主要表现的体质状态。俗称"郁闷派"。

【形体特征】形体偏瘦。

【心理特征】性格内向不稳定,忧郁脆弱,敏感多疑。

【常见表现】精神抑郁，情感脆弱，敏感多疑，烦闷不乐，胸胁胀满，或走窜疼痛，多伴善太息，或嗳气呃逆，或咽间有异物梗喉，或乳房胀痛，睡眠较差，食欲减退，惊悸怔忡，健忘痰多，舌淡红，苔薄白，脉弦。

【对外界环境适应能力】对精神刺激适应能力较差；不喜阴雨天气。

【发病倾向】易患抑郁证、脏躁、梅核气、百合病、不寐、惊恐等病证。

（九）特禀质（I型）

由于先天禀赋不足或遗传等因素造成的一种特殊体质。包括先天失常，以及生理缺陷、过敏反应等。俗称“过敏派”。

【形体特征】一般无特殊；先天禀赋异常或有畸形，或有生理缺陷。

【心理特征】因体质特异情况而不同。

【常见表现】过敏体质常见哮喘、风团、咽痒、鼻塞、喷嚏等表现；患遗传性疾病有垂直遗传、先天性、家族性特征；患胎传性疾病有母体影响胎儿个体生长发育及相关疾病等特征。

【对外界环境适应能力】适应能力差，易引发宿疾。

【发病倾向】过敏性体质者易患哮喘、荨麻疹、花粉症及药物过敏等；遗传性疾病如血友病、唐氏综合征等；胎传性疾病胎寒、胎热、胎惊等。

课堂活动

同学们根据九种体质的特征，结合自已发育及既往病史，分析自己属于哪种体质，从体质角度谈谈生活中的注意事项。 扫一扫中医体质分类与判定自测表，测一测自己属于哪种体质?

ER-6-1

中医九种体质测定方法

点滴积累

1. 体质是指人类个体在生命过程中，由先天和后天因素所决定的表现在形态结构、生理功能和心理活动方面综合的相对稳定的特性。
2. 体质由人体形态结构、生理功能和心理状态三大要素构成。
3. 体质的形成受到先天、年龄、性别、饮食、劳逸、情志、地理、疾病针药等因素影响。
4. 体质具有稳定性与可变性。
5. 当代人的体质分为 9 种，即平和质、气虚质、阳虚质、阴虚质、痰湿质、湿热质、血瘀质、气郁质、特禀质。

第二节 体质学说的应用

由于体质的特异性、多样性和可变性，形成了个体对疾病的易感倾向、病变性质及其治疗效果等方面的明显差异。因此，中医学强调“因人制宜”，并把体质同病因学、病机学、诊断学、治疗学和养生学等密切地结合起来，以指导临床医疗实践。

一、体质与病因、发病及病机变化

不同体质对某些病因和疾病有着特殊易感性，一般而言，阴虚质者易感受风、暑、热之邪而患热病，阳虚质者易感受寒、湿之邪而患寒病。体质因素还决定着发病的倾向性，一般而言，小儿脏腑娇嫩，体质未壮，易患咳喘、腹泻、食积等疾；年高之人，五脏精气多虚，体质转弱，易患痰饮、咳喘、眩晕、心悸、消渴等病；肥人或痰湿内盛者，易患中风、眩晕；瘦人或阴虚之体，易罹肺结核、咳嗽诸疾；阳弱阴盛体质者易患肝郁气滞之证。遗传性疾病、先天性疾病的发生，以及过敏体质的形成，也与个体体质密切相关。

正气虚是发病的内在根据，体质是正气盛衰偏颇的反映，体质的强弱决定着正气的盛衰。一般而言，体质强壮者，正气旺盛，抗病力强，邪气难以侵入致病；体质羸弱者，正气虚弱，抵抗力差，邪气易于乘虚侵入而发病。发病过程中又因体质的差异，或即时而发，或伏而后发，或时而复发，且发病后的临床证候类型也因人而异。

病情随体质而变化称“从化”。从化的一般规律是：素体阴虚阳亢者，功能活动相对亢奋，受邪后多从热化；素体阳虚阴盛者，功能活动相对不足，受邪后多从寒化；素体津亏血耗者，易致邪从燥化；气虚湿盛者，受邪后多从湿化。病变部位在脏腑经络等之间的传递转移，以及疾病性质的转化和改变，称“传变”。疾病传变与否，与邪之盛衰、治疗得当与否有关，和体质因素也有密切关系。

二、指导辨证治疗与养生防病

（一）体质与辨证

体质是“证”的未病形式，是形成“证”的生理基础，体质常决定疾病的证候类型。同一种疾病，因个体体质的差异可表现出阴阳表里、寒热虚实等不同的证候类型，即同病异证；不同的病因或患不同的疾病，而体质在某些方面具有共同点时，常常可表现为相同或类似的证候类型，即异病同证。如阳热体质者，感受暑、热邪气，势必出现热证，但若感受风、寒邪气，亦可郁而化热，表现为热性证候。

（二）体质与治疗

体质是治疗的重要依据。在疾病的防治过程中，按体质论治既是因人制宜的重要内容，又是中医治疗学的特色所在。临床所见同一种病变，同一种治法，但是对此人有效，对他人则可能非但无效，反而有害，其原因就在于病同而个体的体质不同。在养生方面也应兼顾体质。

1. 因人制宜　体质有阴阳之别、强弱之分、偏寒偏热之异，所以在治疗中，常以患者的体质状态作为立法处方用药的重要依据，也是治病求本的反映。如面色白而体胖，属阳虚体质者，感受寒、湿阴邪，易从阴化寒化湿，当用附子、肉桂、干姜等大热之品以温阳祛寒或通阳利湿；面色红而形瘦，属阴虚体质者，内火易动，若同感受寒、湿阴邪，反易从阳化热伤阴，治宜清润之品。故偏阳质者，多发实热证候，当慎用温热伤阴之剂；偏阴质者，多发实寒证候，当慎用寒凉伤阳之药。此外，在治疗上还应重视年龄、性别、生活条件、地理环境等因素造成的体质差异。

2. 同病异治、异病同治 由于体质差异,即使同一疾病也可出现不同的证候,故其治则有异。另一方面,即使病因或疾病不同,由于患者体质在某些方面有共同之处,证随体化,往往可以出现相似或相同的证候,故其治则相同。

3. 针药宜忌 体质有寒热虚实之异,药物有性味偏颇之别,针灸也有补泻手法的不同,因此治疗时就要明辨体质对针药的宜忌,把握用药及针灸的"度"。

(1)药物性味:一般来说,体质偏阳者宜甘寒、酸寒、咸寒、清润,忌辛热温散;体质偏阴者宜温补益火,忌苦寒泻火;素体气虚者宜补气培元,忌耗散克伐;阴阳平和质者宜视病情权衡寒热补泻,忌妄攻蛮补;痰湿质者宜健脾芳化,忌阴柔滋补;湿热质者宜清热利湿,忌滋补厚味;瘀血质者,宜疏利气血,忌固涩收敛等。

案例分析

案例

赵某,男,56岁。感冒咳嗽月余,痰多色白,舌苔薄腻,脉弦滑带数。辨证为外感邪气未净,肺失清肃,方用银翘散加减,连服4剂无效。复诊参合患者形体肥胖、嗜酒,脉滑苔腻,改用二陈汤加泽泻以祛湿化痰,服3剂,即痰少咳止。(王琦治验)

分析

该患者形体肥胖,长期嗜酒,脉滑苔腻,符合痰湿体质特征。单纯根据外感的治疗方法疗效不佳,复诊通过对体质的观察并加以芳香健脾、祛湿化痰治疗而取得效果。所以在治疗疾病时要结合个体体质特征加以处理,方能奏效。

(2)用药剂量:不同的体质对药物的反应不同。一般来说,体质强壮者,对药物耐受性强,剂量宜大,用药可峻猛;体质瘦弱者,对药物耐受性差,剂量宜小,药性宜平和。

(3)针灸宜忌:体质不同,针灸治疗后的疼痛反应和得气反应有别。一般体质强壮者,对针石、火焫的耐受性强,体质弱者耐受性差;肥胖体质者,多气血迟涩,对针刺反应迟钝,进针宜深,刺激量宜大,多用温针艾灸;瘦长体型者气血滑利,对针刺反应敏感,进针宜浅,刺激量相应宜小,少用温灸。

(4)善后调理:病后康复调理也属于治疗范畴。调理时需多方面的措施配合,应用时须兼顾患者的体质特征。如体质偏阳者初愈,慎食狗肉、羊肉、桂圆等温热及辛辣之味;体质偏阴者大病初愈,慎食龟鳖、熟地黄等滋腻之物和五味子、诃子、乌梅等酸涩收敛之品。

(三)体质与养生防病

中医学的养生方法很多,善养生者,无论在哪一方面的调摄,都应兼顾体质特征。如在食疗方面,体质偏阳者,进食宜凉而忌热;体质偏寒者,进食宜温而忌寒;形体肥胖者多痰湿,食宜清淡而忌肥甘;胃酸偏多者,则不宜酸咸食品;阴虚之体,饮食宜甘润生津之品,忌肥腻厚味、辛辣燥烈之品;阳虚之体宜多食温补之品。在精神调摄方面,气郁质者,应注意情感上的疏导,消解其不良情绪,以防过极;阳虚质者,应多鼓励,帮助其树立信心。

点滴积累

1. 体质学说可用于中医病因学、病机学、诊断学、治疗学和养生学等方面。
2. 中医治病采取因人制宜、病治异同的治则，其理论基础源于体质的差异。
3. 药物治疗疾病时，药物药性与用量要参考体质因素。
4. 养生调摄，也应兼顾体质特征。

目标检测

一、选择题

（一）单项选择题

1. 体质的构成要素不包括(　　)

A. 形态结构　B. 心理状态　C. 生理功能　D. 环境因素

2. 同一种疾病,用同一处方治疗,但不同的患者效果不一,与下列哪一项因素关系最为密切(　　)

A. 体质　B. 煎药方法　C. 调护　D. 服药时间

3. 素体阴虚阳亢者,受邪后多易(　　)

A. 邪从热化　B. 邪从寒化　C. 邪从燥化　D. 邪从湿化

4. 有关体质的陈述以下哪一项是错误的(　　)

A. 先天因素是体质形成的基础,是人体体质强弱的前提条件

B. 体质状态具有稳定性,一生不变

C. 每个人都有自己的体质特点

D. 不同体质对某些病因和疾病有着特殊的易感性

5. 阴虚体质之人,养生进食时应(　　)

A. 宜温而忌寒　B. 宜甘润生津之品　C. 宜辛辣燥烈之品　D. 宜温补之品

（二）多项选择题

1. 体质形成及影响因素主要包括哪几方面(　　)

A. 先天因素　B. 饮食　C. 年龄

D. 性别　E. 环境

2. 体质偏阳虚者(　　)

A. 易感寒、湿等阴邪　B. 病多寒证、虚证　C. 冬天易生冻疮

D. 畏寒喜热　E. 精力旺盛

3. 老年人的体质特点为(　　)

A. 脏腑功能衰退　B. 气血郁滞　C. 代谢缓慢

D. 阴阳失调　E. 精气神渐衰

4. 阴阳平和质的体质特征是(　　)

A. 身体强壮,胖瘦适度　B. 食量适中,二便通调

C. 目光有神,性格开朗、随和　　　　D. 舌红润,脉象缓匀有神

E. 夜眠安和,精力充沛,反应灵活,自身调节和适应能力强

5. 体质偏阴虚者,在用药物治疗时药味应(　　)

A. 宜甘寒　　　　B. 宜酸寒　　　　C. 宜咸寒

D. 宜清润　　　　E. 忌肥腻厚味、辛辣燥烈

二、简答题

1. 体质的形成与哪些因素有关?

2. 当代人的体质可分哪九种? 它们各有什么特点?

三、实例分析

戈某,女,12 岁。其母体弱,高龄生产,其出生后一直发育不良,身矮肌瘦,劳则气短,目搐而痛,面白。时见脉虚软,食少,大便不成形。凭证参脉,为脾胃衰弱,化源不足,方用资生丸培补后天之本,服药 20 剂后即食量大增,面渐红润,精神转好。(岳美中治验)

分析:结合本例,分析戈某体质形成及先天与后天关系。

ER-06章习题

(任 燕)

第七章

病因病机

导学情景

情景描述：

胃痛是以上腹胃脘部发生疼痛为主症的一种病证。此病在脾胃肠病证中最为多见，人群中发病率很高。虽表现都为胃痛，但为什么有的人表现为胃脘胀满，攻撑作痛，喜长叹息，遇烦恼郁怒则痛作或痛甚；而有的人则表现为胃脘隐隐灼痛，似饥而不欲食，口燥咽干，口渴思饮？为什么同为胃痛而症状不同呢？

学前导语：

虽同为胃痛，但前者是肝气犯胃所引起，后者是胃阴亏虚所致胃痛，致病原因不同，病机不同，故症状不同。分析致病原因及病变机制对于中医辨证论治起到重要的作用。本章我们就导致疾病发生的原因及疾病发生、发展和变化的机制进行系统的学习。

人在适应和改造环境的过程中，体内各脏腑组织器官之间以及人体与外界环境之间，始终保持着对立统一的关系，经常处于不断产生矛盾和解决矛盾之中，从而维持相对平衡的状态，保持着正常的生理及心理活动，即所谓"阴平阳秘"。但在某种致病因素作用下，这种相对平衡的状态遭到破坏，又不能自行调节恢复，即所谓"阴阳失调"，就会发生疾病。

本章病因病机内容，旨在阐释导致疾病发生的原因及疾病发生、发展和变化的机制。

第一节　病因

病因，又称致病因素，就是导致疾病的原因，亦或称为"病邪"或"邪气"。病因学说就是研究病因的概念、形成、性质及其致病特点的学说。

中医学探求病因，主要有两种方法：一是详细询问疾病的发生和发展经过，推断其病因，即"问诊求因"。如进食大量寒凉食物，进而出现腹痛，由此判断其病因为寒邪。此方法虽然简便，但很局限，只适宜一些较单纯病证的判断。二是根据疾病的临床表现，分析其症状和体征来推求病因。疾病的产生必定有其特定的原因，不会有无原因的证候，各种证候都是致病因素作用于机体后的病理反应。一般情况下，不同的致病因素，作用于不同的机体，会表现出不同的证候特点，这种以证候为依据，寻求病因的方法，称之为"辨证求因"，是中医认识病因的主要方法。因此中医病因学，不但研究病因的性质和致病特点，同时也探究各种病因所导致病证的临床表现，以更好地指导临床诊断和治疗。

现代将病因分为外感病因，如六淫、疠气等；内伤病因，如七情内伤、饮食失宜、劳逸失度等；病理产物性病因，如痰饮、瘀血等；外伤、寄生虫等其他的致病因素。现将各种常见病因分别予以阐述。

ER-7-1
中医对病因的认识

一、外感病因

外感病因是指来源于自然界，多从肌表、口鼻侵入人体，引起外感性疾病的致病因素。外感病因包括包括六淫和疠气两类。

（一）六淫

1. 六淫的基本概念　六淫即风、寒、暑、湿、燥、火六种外感病邪的总称。淫，有太过、浸淫之意，泛指异常、反常。

风、寒、暑、湿、燥、火本为六种正常的自然界气候现象，简称为六气，又称“六元”，它是万物生长、人类生存的必备条件。人类在长期适应环境的过程中，生理功能不断适应四时之变，所以六气不会使人患病。但是当气候变化异常，超过了一定的限度，如非其时而有其气或气候变化过于急骤，都易导致机体不能与之相适应而发病，这时对于患病机体而言，六气即成为致病因素，而转化为“六淫”。另外，如果机体正气不足，不能适应正常的自然界气候现象而发病，这时对于患病机体而言，这种气候现象也称为“六淫”。因此，六淫的概念具有相对性，而且起决定性作用的是机体的正气。

课堂活动

秋冬交替之际，每逢寒流来袭，气温就会急剧下降，由于气候变化过于急骤，很多人不适应就会患上感冒。请同学们尝试分析一下，对于这些生病的人群，这种寒冷的气候应该叫作什么？而对于没有生病的人群，这种寒冷的气候又叫作什么？

2. 六淫共同的致病特点　外感性、季节性、地域性、相兼性及转化性。

（1）外感性：六淫之邪来源于自然界，多从肌表、口鼻侵入人体，所引起的疾病称为“外感病”。

（2）季节性：六淫致病具有明显的季节性。如春季多发风病，夏季多为暑病，长夏多为湿病，秋季多为燥病，冬季多发寒病。

（3）地域性：六淫致病常与生活、工作的地域环境密切相关。如西北多寒病、燥病；东北多寒病；沿海多湿病；高温环境作业多火热病；久居潮湿环境多湿病等。

（4）相兼性：六淫之邪既可以单独侵犯人体，引起机体发病，又可以两种或两种以上同时侵袭人体而致病。如风寒表证、风热表证、风寒湿痹证等。

（5）转化性：在一定条件下，六淫致病的病理表现可以发生转化。如寒邪入里可以化热，暑湿之邪日久可以伤阴化燥等。

3. 六淫各自的性质和致病特点　每一邪气都有各自的性质和致病特点。

（1）风邪：凡致病具有轻扬开泄、善动不居等特性的外邪，称之为风邪。风为春季的主气，故风邪为病多发生在春季，但其他季节亦可发生。风是自然界一种无形的、流动的气流，风邪为患所致病证的临床表现，类似于自然界“风”的现象。风邪侵犯人体多从皮毛而入，进而形成外风病证，它是

ER-7-2

六淫与六气

六淫中最主要的致病因素。

1)风为阳邪,其性开泄,易袭阳位:风邪具有流动、升散、轻扬、向上、向外的特性,属阳邪。风邪侵袭机体易使腠理疏松开张,津气外泄,感受风邪,常见汗出、恶风等症状,故曰其性开泄。由于风有轻扬、向上、向外的特性,故风邪常侵犯人体的上部、阳经和肌表等部位,常出现头痛、喷嚏、咽痒等头面部症状,所以称其易袭阳位。正如《素问·太阴阳明论》说:"故犯贼风虚邪者,阳先受之……伤于风者,上先受之。"

2)风性善行而数变:"善行"是指风邪致病具有病位游移、行无定处的特征,如痹证中的风痹,出现关节肌肉的游走性疼痛,故又称为行痹。"数变"是指风邪致病具有发病急、变化多、传变快的特点,如荨麻疹的皮疹具有发作突然、此起彼伏、隐现不定等特点,故又名"风疹块"。故《素问·风论》说:"风者,善行而数变……"

3)风性主动:风具有使物体摇动的特征,故风邪致病也有动摇不定的症状特点。临床上常见的身体晃动或有眩晕转动的感觉,甚至肌肉颤动、肢体抽搐、角弓反张等表现都属于风邪致病的症状范畴,如"破伤风"。故《素问·阴阳应象大论》说:"风胜则动。"

4)风为百病之长:六淫致病具有相兼性,其中风邪常为外邪致病之先导,多兼他邪同病。凡寒、湿、燥、热诸邪,多依附于风邪而侵犯人体,如外感风寒、风热、风湿等。同时风邪致病又极为广泛,故称风为百病之长、六淫之首。《素问·生气通天论》说:"风者,百病之始也。"

知识链接

内　风

风气内动,即内风,是体内阳气亢逆变动或筋脉失养而形成的具有眩晕、麻木、震颤等以"动摇"为特征的一种病理状态,其产生多责之于肝,故称为"肝风内动"。根据其具体的病机,又有肝阳化风、热极生风、阴虚动风、血虚生风的区分。临床表现为眩晕、肢麻、震颤、抽搐、痉挛、舌体强硬、言语不清等;严重的可突然昏倒、偏瘫。这些症状均有似"风"象,为了与外感风邪致病相区别,称之为"内风"。《素问·至真要大论》中提到:"诸风掉眩,皆属于肝。"另外,外风和内风之间也存在着紧密的联系,即外风可引动内风,内风证患者也易感受外风。

(2)寒邪:凡致病具有寒冷、凝结、收引等特征的外邪,称之为寒邪。寒为冬季主气,故在气温较低的冬季,多易感受寒邪,但其他季节也可受寒。

1)寒为阴邪,易伤阳气:寒与热性质相对,寒属阴。机体的阴阳本应维持着动态的平衡,但是外来的寒邪使得阴的力量增加,在阴阳之间相互制约的作用下,机体的阳气受损,温煦功能下降,故常出现畏寒肢冷的症状。因此《素问·阴阳应象大论》说:"阴胜则寒,阴胜则阳病。"如寒邪侵袭肌表(又称伤寒),损伤卫阳,卫阳被遏,失于温煦,则出现恶寒。若寒邪直中脏腑(又称中寒),则损伤脏腑阳气,如寒邪直中太阴,导致脾胃阳气受损,可见呕吐、脘腹冷痛、腹泻等症;寒邪直中少阴,心肾之阳受损,可见手足厥冷、下利清谷、精神萎靡、脉微细等症。

2)寒性凝滞而主痛:凝滞,即凝结、阻滞不通之意。人体周身气血的运行,全赖阳气的温煦、推动作用,所谓“血得温则行、得寒则凝”。寒邪侵袭人体,损伤阳气,则使气血津液运行迟缓或局部气血凝结阻滞,造成经脉不通,不通则痛。故寒邪致病多产生疼痛的症状,其疼痛程度比较剧烈,有得热痛减、遇冷加重的特点。如痹证中的寒痹,关节的疼痛剧烈,故又称其为“痛痹”;寒邪侵犯中焦或下焦,可见脘腹冷痛,甚至绞痛。《素问·痹论》说:“痛者,寒气多也,有寒故痛也。”

3)寒性收引:“收引”,即收缩牵引之意。寒邪侵袭人体可使气机收敛,导致腠理收缩、卫阳郁闭,而见恶寒、无汗、蜷卧等;亦导致经络、筋脉收缩,出现筋脉痉挛拘急、肢体屈伸不利、脉紧等症。故《素问·举痛论》说:“寒则气收。”

知识链接

内　寒

寒从中生,即内寒,是由于机体阳气不足,不能制约阴,导致虚寒内生所产生的一类证候,是脏腑功能减退所致。临床表现与上述外寒相似,也有冷、痛、收引的特点。症状可见畏寒喜暖,四肢逆冷,蜷卧嗜睡,分泌物、排泄物清冷,舌质淡白,脉沉迟无力等。外寒和内寒同样存在着紧密的联系,阳虚内寒之体,容易感受外寒;而外感寒邪积久不散,损伤阳气,又可导致内寒证。

(3)暑邪:凡夏至以后、立秋以前具有火热特性的邪气统称为暑邪。暑为夏季的主气,夏季天气炎热,同时雨水较多,气候潮湿,所以,暑邪有特定的季节性,并且多兼夹湿邪。

1)暑为阳邪,其性炎热:暑有温热的特性,故属阳邪。暑季是一年四季温度最高的季节,故其炎热的特性比其他季节更盛。暑邪侵犯人体会出现一派热性症状,如高热、口大渴、汗大出、面红、目赤、心烦、脉洪大等。同时,暑热之邪所致病变,传变迅速,易内扰心神,如中暑患者可因暑邪迅速传入心包,而有昏迷、不省人事等症。

2)暑性升散,易伤津耗气:升是向上,散是向外。升,则易犯头面上焦而出现头痛、心烦闷乱不宁等症;散,则可使腠理开泄而有多汗之症,加之在暑热环境下,出汗是人体散热的主要方式,故感受暑热之邪可致腠理开泄而多汗。另外,津液可以运载一身之气,津液在大量流失的同时气随津泄,甚至气随津脱,故在出现口渴多饮、小便短少等津亏症状的同时,还会出现气短乏力等气虚的症状。正如《素问·举痛论》说:“炅则腠理开,荣卫通,汗大泄,故气泄矣。”

3)暑多夹湿:暑季除天气炎热外,还多雨潮湿,故常见暑热与湿邪合而致病,临床表现出高热、心烦、口渴等暑热症状外,还兼见四肢沉重困倦、食欲不振、胸闷呕恶、大便溏泄或不爽等湿邪阻滞的症状。

知识链接

暑邪没有内生

由于暑邪是发生在夏至以后,立秋以前,具有明显季节性,有火、热特点的致病邪气,所以暑邪只有外感,没有内生。这是六淫之邪中唯一具有此特点的致病邪气。

(4)湿邪：凡致病具有重浊、黏滞、趋下特性的外邪，称为湿邪。湿为长夏主气，长夏处于夏秋之交，此时雨水较多，为一年之中湿气最盛的季节，故长夏多湿病。此外，如居处潮湿、涉水淋雨、水中劳作或汗后湿衣等也易感受湿邪，故其他季节也可出现湿邪为病。

1)湿为阴邪，易阻遏气机，损伤阳气：湿与水同类，具有重浊、寒凉之性，所以性质属阴。湿邪为有形实邪，留滞经络脏腑，容易阻滞气机。如湿犯肌表，可有头重如裹、四肢困重等阳气不伸的症状；湿阻胸膈，气机不畅则胸闷；湿阻中焦，则脘腹痞胀，大便黏滞不爽或泄泻；湿阻膀胱，气化不利，可见小便涩滞不畅。湿为阴邪，阴胜则阳病，故湿邪可损伤人体的阳气。故叶天士在《外感温热篇》有"湿胜则阳微"之说。五脏中脾主运化水湿，又喜燥而恶湿，故湿邪伤人，常先困脾，使脾阳不振，无力运化，进而形成水湿停聚，发为泄泻、小便短少、水肿等症。所以《素问·六元正纪大论》说："湿胜则濡泻，甚则水闭胕肿……"

2)湿性重浊：重，即沉重、重着的感觉。湿为有质有形之邪，故侵袭人体，会有明显的沉重感。如湿邪袭表，可见周身困重、头重如裹布帛、四肢酸懒沉重等症；湿邪流注经络关节，形成湿痹，可出现关节沉重，故又将湿痹称为"着痹"，所以也有"湿胜则重"之说。浊，即混浊、秽浊之意。湿邪侵犯人体，可使排泄物和分泌物增加且秽浊不清，如湿浊上犯，则面垢、眵多；湿浊下注，则小便混浊、妇女带下过多；湿滞大肠，则大便溏浊、下利黏液脓血；湿邪侵淫肌肤，则可见湿疹脓水秽浊等症状。

3)湿性黏滞：黏，即黏腻；滞，即停滞。湿性黏腻停滞，主要表现在两个方面：一是症状的黏滞性。湿邪致病多出现黏滞不爽的症状，如湿滞大肠，会出现大便黏腻不爽的症状；湿滞膀胱，膀胱气化不利，会出现小便的涩滞不畅；另外舌象上也会表现为舌苔的黏腻。二是病程的缠绵性。是指湿性黏滞，胶着难解，其发病虽缓，但祛除更难，所以病程较长，缠绵难愈，且易反复发作。如临床上常见的湿疹、湿痹(着痹)等证。

知识链接

内　湿

内湿，是湿从内生的病证，多因脾运化水液的功能失常，导致水湿停聚而产生。故《素问·至真要大论》有："诸湿肿满，皆属于脾。"表现也有重浊、黏滞、伤阳阻气等特点，但患者没有受湿病史，四季皆可发生，初起即现内湿症状，可与外湿区分。外感湿邪与内生湿浊虽然形成原因各有不同，但在发病过程中又常相互影响。伤于外湿，湿邪困脾，运化失职，则易形成湿浊内生；而脾阳虚损，水湿不化亦易招致外湿的侵袭。

4)湿性趋下，易袭阴位：湿性属水，有趋下的特性。湿邪致病，症状多见于下部或以下部为重，如水湿引起的水肿一般多是下肢比较明显。此外，淋浊、带下、泻痢、下肢溃疡、男子水疝等病证，也多是由湿邪下注所致。故《素问·太阴阳明论》说："伤于湿者，下先受之。"

知识链接

水 疝

水疝是睾丸或精索鞘膜积液引起阴囊或精索部囊形肿物的一种疾病。 其特点是阴囊无痛无热，皮色正常，内有囊性感的卵圆形肿物。 肾主水，脾运化水湿，先天肾气不足，或肾阳虚衰，水液不能蒸腾气化；或脾阳虚冷，运化乏力，水湿潴留，导致局部水液的正常分泌与吸收功能失调，是产生水疝的基本病因。

(5)燥邪:凡具有干燥、收敛特性的外邪,称为燥邪。燥为秋季主气,秋有初秋和深秋的不同,初秋尚有夏之余温,故称为温燥;深秋天气转凉,故称为凉燥。清代医家费伯雄在《医醇义》中说:“初秋尚热则燥而热,深秋既凉则燥而凉。”燥邪致病的证候表现与自然界的干燥现象相类似。凡久旱无雨、气候干燥,则容易发生燥邪为患。

1)燥性干涩,易伤津液:干,即干燥;涩,即涩滞不畅。燥邪侵犯人体,最易损伤人体津液,出现各种干燥、涩滞的症状,如口干唇燥、鼻咽干燥、皮肤干燥甚至皲裂、毛发干枯不荣、小便短少、大便干结等。故《素问·阴阳应象大论》说:“燥胜则干。”

2)燥易伤肺:肺为娇脏,喜润而恶燥,肺主气司呼吸,开窍于鼻,外合于皮毛。燥邪伤人多从口鼻而入,最易损伤肺津,肺失清润,影响肺气的宣发和肃降,甚至损伤肺络,就会出现咳呛气逆、干咳少痰或痰黏难咯,甚至痰中带血等症状。另外,由于肺合大肠,燥邪可通过此途径影响到大肠,而致大肠失润,出现大便干结难下的症状。

(6)火(热)邪:凡具有火之炎热升腾等特性的外邪,称之为火(热)邪。火邪与热邪的本质都是阳盛,故往往火热并称。一般认为热为火之渐,火为热之极,两者在程度上有所不同;热邪多由外感,而火邪多由内生。此外,感受风、寒、暑、湿、燥等外邪,在一定条件下也可以化火,故有“六气皆从火化”之说。

1)火(热)为阳邪,其性炎上:火(热)与寒性质相对,有温热的特性,故为阳邪。炎,即炎热,《素问·阴阳应象大论》说:“阳胜则热”,故火(热)伤人,常见一派热象,如高热、恶热、面红目赤、大汗出、烦渴、小便短赤、大便干结、脉洪数等。上,即向上。火性升腾,故火热证候以头面官窍更为突出,如头痛、目赤、鼻衄、耳鸣、牙痛、咽喉肿痛、口舌生疮糜烂等。

2)火(热)性燥灼,易伤津耗气:火(热)为阳邪,有温热的特性,既可直接消烁津液,又可以蒸腾津液外泄,故火邪致病除有热象外,常伴有口渴多饮、咽干唇燥、小便短赤、大便干结等阴津耗伤症状。由于阴津耗伤,并伴有热感,所以人体的分泌物和排泄物会变得黄而稠,如鼻涕黄稠、目眵黄浊、小便黄混、疮疡脓水黄稠、带下黄赤等。另外,由于热邪迫津外泄,导致气随津脱,所以在有热象、津亏的同时,会有少气懒言、神疲乏力的气虚之证候。正如《素问·阴阳应象大论》所说“壮火食气”,壮火,即火热之邪;食气,即耗气。

3)火(热)性急迫,易生风动血:火性急迫,主要体现在其致病具有发病急骤、传变迅速的特点。如外感温热病,热势较盛者,能迅速导致神志昏迷;火易生风,即易致风动证候。因为火热之邪侵袭人体往往会燔灼肝经,劫耗津血,肝之筋脉失于濡养而出现:高热、神昏谵语、四肢抽搐、两目上视、颈项强直、角弓反张等症状,我们称此为“热极生风”。火易动血,即易致出血。火热亢盛,灼伤脉络,迫血妄行,则易引起各种出血,如吐血、衄血、便血、尿血、皮肤斑疹以及妇女月经过多等。

4)火(热)邪聚结,易致肿疡:肿疡,是皮肤、黏膜发生红肿热痛或溃烂的病症,如咽喉肿痛、口舌生疮及疖、疔、丹毒等,这是由于火热之邪停聚局部,导致局部血败肉腐而形成。这些病症均同时伴有舌红、脉数等热性体征。

5)火(热)性躁动,易扰心神:心为火脏,阴阳属性为阳中之阳,同气相求,火(热)性躁动,易扰心神。其轻者可致心神不宁、心烦、失眠、多梦;重者可出现狂躁不安、神昏谵语等症。

知识链接

内　火

内火,是体内阳盛有余或阴虚阳亢而产生的一类证候,多为脏腑阴阳气血失调或五志化火而引起。其中阳盛者为“实火”,具有上述外火的各种致病特点,主要是脏腑功能活动过亢,如心火亢盛,可见心烦失眠、口舌糜烂;肝火上炎有目赤肿痛、口苦、急躁易怒;胃火炽盛有消谷善饥、牙龈肿痛等症状。阴虚者为“虚火”,是阴虚而生内热、热极化火所致,主要症状是两颧潮红、骨蒸潮热、心烦不眠、盗汗、舌红苔少或光剥无苔、脉象细数等。内生之火可招致外火,而外火亦能引动内火,如素体阳盛或阴虚者,感受六淫之邪后,常可使邪气从阳化火;外火侵袭,易伤津耗液,导致阴虚生内热、热极化火。

六淫各自的性质和致病特点总结归纳如表7-1:

表7-1　六淫各自的性质和致病特点归纳简表

六淫	性质	致病特点
风邪	阳邪	性开泄,易袭阳位;善行数变;主动;为百病之长
寒邪	阴邪	伤阳;性凝滞,主痛;主收引
暑邪	阳邪	炎热;性升散,伤津耗气;多夹湿邪
湿邪	阴邪	阻遏气机;性重浊;黏滞;趋下,易伤阴位
燥邪	阳邪	性干涩,伤津;易伤肺
火(热)邪	阳邪	炎上;伤津耗气;生风动血;易致肿疡;易扰心神

(二)疠气

1. 疠气的基本概念　疠气是一类具有强烈传染性的外感病邪。在中医文献中,疠气又称为“戾气”“疫气”“疫毒”“异气”“毒气”“乖戾之气”等。疠气所引起的疾病称为“瘟病”“疫病”“瘟疫病”等。

疠气是外来的致病因素之一,但它不同于一般六淫之邪,是一种传染性很强的致病邪气。疠气可以通过饮食、空气、蚊虫叮咬等途径使人发病。如近些年出现的非典、甲型H1N1流感、禽流感等都是疠气所引起的疾病。

2. 疠气的致病特点　具有传染性强、一气一病、发病急骤等特点。

(1)传染性强,易于流行:《温疫论》说:"此气之来,无论老少强弱,触之者即病。"可见疠气传染性之强,非一般外来邪气。《温疫论》更提出:"夫温疫之为病,非风、非寒、非暑、非湿,乃天地间别有一种异气所感。"疠气可通过不同的流行途径使人发病,既可小面积扩散,也可以大面积流行。

(2)一气一病,症状相似:疠气种类繁多,但一种疠气引起一种疫病,其临床症状基本相似,所以《素问·刺法论》有:"无问大小,病状相似。"如2003年暴发的非典,多表现为发热、乏力、头痛、肌肉关节酸痛等全身症状和干咳、胸闷、呼吸困难等呼吸道症状,所以"众人之病相同"。

(3)发病急骤,病情危笃:一般来说,疠气多属于热毒邪气,其性疾速,且常兼挟毒雾、瘴气等共同致病,故其侵袭人体后发病急骤,而且病势凶险,病情危重,发病后常常出现发热、神昏、生风、动血等危重证候。如《瘟疫论·杂气论》说:"疫气者……为病颇重……缓者朝发夕死,急者顷刻而亡。"

3. 疠气形成和疫病流行的因素　与气候变化、环境因素、预防措施及社会因素等有关。

(1)气候反常:自然界气候的反常,尤其是一些灾难性的天气,如大旱、大涝等。这种天气最易酿生疠气,进而导致流行,所谓"大灾之后,必有大疫"。

(2)环境卫生:环境卫生不好,如饮食、空气等受到污染,非常容易滋生疠气,更易造成其流行。

(3)未及时预防隔离:疠气所引起的疫病,本就易于流行,如果这时预防隔离工作做得不好,就容易导致其大面积流行。

(4)社会因素:社会因素对疠气的发生与疫病的流行也有较大的影响。战乱和灾荒年代,社会动荡不安,人们的工作环境恶劣,生活极度贫困,卫生防疫条件落后等,则易导致疫病的发生和流行。反之,若社会安定,防疫措施得力,卫生设施齐全,疫病即能得到有效预防与控制。

二、内伤病因

内伤病因是指因人的行为或情志不循常度,超过了人体自身的承受和调节范围,直接损伤脏腑而发病的致病因素,主要包括七情内伤、饮食失宜、劳逸失宜等。

(一)七情内伤

七情,即喜、怒、忧、思、悲、恐、惊七种情志变化,它是机体对外界信息刺激作出的不同的情绪反应。如果将七情分属于五脏,那么怒、喜、思、悲(忧)、恐(惊)分别归属于肝、心、脾、肺、肾,称为五志。人的情志变化是很复杂的,它一方面取决于外来刺激的性质和强度,另一方面还决定于人体本身的适应和调节能力。通常情况下,七情属于人体正常的情志活动,在人体生理活动所能调节的范围内是不会导致疾病发生的。但是突然、强烈或长期持续的不良情志刺激,超过人体的生理、心理承受能力,引起脏腑气血功能紊乱,就会导致疾病的发生,这时七情就成为一种致病因素。中医学非常重视情志活动对疾病的影响,认为精神因素也是重要的致病因素,不过它的致病方式不同于"外感六淫",六淫主要是从口鼻或皮毛侵入人体,引起的是外感类的疾病;而七情则是直接影响脏腑而发病,引起的是内伤性疾病,所以又称"内伤七情"。七情致病主要有以下三个特点:

1. 直接伤及脏腑　情志活动是外界信息刺激机体,由五脏精气所化生,所以情志活动是以五脏精气作为其物质基础，两者之间有着不可分割的关系。正如《素问·阴阳应象大论》所说："人有五藏化五气，以生喜怒悲忧恐。"心主喜，过喜则伤心；肝主怒，过怒则伤肝；脾主思，过思则伤脾；肺主忧，过忧则伤肺；肾主恐，过恐则伤肾。但在临床上却并非如此绝对，因为人体是一个有机的整体，如心为五脏六腑之大主，故七情致病，首先容易损伤心神。《灵枢·口问》提到："……心者，五藏六腑之主也……故悲哀愁忧则心动，心动则五藏六腑皆摇。"另外，心主血脉又主神志；肝藏血而主疏泄，调畅气机；脾主运化，为气血生化之源，气机升降的枢纽，所以临床上，七情致病以心、肝、脾三脏最为多见。

2. 影响脏腑气机 脏腑之气的运动变化，在情志活动中发挥着非常重要的作用，故七情致病常影响脏腑气机，导致气机失常，气血运行紊乱。

(1)怒则气上：气上，气机上逆之意。肝在志为怒，过度愤怒，可使肝气上逆，同时血随气逆，出现面红目赤、头晕头痛，甚至呕血或突然昏倒等症。

(2)喜则气缓：气缓，心气弛缓之意。心在志为喜，过喜或暴喜，使心气涣散，神不守舍，表现为精神不能集中，甚至精神错乱、狂言妄动。

(3)思则气结：气结，脾气郁结之意。脾在志为思，思虑、劳神过度，使脾气郁结，中焦气机升降失常，致食欲减退、脘腹胀满、肌肉消瘦等症。另外思发于脾而成于心，思虑过度还会出现心烦失眠等症。

(4)悲忧气消：气消，肺气消耗之意。肺在志为忧，过度悲伤忧愁，容易消耗肺气，出现精神不振、气短乏力等症。

(5)恐则气下：气下，精气下陷之意。肾在志为恐，恐惧过度，可伤及肾气，肾气不固，出现二便失禁等症；若恐惧不解，肾精不固，可发生遗精、滑精等症。

(6)惊则气乱：气乱，心气紊乱之意。是指突然受惊，心胆之气紊乱，神无所归，心无所倚，虑无所定，惊慌失措，心悸不已。

课堂活动

请同学们联系本堂课所学习内容，分析：范进中举后为何精神失常？ 其丈人胡屠户打了他一巴掌后，为何又使其恢复了神志？

3. 影响病情 由于七情而导致的疾病病情，与精神活动有紧密的联系。如肝气失调而出现的梅核气，患者咽中如有异物，吐之不出、咽之不入，病情随情绪变化非常明显，当情绪愉悦时，症状减轻甚至消失；情绪不良时，症状加重。即使不是由七情引起的疾病，与情志之间关系也很密切。一方面，良性的情志变化，有利于病情的恢复；而另一方面，情志抑郁或遇精神刺激，往往会使病情突然加重，或发生急剧变化。如心脏病患者可因剧烈情志波动，出现心绞痛、心肌梗死，甚至猝然死亡。所以，保持患者的情绪稳定，有利于疾病的治疗和康复。

临床治疗七情所致疾病的过程中，在药物治疗的同时，应特别注意做好患者的思想工作，帮助患者放下精神包袱，以增强治疗效果。有时甚至不用药物，利用七情的五行相克原理，也能治愈疾病，如以悲胜怒、以恐胜喜、以怒胜思、以喜胜忧、以思胜恐等。这是中医特有的心理疗法，使用得当，确有良效。

案例分析

案例

王某，女，一月前，因与同事争吵，致咳逆阵作，咳时面赤，头晕，咽干，常感觉痰滞咽喉，咯之难出，咽之不下，量少质黏色黄，咳时引胸胁胀痛，口干苦，苔薄黄少津，脉弦数。请对患者所患病证的发病原因进行分析。

分析

该患者发生病证的起因是与同事争吵，随之而出现咳逆等症状表现。因争吵的刺激导致情绪失控，暴怒而伤肝。怒则气上，使肝气升发太过，气火上逆，循经犯肺，肺失肃降而致咳逆阵作。肝经气火内郁，热壅气滞，则胸胁灼痛。肝火上炎，可见头晕、面赤。热蒸胆气上溢，故觉口苦。津为火灼，炼液为痰，故痰黄黏量少，痰滞咽喉，咯之难出，咽之不下，舌红苔薄黄少津，脉弦数，为肝经实火内炽之征。

（二）饮食与劳逸失宜

饮食、劳作和休息是人类维持健康、赖以生存的必要条件。它们之所以成为致病因素，是因为饮食不正常，生活无规律，劳逸不得当。

1. 饮食失宜 饮食是人类生存不可缺少的条件之一，饮食物所化生的水谷精微是人体化生气血、维持生长发育、完成各种生理功能、保证生命生存和健康的物质基础。正常合理的饮食，是人体维持气血阴阳的主要来源，若饮食失宜，则可导致多种疾病的发生。临床上饮食失宜主要有以下几种情况：

（1）饥饱失度：饮食以适量为宜，过饥过饱均可引起疾病。

1）饮食不足：长期摄食不足，可使气血生化乏源，造成气血亏虚，表现为形体消瘦、面色少华、全身虚损、乏力等症状。同时，由于正气虚弱而容易受邪，变生他病。正如《灵枢·五味》所说："故谷不入，半日则气衰，一日则气少矣。"

2）饮食过量：食入过量，超过了脾胃的承受能力，则"饮食自倍，肠胃乃伤"；或素体虚弱，脾胃气虚，食入虽不多，但不能全部消化，而使饮食停滞，形成食积，表现为脘腹饱胀疼痛、厌食、嗳腐吞酸、吐泻酸臭等症。食积过久，可郁而化热，或聚湿生痰，小儿病证中常形成"疳积"，可见面黄肌瘦、肚腹胀满、手足心热等症。

（2）饮食无时：按固定时间，有规律地进食，可以保证脾胃纳运功能有节律地进行并协调配合，则水谷精微化生有序，并有条不紊地输布全身。自古以来，就有一日三餐，"早饭宜好，午饭宜饱，晚饭宜少"之说。若饮食无时，亦可损伤脾胃，而变生他病。

（3）饮食不洁：饮食不洁是指食用不清洁、变质或有毒的食物。进食不清洁食物，是发生胃肠疾病、肠道寄生虫病等的主要原因。误食腐败变质或被毒物污染的食物，还可引起食物中毒，出现突发性的剧烈腹痛、吐泻等，重者还可出现昏迷或死亡。

（4）饮食偏嗜：饮食物有着不同的营养成分，而且还具有寒、热、温、凉和酸、苦、甘、辛、咸等不同性味,对于机体也就起着不同的作用。因此,饮食要合理搭配、寒温适宜,才能起到全面营养人体的作用。如果偏嗜某一方面的食物,就容易引起部分营养物质缺乏或机体阴阳的偏盛偏衰,从而发生疾病。如偏嗜辛辣,易使肠胃积热,大便干燥或发生痔疮下血等症;过食肥甘厚味,能助湿、生痰、化热,或酿成疖肿疮疡等症;好食生冷,易损伤脾阳,而使脾胃虚寒、寒湿内生,发生腹痛、泄泻等症。此外,小儿偏食更易造成营养不良,影响生长发育。

2. 劳逸失度 适当的劳动可以舒筋活血,增强体质;而适度的休息可以缓解疲劳,恢复体力和脑力。劳逸结合,是保证人体健康的必要条件;若劳逸失度,就会破坏人体正常的生命规律,而成为致病因素,使人发病。劳逸失度,包括过度劳累和过度安逸两个方面。

(1)过劳:包括劳力过度、劳神过度和房劳过度三个方面。

1)劳力过度:因长时间地从事繁重或超负荷的体力劳作,则易耗气伤形而积劳成疾,也称“形劳”。其致病特点一方面可以损伤脏腑的精气,导致脏腑功能减退,而肺主一身之气,脾为生气之源,所以劳力过度尤其容易损耗脾肺之气,出现气短乏力、懒于言语、自汗等症;另一方面,劳力过度容易损伤形体,即劳筋伤骨。正如《素问·宣明五气》所说:“久视伤血,久卧伤气,久坐伤肉,久立伤骨,久行伤筋。”

2)劳神过度:因思虑太过,或长期用脑过度而积劳成疾,又称“心劳”。劳神过度易耗伤心血,损伤脾气,导致心脾两虚之证,出现心悸、健忘、失眠、多梦以及纳少、腹胀、便溏、形体日渐消瘦等症。

3)房劳过度:因房事太过或早婚、妇女产育过多等,耗伤肾中之精气而致病,又称“肾劳”。房劳过度可见腰膝酸软、头昏、耳鸣、健忘、神疲乏力等症,男子还可有遗精、阳痿和早泄;女子有月经不调、经闭、带下等症。

(2)过逸:是指过度安逸。人体如果长期缺乏体力活动,可使气血运行不畅,脾胃功能减弱,抵抗力降低,出现食欲不振、精神疲倦、筋骨柔弱、肌肉痿软等症,还可继发其他病症。长期懒于动脑,就会出现记忆力减退、反应迟钝等症。

三、病理产物性病因

在疾病发展的过程中形成的病理产物,如果没有被及时消散、吸收或排出体外而停留在机体内,就会成为致病因素,再次导致机体发病,这种病因称之为病理产物性病因或继发性病因。常见的病理产物性病因有痰饮、瘀血、结石等。

(一)痰饮

1. 痰饮的基本概念 痰饮是人体水液代谢障碍所形成的病理产物。痰饮包括“痰”和“饮”两大类。其中质地较稠厚者为痰,质地清稀淡薄者称饮。

“痰”又可分为有形之痰和无形之痰。其中有形之痰是指视之可见、触之可及、闻之有声的痰,如咳嗽的痰液、呕恶的痰涎等。无形之痰是指视之不见、触之不及、闻之无声的痰。无形之痰虽然看不见实质性的痰液,但表现出有形之痰的证候特征,用化痰药治疗可以奏效。如眩晕、癫狂等病症。所以中医是通过临床证候来分析判断的。一般以苔腻、脉滑为重要的临床特征。

“饮”,根据其停留的部位不同,又分成了悬饮、支饮、溢饮、痰饮。其中悬饮是指饮停胸胁,咳唾引痛;支饮是指饮停膈上,咳喘不得卧;溢饮是饮溢肌肤,肌肤肿胀,身痛而重;痰饮是饮停肠间,肠间有沥沥水声。

由于痰和饮均为津液代谢障碍所形成,很难截然分开,故常统称为“痰饮”。

2. 痰饮的形成 凡是能引起水液代谢障碍的原因,都可能导致痰饮的形成。在水液代谢的过程中,肺、脾、肾、肝、三焦是参与水液代谢最为重要的几个脏腑。其中肺在上,主通调水道,为水之上源;脾在中焦,主运化水湿,是水液代谢的枢纽;肾在下,主水,为水脏,其蒸腾气化作用是水液代谢的总动力;肝主疏泄,可以调畅气机,进而推动水液的运行;三焦主决渎,是水液运行的通道。所以,若外感六淫,或七情内伤,或饮食不节等原因,导致这些脏腑功能失调,气化不利,水液代谢障碍,水液停聚而成痰饮。

3. 痰饮的致病特点 痰形成以后,可随气流行,外达筋骨皮肉,内至五脏六腑,全身各部无处不到;饮形成以后,多停留在胸胁、膈上,流入胃肠或泛滥肌肤,引起不同的病症。其致病特点表现如下:

(1)阻滞气机,阻碍气血:痰饮为有形实邪,一旦形成即可阻滞气机,影响脏腑气机的升降;又可流注经脉,阻碍气血的运行。

(2)致病广泛,变化多端:痰饮可随气的升降无处不到,外达肌肤腠理,内至五脏六腑,所到之处即会发生相应病症。如饮停留于肺,使肺失宣降,出现胸闷、咳嗽、喘促等;水湿困阻中焦脾胃,可见脘腹胀满、恶心呕吐、大便溏泄等;若痰浊流注于经络,则易使经络阻滞,气血运行不畅,出现肢体麻木、屈伸不利,甚至半身不遂等,故有“百病皆由痰作祟”之说。

(3)病情缠绵,病程较长:痰饮由水湿停聚而成,有湿之黏滞的特性,故痰饮为患,多病程较长,缠绵难愈或反复发作,治疗困难。

(4)易于蒙蔽神明:痰饮为浊物,尤易蒙蔽清窍,扰乱神明,出现一系列神志异常的病证。如痰迷心窍、痰火扰心所致的癫、狂等病证。

(5)舌象、脉象特点:舌象为腻苔或滑苔,脉象多见滑脉、弦脉。

(二)瘀血

1. 瘀血的基本概念 瘀血是指体内血行障碍、血液凝聚所形成的病理产物。它既包括离经之血,又包括阻滞于血脉或脏腑内运行不畅的血液。

2. 瘀血的形成 血液的正常循行主要与心、肺、肝、脾等脏的功能正常,气的推动与固摄作用,脉道的完整与通利,血的质量与寒热等因素密切相关。凡能影响血液正常运行,引起血行不畅,或致血离经脉而瘀积的内外因素,均可导致瘀血的形成。主要概括为五个方面:

(1)气虚致瘀:气的推动和统摄作用保障血液正常循行同时又不溢出脉外,若气虚则会出现推动无力而血行障碍或统摄无力而血溢脉外。

(2)气滞致瘀:气属阳,主动;血属阴,主静。血液运行的前提是气的运行,气为血之帅,气行则血行。如若出现气滞,即可出现血瘀。

(3)血寒致瘀:血得温则行,得寒则凝。感受外寒,或阳虚内寒,均可使血液凝涩,运行不利而成瘀。正如《医林改错》所说："血受寒则凝结成块。"

(4)血热致瘀：热邪一方面可以迫血妄行，导致血液溢出脉外而成离经之血；另一方面也可以煎熬血液，使血液变得浓稠而运行不畅。正如《医林改错》所说："血受热则煎熬成块。"

(5)出血致瘀：各种外伤如跌打损伤、负重过度、金刃所伤、手术创伤等，致使脉络破损，使血离经脉；或脾不统血，肝不藏血而致出血；或妇女经血不畅，所出之血不能及时排出或消散，积滞于体内则成瘀血。

知识链接

瘀血和血瘀

瘀血和血瘀的概念有所不同，瘀血是指血行障碍、血液凝聚所形成的病理产物，是一种物质，属病因学概念；血瘀是指血液运行不畅或瘀滞不通的病理状态，是一种状态，属病机学概念。

3. 瘀血的致病特点 主要有以下症状表现特征。

(1)疼痛：瘀血阻塞经脉，不通则痛。疼痛的特点呈刺痛或绞痛，部位固定不移，痛处拒按，久痛不愈。

(2)肿块：瘀血内阻，凝积不散，多形成肿块；外伤瘀血多形成肿胀。

(3)出血：瘀血阻塞脉络，使气血运行受阻，血不循经而行，导致出血。由瘀血引起的出血，血色紫黯或黑色，或兼夹有血块。常见于妇女月经不调、产后恶露不尽以及胃肠道出血等。

(4)望诊特点：面色黧黑、口唇发绀、肌肤甲错(皮肤粗糙、肥厚、脱屑)、皮肤红点、青筋暴露。

(5)舌象、脉象特点：舌色紫黯或有瘀点、瘀斑，脉象细涩、沉弦或结代脉。

四、其他病因

(一)外伤

外伤包括金刃枪伤、跌打损伤、烧伤、冻伤、持重、努伤以及虫兽所伤。外伤轻者损伤皮肉，引起瘀血肿痛、出血等；重者关节脱臼或筋伤骨折，甚至伤及内脏，引起生命危险。如果复有外邪从创口侵入，还会使病情更加复杂或恶化。虫兽所伤，若系毒蛇、毒虫或疯狗咬伤，毒邪入里，可引起不同程度的中毒症状。

(二)寄生虫

寄生虫留滞体内可导致多种临床症状，中医学统称为虫证。虫证常见于小儿，多由饮食不洁，虫卵随饮食入口所致，有的寄生虫还能直接从皮肤侵入人体。现将几种常见肠道寄生虫的致病特点分述如下：

1. 蛔虫 蛔虫又称"长虫""蚘虫"，蛔虫病主要是由于饮食不洁，虫卵随饮食入口所致。蛔虫病多见脐周腹痛，时发时止，常伴有面色萎黄、寐时磨牙，或大便排出蛔虫，或腹部触及条索状虫块等症状。有时蛔虫钻入胆道，可见脘腹剧痛、吐蛔、四肢厥逆等症。

2. 钩虫　钩虫多与接触被钩虫污染的泥土或水而感染。钩虫致病，初起可见手足皮肤瘙痒、喉痒、胸闷、咳嗽等症；继而出现脾胃纳运失常的症状，如腹胀、便溏以及嗜食异物（生米、泥土、木炭等）；后期气血亏虚可见面色萎黄或虚浮、体倦乏力、心悸气短、唇甲色淡，甚则周身水肿等症。

3. 蛲虫　蛲虫主要通过手指、食物污染而感染。蛲虫致病多以儿童为多见，其症状以肛门奇痒，夜间尤甚，睡眠不安为特点。有时夜间在灯光下可观察到肛门周围蠕动的细小白色小虫。久而久之，患者可见胃纳减少、身体消瘦等症状。

4. 绦虫　绦虫又称“白虫”“寸白虫”。多为食用生肉或未熟猪、牛肉而致。绦虫致病，多见腹痛腹泻、食欲亢进、面色萎黄、形体消瘦，在大便中常排出白色的虫体节片。另外，绦虫常因寄生的部位不一而出现不同的病症，如绦虫与湿热痰浊上扰，可致癫痫；绦虫与痰浊积于肌肉筋脉，可见皮下结节。

除上述外，由于医生诊断、治疗失误，或患者自行用药错误，会引发医源性疾病、药源性疾病，这类病因称为医过、药误。还有些疾病是人出生前就已形成，其病因多来自父母，属于先天性致病因素。

点滴积累

1. 病因，就是导致疾病的原因，又称“病邪”，或“邪气”。
2. 六淫是风、寒、暑、湿、燥、火（热）六种外感病邪的总称。其与风、寒、暑、湿、燥、火（热）等六气的区别在于：六淫致病，而六气不致病。
3. 六淫致病具有外感性、季节性、地域性、相兼性和转化性等共同的特点，而各自又分别具有不同的性质和致病特点。
4. 七情是人体正常的情志活动，但当异常的情志活动超出了人体正常的生理调节范围，造成脏腑功能紊乱，就成为致病因素。七情内伤属内伤病因，此外内伤病因还包括饮食失宜、劳逸失度。
5. 痰饮、瘀血和结石都是脏腑功能障碍所形成的病理产物，为病理产物性病因。

第二节　病机

病机，即疾病发生、发展与变化的机制。一般说来，病机包括三个层次。一是基本病机，它是指各种疾病发生、发展、变化的一般规律，如一切病证的发生和转归都可用邪正盛衰来解释；一切病证的实质都可用人体的阴阳失调来概括；一切症状都可以用气血津液失常来说明。所以，中医把邪正盛衰、阴阳失调、气血津液失常等视为基本病机，且阴阳失调是最基本的病机。二是系统病机，它是指每类疾病发生、发展与变化的规律，是基本病机在不同类别疾病中更深入、更具体的展开，如脏腑病病机、六经病病机等。三是症状病机，它是指各种症状发生的机制，如疼痛病机、发热病机等。本节主要讨论基本病机。

一、邪正盛衰

邪正盛衰是指疾病过程中，机体的抗病力与致病邪气之间相互斗争而发生的盛衰变化。其不仅关系着疾病的发生、发展和转归，而且影响着病证的虚实变化。邪气，泛指各种致病因素，简称为邪；正气，是人体的功能活动及其抗病能力、康复能力，简称为正。

（一）邪正盛衰与发病

正气的强弱是人体发病与否的关键；邪气亢盛是发病的重要条件。同一邪气影响不同的人，有人发病，有人却不发病，这是因为不同的人，抵御邪气的能力是不同的，正所谓"正气存内，邪不可干"（《素问·刺法论》）、"邪之所凑，其气必虚"（《素问·评热病论》）。也就是说体内正气强盛则邪气难以侵犯，所以不发生疾病；而当正气不足时，邪气就会乘虚而入引发疾病。但有时邪气过于强盛，即使正气再强盛也会发病，如高温烧伤、高压电流击伤、毒蛇咬伤、枪弹射伤、食物中毒等情况。又如，在某些疫疠流行期间，"无论老少强弱，触之者即发。"（明·吴有性《温疫论》）所以，中医防病既强调正气存内，又重视避其邪气。

（二）邪正盛衰与疾病的转归

一般情况下，正虚的程度与受邪患病的轻重成正比。正气较强的人感受病邪后，正气立即奋起抗邪，病位较浅，病情较轻；而素体正气虚弱的人，往往要病邪侵入到一定程度，正气才被激发，因此病位常较深，病情较重。

邪气与正气是相互制约的一对矛盾，一胜则一负。在多数疾病的早期和中期，邪气较盛而正气未衰，双方力量势均力敌，称为邪正相持。通过激烈的斗争，邪正双方的力量或此消彼长或此长彼消，病势出现不同的发展和转归。

1. 正胜邪退 由于患者素体强壮，或及时得到正确治疗，正气日趋强盛而邪气日益衰退，病情逐渐向着痊愈的方向发展，最后正气彻底战胜邪气，患者恢复健康。这是许多疾病常见的一种转归。

2. 邪去正虚 通过治疗，邪气被驱除，但正气大伤，有待恢复，这种状态多见于重病的恢复期。此时体内虽无邪气，却仍属病态，容易再次受邪。

3. 正虚邪恋 邪正经过激烈斗争，两败俱伤，正气大虚，余邪未尽，致使疾病缠绵难愈。正虚邪恋多见于疾病后期，常使急性病转为慢性病，或使慢性病经久不愈，或遗留某些后遗症。

4. 邪胜正衰 由于患者正气素虚或未及时治疗，或治疗不当，致使邪气亢盛，正气衰弱，机体抗邪无力，病情向恶化或危重方向发展。若不能扭转这种趋势，最终可导致死亡。

（三）邪正盛衰与疾病的虚实变化

疾病发展的过程，就是正气和邪气相互斗争的过程。但斗争中双方的力量不是固定不变的，而是出现此消彼长的盛衰变化。一般来说，正气增长而旺盛，必然促使邪气消退；同样，邪气增长而亢盛，则正气必然受到损耗。随着正邪消长盛衰的变化，形成了疾病的虚实病机。虚和实是相对而言的病机概念，《素问·通评虚实论》所述"邪气盛则实，精气夺则虚"，就是对虚实病机变化的高度概括。另外，在临床上除单纯的虚实病机，还可以形成多种复杂的病理变化，如虚中夹实、实中夹虚、真虚假实、真实假虚等。

1. 实性病机 实,主要指以邪气亢盛为主要矛盾的一种病理反应。在疾病过程中,邪气亢盛而正气未衰,邪正斗争剧烈,临床上表现出一系列亢盛、有余的实性病理变化,即所谓实证。一般情况下,实证多见于外感六淫病的初期或中期阶段,或由痰、食、血、水等有形实邪留滞于体内而引起的痰涎壅盛、食积不化、水湿泛滥、瘀血内阻等病变,亦都属于实证。实证患者多见体质壮实、精神亢奋,或壮热狂躁,或疼痛剧烈而拒按,或声高气粗、二便不通、脉实有力等症。

2. 虚性病机 虚,主要指以正气虚损为主要矛盾的一种病理变化。机体的气、血、津液亏少,脏腑经络的生理功能减退,抗病能力低下,一般邪气也不亢盛,正邪不能激烈相争,难以表现为较剧烈的病理反应,临床多出现一系列虚弱、衰退和不足的虚性病理变化,即所谓虚证。一般情况下,虚证多见于外感疾病的后期、各种慢性消耗性疾病,或大吐、大下、大汗、大失血之后,以及素体虚弱或年老虚损之人。在临床上常见身体瘦弱、神疲体倦、面容憔悴、心悸气短、自汗、盗汗或五心烦热,或畏寒肢冷、脉虚无力等症。

3. 虚中夹实 是指以正虚为主,又兼杂实邪的病理变化。如脾虚患者,由于脾气虚损,运化无力导致水湿之实邪内停。

4. 实中夹虚 是指以实证为主,又兼有正气虚损的病理变化。如湿热之邪蕴结肝胆,导致胆汁泛滥于肌肤形成黄疸。若日久不愈,湿热之邪耗伤肝阴,可出现五心烦热、舌红少苔等症。

5. 真虚假实 是指疾病的本质是虚证,但却表现出一系列类似于实证特点的假象,即所谓"至虚有盛候"。

6. 真实假虚 是指疾病的本质为实证,但却表现出一系列类似于虚证特点的假象,即所谓"大实有羸状"。

二、阴阳失调

阴阳失调,即阴阳之间的协调平衡被破坏。中医学认为,一切疾病的本质都是阴阳失调。人体是一个阴阳的对立统一体,正常的生理状态下,人体的阴阳相互制约,互根互用,在一定范围内相互消长,相互转化,从而维持动态的平衡。若致病邪气破坏了体内的阴阳平衡,造成机体的阴阳偏盛(胜)或阴阳偏衰,则机体即会发生病理改变。

(一)阴阳偏盛

阴阳偏盛,是指阴阳双方中的某一方过于亢盛的病理变化,多由于外感病邪的侵袭引起。

1. 阳偏盛 阳偏盛,即阳胜,是指机体在疾病过程中所出现的阳气偏盛、功能亢进、热量过多的病理状态。多由于感受温热之邪,或感受阴邪从阳化热,或情志内伤、五志过极化火,或因气滞、血瘀、食积等郁而化热所致。临床以热、动、燥为其表现特点,故可见壮热、面红、目赤、舌红、苔黄、脉数等症;阳热日久耗伤阴液,可使阴发生不同程度的偏衰,出现口干舌燥、小便短少、大便干结等症,即所谓"阳胜则热,阳胜则阴病",但矛盾的主要方面是阳盛。

2. 阴偏盛 阴偏盛,即阴胜,是指机体在疾病过程中所出现的阴气偏盛、功能障碍或减退、产热不足,以及病理性代谢产物积聚的病理变化。多由于感受寒湿之邪,或过食生冷,导致阳不制阴,阴寒内盛。临床以寒、静、湿为其表现特点,故可见形寒肢冷、脘腹冷痛、舌淡而润、脉迟等症;阴寒日久损伤阳气,可使阳发生不同程度的偏衰,出现畏寒喜暖、精神萎靡、面色㿠白等症,即所谓“阴胜则寒,阴胜则阳病”,但矛盾的主要方面是阴盛。

(二)阴阳偏衰

阴阳偏衰,是指阴阳双方中的一方过于衰减的病理变化。阴阳任何一方的过衰都会使另一方相对过盛。

1. 阳偏衰　阳偏衰即阳虚,是指机体阳气虚损、功能减退、产热不足的病理状态。阳虚则寒,发生虚寒证,表现为畏寒喜暖、四肢不温、精神萎靡、喜静少动等症。

2. 阴偏衰　阴偏衰即阴虚,是指机体精、血、津液等物质亏损,阴不制阳,导致阳气相对偏盛、功能虚性亢奋的病理状态。阴虚则热,发生虚热证,可表现为五心烦热、潮热盗汗、消瘦、两颧红赤、口燥咽干、尿少便干等。

(三)阴阳互损

阴阳之间还存在着互根互用的关系,如果阴或阳任何一方虚损到相当程度,病变发展影响及相对的一方,则形成阴阳两虚的病证。这就是所谓的“阴损及阳”“阳损及阴”。

1. 阴损及阳　是由于阴液(精血、津液)严重亏损,累及阳气生化不足,或阳气无所依附而耗散,致使在阴虚的基础上又出现了阳虚,形成了以阴虚为主的阴阳两虚证候。

2. 阳损及阴　是由于阳气严重虚损,使阴液生化不足,从而在阳虚的基础上又出现了阴虚,形成了以阳虚为主的阴阳两虚证候。

这种阴阳互损的趋势再继续发展下去,还会出现“亡阴”“亡阳”等危重证候。

知识链接

亡阴与亡阳

亡阴是指机体阴气大量耗失,功能极度衰竭而引发的生命垂危的病理状态。主要表现为大汗欲脱、热而黏手、烦躁不安、口渴欲饮、脉数疾等危证。

亡阳是指机体阳气大量耗失,功能极度衰竭而引发的生命垂危的病理状态。主要表现为面色苍白、四肢厥冷、畏寒蜷卧、精神萎靡、冷汗淋漓、脉微欲绝等危重征象。

(四)阴阳格拒

阴阳双方中的一方偏盛至极,还可能出现阴阳格拒或阴阳转化。阴阳格拒,是指阴阳双方中一方偏盛至极而盘踞于内,将另一方排斥于外,致使阴阳双方不能协调而出现寒热真假的病理变化。

1. 阴盛格阳　当阴寒盛极,壅聚于内,而将阳气排斥于外,致使阴阳不能相互维系,浮阳外越,形成“真寒假热”证,可表现为四肢逆冷、面色苍白、下利清谷、小便清长等真寒之症,但同时面部时现浮红、身热(但欲盖衣被)、脉大无根等假热之象。

2. 阳盛格阴　当阳热盛极,郁闭于内,而将阴气排斥于外,致使阴阳不能平秘透达,形成“真热假寒”证,可表现为烦渴饮冷、面红气粗等真热之症,但同时又出现四肢厥冷(但身热不恶寒)、脉象沉伏等假寒之象。

课堂活动

阴阳失调病机变化主要有哪几方面？ 举出日常生活中你见过的阴阳偏盛的实例。

三、气血津液失常

在疾病过程中，由于邪正斗争的盛衰，或脏腑功能的失调，均可导致气血津液的亏损、运行失常及相互关系失调的病理变化。气血津液的正常状态有两个前提条件：一是要保持充足的量，二是要按一定的规律运行。因此，气血津液失常的类型可分为气血津液不足和气血津液运行失常两方面。

（一）气血津液不足

气、血、津液是脏腑功能活动的产物，每天都在生成，每天又都在消耗，生化不足或耗损太过都会导致气血津液不足，发生气虚、血虚、津液亏虚、气血两虚、气津两虚、津血两虚等证候。

1. 气虚 气虚是指元气不足，功能失调，脏腑功能衰退，抗病能力低下的病理状态。多因先天禀赋不足，或后天失养，或肺、脾、肾脏腑功能失调使气的化生不足；或劳倦内伤、久病不复等而导致气虚。

由于气是构成和维持人体生命活动的基本物质，在体内无处不到，其功能涉及很多方面，所以气虚的表现也十分复杂多样。如气虚卫外不固，机体会易于感受外来邪气；气虚温煦无力，机体会经常怕冷；气虚推动无力，日久机体会出现脏腑的功能减退；气虚固摄无力，会出现自汗、各种慢性出血等。另外脾气虚可见周身倦怠，甚至肌肉痿废不用；肺气虚可见呼吸功能减退，出现气短等症；肾气虚可见生长发育迟缓甚至早衰。

2. 血虚 血虚是指血液不足，濡养功能减退，进而出现脏腑、官窍失养的病理状态。形成的原因：一是失血过多，新血又不能及时生成和补充；二是脾胃虚弱，饮食营养不足，或肾精亏损等导致化源不足；三是久病不愈，或思虑过度等因素而致营血暗耗等，均可导致血虚。

全身各脏腑、经络等组织器官，都依赖于血的濡养，因此血虚时，会出现全身或局部的失荣失养、功能活动逐渐衰退等虚弱的证候。表现为面色、肌肤、唇舌爪甲色淡无华，头晕目眩，心悸怔忡，形体消瘦，或手足麻木，关节屈伸无力，或两目干涩，视物昏花等症。

由于气为血之帅，血为气之母，两者之间关系密切，所以临床上多见气血两虚病证。患者常表现为肌肤、口唇、爪甲的淡白无华及头晕眼花、四肢倦怠、疲乏无力等症。

3. 津液不足 津液亏损不足是指津液在数量上的亏少，进而导致脏腑、孔窍、皮毛等失其濡润滋养，因而产生一系列干燥失润的病理状态。多因燥热之邪，或五志之火，或发热、多汗、烧伤、吐泻、多尿、失血，或过用辛燥之剂等引起津液耗伤所致。

由于津液的功能主要为滋润濡养，故津液的亏损不足常表现为口、鼻、咽喉、皮肤干燥，口渴，甚或形瘦肉脱，目陷，肌肉瞤动，手足震颤等。

(二)气血津液运行失常

1. 气血津液局部停滞 气血津液运行全身,上下内外无处不到,在人体每一局部都有可能发生停滞。

气在局部停滞形成气滞,也叫气郁证,以闷、胀、疼痛为其临床特征;血在局部停滞形成血瘀,有时也叫蓄血证,血瘀出现在不同部位,则各有其特征;津液在局部停滞则形成痰饮、水肿等多种病证。

导致气血津液局部停滞的原因很多,可概括为虚实两类:一是气虚推动无力:气虚时气的运行减缓,甚则在局部发生停滞,津血靠气推动,随气运行,故气滞则津停,气滞则血瘀。二是邪气阻碍气机:六淫、疠气、七情、食积、外伤、瘀血、痰饮等各种邪气侵犯人体,停滞于经络之中、脏腑内外,都会扰乱并阻碍气机而形成气滞,进而引起津停或血瘀。邪气较重或来势过猛,可使某一局部的气血津液同时停滞。

上述两种原因可单独致病,也会同时存在。前者症状较轻,后者症状较重。

2. 气血津液妄行 妄行,即违反正常规律的运行。气、血、津液的妄行表现有同有异,常互为因果,现简述如下。

(1)气的妄行:主要指气的运动方向反常的病理状态。如气逆(气应降反升)、气陷(气应升反降)、气脱(气不内守而外泄)、气闭(气不外达而内闭)。其中气逆、气闭多由气滞继发;气陷、气脱则由气虚进一步发展而成;此外,外伤、瘀血、大汗、大吐、大泻、大出血等也可使气机反常。

(2)血的妄行:主要指出血,即血液溢出脉外或体外。引起出血的原因很多,常见的有气虚、血瘀、血热、外伤等。

(3)津液妄行:主要是指体内津液不正常地流泄体外,如各种原因引起的大汗、大吐、大泻、尿崩等。津液是血液的组成部分,大量出血的同时也使津液大量外泄。津血皆能载气,所以津血妄行都能造成气脱,发生气随血脱、气随津泄、气随液脱等证候。

案例分析

案例

陈某,女,39岁,教师。入寐艰难3个月。患者近8个月来,五心烦热,难以入睡,稍寐即醒,心悸多梦,头晕健忘,腰膝酸软,口干耳鸣,月经不调,舌质红,少苔,脉细数。请对患者所患病证进行病机分析。

病机分析

从上述症状表现来看,该患者入寐艰难的发病病机为心肾阴虚,心肾不交,虚火扰神而致。肾阴虚于下,心火亢于上,心肾不交,心神不安,故心烦不寐,心悸多梦;肾阴不足,脑髓失养,故健忘,眩晕,耳鸣;肾阴亏虚,虚火内扰,津液不能上承,故五心烦热,口干津少;肾阴虚,虚火旺动,月经不调;舌红少苔、脉细数为阴虚火旺之象。

点滴积累

1. 病机，即疾病发生、发展与变化的机制。
2. 基本病机主要包括：邪正盛衰、阴阳失调、气血津液失常。
3. 邪正盛衰，是疾病过程中，机体的抗病力与致病邪气之间相互斗争而发生的盛衰变化。其不仅关系着疾病的发生、发展和转归，而且影响着病证的虚实变化。
4. 阴阳失调是机体阴阳之间失去协调平衡，而出现的阴阳偏盛偏衰等一系列病理变化。
5. 气血津液失常包括气血津液不足及气血津液运行失常等的病理变化。

目标检测

一、选择题

（一）单项选择题

1. 风邪伤人,病变部位不固定是由于(　　)

A. 风为百病之长　　B. 风性主动,动摇不定

C. 风与肝相应,肝病易动　　D. 风性善行

2. 六淫中最易导致疼痛的邪气是(　　)

A. 湿邪　　B. 风邪

C. 燥邪　　D. 寒邪

3. 下列哪一项是湿邪的性质(　　)

A. 其性黏滞　　B. 其性开泄

C. 其性凝滞　　D. 其性收引

4. 寒性凝滞,从而出现各种疼痛症状,其机制是(　　)

A. 损伤人体阳气　　B. 气机收敛,腠理闭塞

C. 耗气伤津,不能濡养　　D. 经脉气血凝结阻滞

5. 饮食所伤主要是(　　)

A. 损伤脾胃　　B. 损伤心脾

C. 损伤肝肾　　D. 损伤脾气

6. 下列哪一项是火、燥、暑共同的致病特点(　　)

A. 生风　　B. 动血

C. 上炎　　D. 伤津

7. 既有季节性特点又不受季节限制,常为外感病之先导的邪气是(　　)

A. 寒邪　　B. 热邪

C. 风邪　　D. 疠气

8. 湿邪、寒邪的共同致病特征是(　　)

A. 易袭阳位　　B. 损伤阳气

C. 沉重重着　　D. 凝滞收引

9. 既是病理产物,又是致病因素的是( )

A. 饮食　　B. 七情

C. 瘀血　　D. 疠气

10. 感受寒邪而致的“中寒”是指( )

A. 寒邪侵入血分　　B. 寒邪直中脏腑

C. 寒邪伤于肌表　　D. 寒邪入中经脉

11. 疠气是指( )

A. 异常气候　　B. 气机阻滞

C. 乖戾之气　　D. 六淫邪气

12. 过思主要影响哪种功能( )

A. 纳气功能　　B. 疏泄功能

C. 藏血功能　　D. 运化功能

13. 下列说法不正确的是( )

A. 温为热之渐,火为热之极　　B. 暑为夏季主气,乃火热所化

C. 火热为病有明显的季节性　　D. 暑为阳邪,其性炎热

14. 下列说法不正确的是( )

A. 怒则气上　　B. 喜则气缓

C. 恐则气下　　D. 思则气消

15. 关于瘀血的形成不正确的说法是( )

A. 可由气虚形成

B. 可由血寒形成

C. 可由气滞形成

D. 由于血得温则行,遇寒则凝,所以血热不会形成瘀血

16. 悲忧过度主要损伤的脏腑是( )

A. 心　　B. 肝

C. 肺　　D. 脾

17. 饮食因素致病,易致聚湿化热生痰的是( )

A. 寒热偏嗜　　B. 偏嗜肥甘

C. 偏嗜辛热　　D. 饮食过饱

18. 下列因素中,易于蒙蔽心神的是( )

A. 瘀血　　B. 积食

C. 结石　　D. 痰饮

19. 区分六淫与六气的关键是( )

A. 暴寒保暖　　B. 气候变化不及

C. 气候变化太过　　D. 是否致病

20. 外邪袭表,无汗的病理是(　　)

A. 阳气不固　　B. 阳气虚弱

C. 阳郁不达　　D. 肌腠闭郁

21. 疾病发生的内在因素是(　　)

A. 邪气偏盛　　B. 正气不足

C. 正盛邪衰　　D. 邪盛正衰

22. 虚实病机的关键(　　)

A. 脏腑失调　　B. 气血失调

C. 阴阳失调　　D. 邪正盛衰

23. "大实有羸状"的病机是(　　)

A. 实中夹虚　　B. 虚中夹实

C. 真实假虚　　D. 真虚假实

24. 下列症状除哪项之外,均是实证的临床表现(　　)

A. 腹痛拒按　　B. 声高气粗

C. 五心烦热　　D. 二便不通

25. 脾虚不运,气不化水,水湿停聚,属于(　　)

A. 真虚假实　　B. 真实假虚

C. 虚中夹实　　D. 实中夹虚

26. 下列不属于虚实错杂的是(　　)

A. 上实下虚　　B. 实中夹虚

C. 表实里虚　　D. 真虚假实

27. 阳盛格阴的病理特点是(　　)

A. 阴胜则阳病　　B. 阳胜则阴病

C. 真寒假热　　D. 真热假寒

28. 下列哪一项不是形成气虚的原因(　　)

A. 先天不足　　B. 后天失养

C. 肝失疏泄　　D. 饮食失调

29. 气逆最常见于哪些脏腑(　　)

A. 心脾肾　　B. 肺脾肾

C. 脾肺胃　　D. 肺肝胃

30. 下列哪项不是导致出血的病机(　　)

A. 脾不统血　　B. 气虚

C. 血瘀　　D. 血寒

（二）多项选择题

1. 六淫中属阴邪的有（　　）

A. 火邪　　B. 暑邪　　C. 寒邪
D. 燥邪　　E. 湿邪

2. 六淫致病的共同特点是（　　）

A. 季节性　　B. 地域性　　C. 单一性
D. 外感性　　E. 相兼性

3. 热邪、暑邪皆有的致病特征是（　　）

A. 均为阳邪　　B. 均挟湿邪
C. 均易致疮疡　　D. 均耗气伤津
E. 均见高热、口渴喜饮、面赤、脉洪大

4. 暑邪致病常出现（　　）

A. 潮热　　B. 汗出　　C. 面赤
D. 关节疼痛　　E. 脉洪大

5. 情志病主要包括的病证有（　　）

A. 外感发病　　B. 狂证　　C. 郁病
D. 癫证　　E. 消渴

6. 劳神过度易伤的内脏是（　　）

A. 心　　B. 脾　　C. 肝
D. 肺　　E. 肾

7. 疠气的致病特点是（　　）

A. 传染性强，易于流行　　B. 阻滞气机，阻碍气血　　C. 一气一病，症状相似
D. 发病急骤，病情危笃　　E. 致病广泛，变化多端

8. 可以导致瘀血的是（　　）

A. 气虚　　B. 气滞　　C. 血寒
D. 血热　　E. 出血

9. 瘀血的病证特点是（　　）

A. 刺痛不移　　B. 夜间痛甚　　C. 肌肤甲错
D. 出血紫黯、有块　　E. 脉涩

10. 痰浊致病可出现（　　）

A. 癫证　　B. 失眠　　C. 肢体麻木
D. 舌苔腻　　E. 梅核气

11. 发病与下列哪些因素密切相关（　　）

A. 正气不足　　B. 正气旺盛　　C. 邪气偏盛
D. 邪气偏衰　　E. 阴阳失和

12. 影响发病的环境因素有( )

A. 时令气候　B. 体质因素　C. 社会因素

D. 精神因素　E. 地域因素

13. 基本病机包括( )

A. 阴阳失调　B. 气血失常　C. 脏腑功能失调

D. 津液失调　E. 邪正盛衰

14. 邪正盛衰可以说明疾病( )

A. 虚实变化的机制　B. 阴阳转化的机制　C. 阴阳格拒的机制

D. 疾病转归的机制　E. 疾病发生的机制

15. 在疾病过程中,其病理状态属邪盛与正衰同时并存的是( )

A. 真虚假实　B. 因虚致实　C. 虚中夹实

D. 实中夹虚　E. 真实假虚

16. 下列与阳偏盛本质一致的是( )

A. 阴虚证　B. 阳虚证　C. 实热证

D. 真热假寒证　E. 阳盛格阴证

17. 下列属于津液输布和排泄障碍的是( )

A. 痰饮内停　B. 湿浊内阻　C. 水液潴留

D. 尿少或无尿　E. 少汗或无汗

18. 下列属于津液不足的症状有( )

A. 口鼻干燥　B. 毛发枯槁　C. 形体消瘦

D. 大汗淋漓　E. 口渴引饮

19. 下列属于气的妄行的是( )

A. 气逆　B. 气陷　C. 气脱

D. 气闭　E. 气虚

20. 下列可以导致津液不足的原因的是( )

A. 发热　B. 多汗　C. 烧伤

D. 吐泻　E. 多尿

二、简答题

1. 六淫致病共同的特点是什么?

2. 为什么说"风为百病之长"?

3. 寒邪的致病特点是什么?

4. 如何理解湿性黏滞?

5. 怎样理解邪正盛衰与发病的关系?

6. 邪正盛衰与疾病的转归主要包括几个方面?

7. 何谓阴阳格拒？包括哪几个方面？表现如何？

三、实例分析

1. 李某，男，18 岁。1 天前打完篮球，汗出脱衣受凉，出现恶寒、无汗、头痛身痛、肢体酸楚、鼻塞流清涕、咽痒咳嗽、痰稀白、口不渴等症。舌苔薄白而润，脉浮紧。患者感受了哪种病邪？根据六淫致病特点解释各个症状发生的机制。

2. 马某，女，40 岁，自述平时食少、纳差，多食油腻后腹胀满不舒。近日参加同学聚会时多食油腻、冷饮，则脘腹畏寒喜暖，胃中有振水声，多次呕吐清水痰涎，入水易吐，口渴不欲饮，心悸，气短，头晕目眩，食少便溏，舌苔白滑，脉弦细滑。患者发病原因是什么？病位在哪儿脏？根据患者发病过程及临床表现阐述饮食失宜的致病特点。

ER-07章习题

（张立峰）

第八章

诊　法

ER-08章PPT

导学情景

情景描述：

扁鹊过虢国，闻虢太子“暴厥而死”，觉得可疑，入宫查看太子“尸体”，“当闻其耳鸣而鼻张，循其两股以至于阴，当尚温也。”断为“尸厥”证，经药、针、熨并用，太子苏。（源自《韩非子·喻老》）

学前导语：

望、闻、问、切是中医临床诊察收集病情资料的四种基本方法，简称四诊。通过医生的视觉、听觉、嗅觉及手指的触觉来诊察捕获患者异常的病证表现，从而察知病情。其中望舌及切脉是中医特有的诊察疾病的手段，具有极高的临床诊断价值。本章我们主要介绍望、闻、问、切四诊的基本方法、临床常见的异常症状及临床意义。

诊法是中医诊察收集病情资料的基本方法。中医诊法的内容主要包括望、闻、问、切四诊。四诊是从各自不同的角度诊察病情，方法虽然各异，但它们相互补充而不能互相取代，在临床运用时，必须将四诊有机地结合起来，才能全面系统地了解病情，为疾病的正确诊断提供依据。

第一节　望诊

望诊是医生运用视觉有目的地观察患者的神色形态、局部表现、舌象，以及分泌物和排泄物的量、色、质变化等内容，以了解健康状况，测知病情的方法。望诊在中医诊断学中被列为四诊之首，中医有“望而知之谓之神”之说。

一、全身望诊

全身望诊，又称整体望诊，是医生对患者的神、色、形、态等整体表现进行观察，以期对病情轻重缓急等获得一个总体印象。

（一）望神

神是人体生命活动的总称，是对人体生命现象的高度概括。望神是医生通过观察人体生命活动的整体表现，以了解患者精气的盛衰，分析病情的轻重，推测疾病的预后转归。

临床根据神的盛衰和病情的轻重，一般可分为得神、少神、失神、假神和神乱等五种表现。

1. 得神 又称“有神”，临床表现为神志清楚、目光明亮、面色荣润、表情自然、肌肉不削、动作自如、反应灵敏、呼吸均匀、语言清晰等，提示正气充足，精气充盛，体健神旺，为健康表现。或虽病而精气未衰，病轻易治，预后良好。

2. 少神 又称“神气不足”，临床表现为精神不振、两目乏神、面色少华、肌肉松软、少气懒言、动作迟缓等，提示正气不足，精气轻度损伤，多见于病情较轻或恢复期的患者，亦可见于平素体质虚弱者。

3. 失神 又称“无神”。包括精亏失神或邪盛失神两种，是重病表现。

（1）精亏失神：表现为精神萎靡、两目晦暗呆钝不灵、面色无华、形体羸瘦、反应迟钝、呼吸微弱、手撒遗尿等。提示正气大伤，精气亏虚，脏腑功能严重衰减，多见于久病、重病患者，预后不良。

（2）邪盛失神：表现为神昏谵语、躁扰不宁、循衣摸床、撮空理线，或壮热神昏、呼吸气粗、喉中痰鸣，或猝然昏倒、两手握固、牙关紧闭等。提示邪气亢盛，蒙蔽心神，机体功能严重障碍，多见于急性患者，亦属病重。

4. 假神 是危重患者出现精神暂时“好转”的虚假表现。临床表现为久病重病之人，本已失神，突然精神转佳、目光转亮、言语不休、想见亲人；或原来语声低微续断，突然语声清亮；或原来毫无食欲，突然食欲倍增，提示脏腑精气极度衰竭，正气将脱，阴阳即将离决。常是重病患者临终前的预兆，即所谓“回光返照”“残灯复明”。

知识链接

假神与病情好转的区别

假神与病情好转的临床表现特点是有区别的。假神的精神暂时“好转”临床表现为突然的、暂时的、局部的症状好转，与整体病情的持续恶化不相符合，甚至相反，历时短暂，随后病情很快恶化；而病情好转则临床表现为渐进的、持续的、多方面的症状好转，并与整体状况的恢复相一致，如神志渐清醒、饮食渐增加、面色渐红润等生命体征的整体转佳。

5. 神乱 即精神错乱或神志异常，多见于癫、狂、痫等患者。

（1）癫证：表情淡漠、寡言少语、闷闷不乐，甚则精神痴呆、哭笑无常等，多由痰迷心窍所致。

（2）狂证：妄言妄动、狂躁不宁、打人毁物、不识亲疏，多由痰火扰心所致。

（3）痫证：突然昏倒、口吐涎沫、两目上视、四肢抽搐、醒后如常的症状，多由痰迷心窍、肝风内动所致。

边学边练

请同学们结合本节课所学内容相互观察对方神的状态，并作以正确判断。方法详见实训一望神基本技能操作实训。

（二）望色

望色，又称“色诊”，是通过观察人体皮肤的色泽变化诊察病情的方法。通过望色可以判断脏腑气血的盛衰，辨别疾病的性质，判断疾病的预后。这里重点讨论的是对面部色泽的望诊。

1. 常色　是指人在正常生理状态时的色泽，其特点是明润、含蓄。明润，即面部皮肤光明润泽，提示人体精充神旺，气血津液充足，脏腑功能正常。含蓄，是指肤色隐现于皮肤之内，而不特别显露，是胃气充足、精气内含而不外泄的表现。如中国人属于亚洲黄种人，正常面色可概括为“红黄隐隐，明润含蓄”。但常因体质禀赋、季节气候不同而略有差异。常色又有主色和客色之分：①主色是人生来就有的基本面色，属个体特征，一生基本不变；②客色是因外界因素（季节、昼夜、气候等）的不同，或生活条件的差别，而略微有相应变化的正常肤色。

2. 病色　是指人在疾病状态时的面部色泽，其特点是晦暗、暴露。常见病色有青、赤、黄、白、黑五种，分别表示不同的病理变化。

知识链接

“五　色　诊”

疾病状态下，皮肤可以表现出不同的色泽变化，主要表现为青、赤、黄、白、黑五色。根据五行属性归类，五色与五脏的对应关系为“青为肝，赤为心，白为肺，黄为脾，黑为肾”，病理性五色分别见于不同的脏腑和不同性质的疾病，故又称“五色诊”。需要注意的是：病理状态下的五色，实际上是以某一种颜色为主的混合色，任何单一之纯青、纯赤、纯黄、纯白、纯黑是不可能见到的，所以临证时需首先判定出患者是以何色为主的病色。

（1）青色：主寒证、痛证、气滞、血瘀和惊风。面色苍白、淡青或青黑，胸腹疼痛，或四肢拘急，畏寒喜暖，多由阴寒内盛所致。面色青灰、口唇青紫、心胸憋闷刺痛、舌淡而青或有瘀斑，多由心阳不振、心血瘀阻所致。小儿眉间、鼻柱、口唇四周发青，多为惊风之先兆。

（2）赤色：主热证。满面通红、发热、口渴尿少、舌红苔黄，多属外感发热或脏腑实热；两颧潮红、微热，伴形体消瘦、五心烦热、舌红少苔、脉细数，多属虚热证。此外，久病、重病之人面色苍白，却两颧泛红如妆、精神萎靡、呼吸短促、舌淡苔白，属于戴阳证，是真寒假热之危重证候。

（3）黄色：主脾虚、湿证。面色淡黄、枯槁不泽，称为萎黄，多由脾胃虚弱、气血不足所致。面黄而虚浮，称为黄胖，多由脾虚不运，水湿内停，泛滥肌肤所致。面、目、尿俱黄，称为黄疸，黄色鲜明如橘皮色者为阳黄，为湿热蕴结肝胆所致；黄色晦暗如烟熏者为阴黄，为寒湿蕴结肝胆所致。

（4）白色：主虚证、寒证和失血证。面色淡白、精神不振、少气懒言，多由气虚所致。面色淡白无华、唇甲色淡者，多属血虚或失血。面色白而虚浮、四肢不温、畏寒喜暖者，多由阳虚所致。

（5）黑色：主肾虚、寒证、水饮和血瘀证。面色黑而干焦，多由肾阴不足，虚火灼阴所致，常伴五心烦热、盗汗、唇舌干燥等。面色黑而暗淡，多由肾阳亏虚，血失温煦所致，常伴畏寒喜暖。眼眶四周发黑、颜面四肢水肿，多由肾虚水泛所致。面色黧黑，肌肤甲错，舌质紫黯或有瘀斑、瘀点等，多由瘀血所致。

（三）望形体

望形体，是观察患者形体的强弱胖瘦、体质形态和异常表现等来诊察病情的方法。

1. 形体强弱　体强表现为胸廓宽厚、骨骼强健、肌肉丰满、皮肤润泽、筋强力壮等，提示内脏充实、气血旺盛、抗病力强；体弱表现为胸廓狭窄、骨骼细小、肌肉瘦削、皮肤枯燥、筋弱无力等，提示内脏脆弱、气血不足、抗病力弱。

2. 形体胖瘦　胖而能食，为形气有余；肥而食少，为形盛气虚；形瘦而能食、有力，无异常表现，非为病态；体瘦颧红、皮肤焦干，属阴血不足，内有虚火；久病卧床不起、骨瘦如柴，为脏腑精气衰竭、气液干枯，多属病危。

3. 体质形态　阴脏人大多体型矮胖、头圆颈粗、肩宽胸厚、身体姿势多后仰，为阳较弱而阴偏旺，患病易从阴化寒；阳脏人大多体型瘦长、头长颈细、肩窄胸平、身体姿势多前俯，为阴较亏而阳偏旺，患病易从阳化热；平脏人大多体型介于前两者之间，为阴阳平衡、气血调匀。

知识链接

“形胜气者夭”“气胜形者寿”

“形胜气者夭”，指形体肥胖而精气不足，表现为精神不振、纳少乏力、机体功能低下，虽胖亦属不健康表现，多非长寿体质。

“气胜形者寿”，指形体虽瘦，但精气充足，表现为精神充沛、神旺有力，亦属健康表现，多为长寿体质。

（四）望姿态

望姿态，是观察患者的动静姿态、体位变化和异常动作以诊察病情的方法。

1. 卧姿　卧时面常向外，躁动不安，身轻自能转侧，多属阳证、热证、实证；卧时面常向里，喜静懒动，转侧不能自如，多属阴证、寒证、虚证。

2. 坐姿　坐而喜仰、喘粗痰多者，多属肺实气逆；坐而喜俯、少气懒言者，多属肺虚体弱；但坐不得卧、卧则气逆者，多属咳喘肺胀或水饮停于胸腹；但卧不得坐、坐则昏眩者，多属气血大虚或夺气脱血。

3. 衰惫姿态　头部低垂、目陷无光者，属精气神明将衰惫之象；后背弯曲、两肩下垂者，属心肺宗气将衰惫之象；腰部酸软疼痛、不能转动者，属肾气衰惫之象；两膝屈伸不利、行则俯身扶物者，属筋衰惫之象；不能久立、行则振摇不稳者，属骨将衰惫之象。

4. 异常动作　睑、唇、指、趾颤动者，属动风先兆或气血不足，筋脉失养；恶寒战栗者，属伤寒欲作战汗或为疟疾；肢体软弱、运动不灵者，多属痿病；关节拘挛、屈伸不利者，多属痹病。

二、局部望诊

局部望诊是在全身望诊的基础上，根据疾病诊断的需要，对患者某一局部进行深入、细致地观察，以推测相应脏腑的病变情况。局部望诊的内容包括望皮肤、头面五官、躯体、四肢、二阴等。

（一）望皮肤

望皮肤色泽形态的异常变化和表现于皮肤的病证，可以诊察脏腑的虚实、气血的盛衰，以判断病邪的性质及疾病的转归。

1. 斑疹 斑和疹都是全身性疾病反映于皮肤的症状，两者虽常常并称，但实质有别。①凡皮肤黏膜出现深红色或青紫色片状斑块，平铺于皮肤，扪之不碍手，压之不褪色者为斑。多因外感温热邪毒、热毒窜络，内迫营血；或脾虚血失统摄；或因外伤等血不循经，外溢肌肤所致。②凡皮肤出现红色或紫红色、粟粒状疹点，高出皮肤，抚之碍手，压之褪色者为疹。常见有麻疹、风疹、瘾疹等。多因外感风热时邪或过敏，或热入营血所致。

ER-8-1
紫斑

ER-8-2
隐疹

2. 水痘 水痘属儿科常见传染病。小儿皮肤出现粉红色斑丘疹，很快变成椭圆形小水泡，顶满无脐，晶莹明亮，浆液稀薄，皮薄易破，分批出现，大小不等，兼有轻度恶寒发热表现，多为外感风热时邪所致。

3. 痈疽疔疮 痈疽疔疮是常见的外科疾患，多发于皮肉筋骨之间。①患部红肿高大、根盘紧束、灼热疼痛者为“痈”，属阳证，多为湿热火毒蕴结，气血凝滞而发；②患部漫肿无头、皮色不变或晦暗、局部麻木、不热少痛者为“疽”，属阴证，多为气血亏虚，阴寒凝滞而发；③患部形小如粟、顶白根硬而深、麻木痒痛者为“疔”，好发于颜面手足，多为外感风热火毒，毒邪蕴结而发；④患部形小而圆、红肿热痛不甚、出脓即愈、症状轻微者为“疖”，多为外感热毒或湿热蕴结而发。

ER-8-3
关于痈疽疔疖的临床病证

（二）望头面五官

1. 望头 头为诸阳之会、精明之府，中藏脑髓，因此，望头可诊察肾、脑的病变和脏腑精气的盛衰。望头主要观察头的形态及动态。

（1）头形：头形的大小异常和畸形，多见于正值颅骨发育期的婴幼儿。头形过大、智力低下者，多属先天不足、肾精亏损、水液停聚；头形过小、智力低下者，多因肾精不足，颅骨发育不良所致。患者头摇不能自主，属肝风内动或老年气血不足、脑神失养。

（2）囟门：囟门突起，称囟填，多属实证，因火邪上攻或脑髓有病，或颅内水液停聚所致；囟门凹陷，称囟陷，多属虚证，因吐泻伤津、气血不足或先天精亏、脑髓失充所致；囟门迟闭，称解颅，多属肾气不足、发育不良，多见于佝偻病患儿。

2. 望发 发黄干枯、稀疏易落者，属精血不足；小儿发结如穗、枯黄无泽者，属疳积；头发稀疏黄软、生长迟缓，甚至久不生发，多因先天不足、肾精亏损所致；突然片状脱发，称为斑秃，为血虚受风所致；青壮年头发稀疏易落或少年白发，多为肾虚或血热，但也有先天禀赋所致者。

3. 望面 颜面水肿者，为水肿病。眼睑颜面先肿、发病较速者为阳水，多由外感风邪、肺失宣降所致；兼见面色白、发病缓慢者为阴水，多由脾肾阳衰、水湿泛溢所致。一侧或两侧腮部以耳垂为中心肿起、边缘不清、按之有柔韧感或压痛者，为痄腮，多为外感温毒之邪所致，多见于儿童，属传染病。

4. 口眼㖞斜 突发一侧口眼㖞斜而无半身瘫痪，患侧面肌弛缓、额纹消失、眼不能闭合、鼻唇沟变浅、口角下垂、向健侧㖞斜者，为风邪中络。若口角㖞斜兼半身不遂者，则为中风病，为肝阳化风、风痰阻闭经络所致。

5. 望目 望目是通过观察目之神、色等方面的变化，以了解脏腑精气盛衰。

ER-8-4

目诊之五轮诊法

(1)目神:黑白分明、精彩内含、神光充沛、视物清晰,是目有神,虽病易治;反之,白睛黯浊、黑睛色滞、失却光彩、视物模糊,是目无神,病属难治。

(2)目色:目眦赤,为心火;白睛赤,为肺热;眼胞红肿湿烂为脾火;全目赤肿、迎风流泪,为肝经风热;目眦淡白为血亏;白睛黄染,是黄疸;目胞晦暗多属肾虚;目眶周围见黑色,多属肾虚水泛或寒湿下注的带下病。

6. 望耳 望耳主要是观察耳的色泽及耳内情况,以诊察肾、胆和全身的病变。如耳轮淡白,多属气血亏虚;耳轮红肿,多为肝胆湿热或热毒上攻;耳轮青黑,可见于阴寒内盛或有剧痛的患者;耳轮干枯焦黑,多属肾精亏耗、精不上荣。小儿耳背有红络、耳根发凉,为出麻疹先兆;耳内流脓水,称为脓耳,属肝胆湿热熏蒸所致。

7. 望鼻 望鼻主要是观察鼻内分泌物和鼻的外形,以了解肺与脾胃的病变。如鼻流清涕,为外感风寒;鼻流浊涕,为外感风热;鼻流浊涕而腥臭,是鼻渊,多因外感风热或胆经蕴热所致。鼻孔干燥,为阴虚内热或燥邪犯肺;鼻内出血,称为鼻衄,多属肺胃蕴热;鼻孔内赘生小肉、撑塞鼻孔、气息难通,称为鼻痔,多因湿热邪毒壅结鼻窍所致。

8. 望唇 望唇应观察其颜色、润燥和形态的变化,以了解脾与胃的病变。如唇色深红,多属热盛;唇色深红而干焦,多属热极;唇色淡白,多属气血两虚;唇色青紫,多属血瘀;口唇樱桃红色,多见于煤气中毒。口唇干枯皱裂,为津液已伤;唇口糜烂,多为脾胃积热、热邪灼伤。小儿口腔、舌上布满白斑如雪片,称为鹅口疮,多为胎中伏热蕴积心脾。

9. 望齿龈 望齿龈是通过观察其色泽、形态和润燥的变化,以了解肾、胃的病变以及津液的盈亏。如齿燥如石,为胃肠热极、津液大伤;齿燥如枯骨,为肾精枯竭、不能上荣。齿龈红肿疼痛,多为胃火上炎;龈腐烂、流腐臭血水者,是牙疳病,多因外感疫疠之邪,积毒上攻所致。

10. 望咽喉 望咽喉是通过观察其色泽形态变化和有无脓点、假膜等,以了解肺、肾、胃的病变。如咽部深红、肿痛明显,属实热证;咽部嫩红、肿痛不显,属肾阴虚、虚火上炎。若咽部一侧或两侧喉核红肿疼痛、溃烂有黄白色脓点,称为乳蛾,为肺胃热毒壅盛;咽部有灰白假膜,拭之不去,重擦出血,很快复生,为白喉,多因外感疫邪所致。

三、望舌

望舌又称舌诊,即观察患者舌质和舌苔变化以诊察疾病的方法。望舌是望诊的重要内容,也是中医的特色之一。

舌与脏腑、经络、气血、津液有着密切的联系。舌为心之苗,望舌可了解人体气血运行的情况,从而反映心主血脉与心主神志的功能。舌为脾之外候,与脾主运化和胃主受纳的功能有关,舌象可反映脾胃的功能状态与全身气血津液的盛衰。其他脏腑组织,通过经络直接或间接同舌产生联系。所以通过观察舌的变化,可以测知脏腑的病变。

古人经过长期的临床实践,舌诊脏腑部位分属示意图总结出舌与相应脏腑的联系,将舌体划分为舌尖、舌中、舌根、舌边四个部分,分别分属于心肺、脾胃、肾、肝胆(图 8-1),以测知相应脏腑的病变。

望舌主要观察舌质和舌苔两个方面。舌体(舌质)是指舌的肌肉脉络组织,为脏腑气血之所荣。舌苔是指舌面上附着的一层苔状物,是胃气上蒸所生。正常舌象的特征为:舌体柔软灵活,舌色淡红明润,舌苔薄白均匀,苔质干湿适中。简称“淡红舌,薄白苔”。

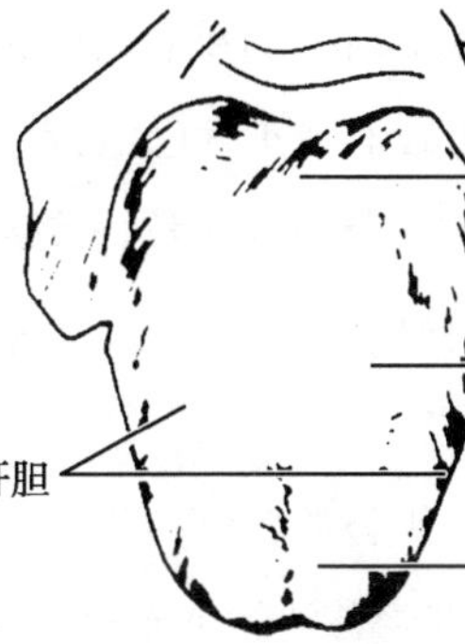

图 8-1 舌诊脏腑部位分属示意图

(一)望舌质

望舌质包括观察舌色,舌的形质、动态及舌下络脉等的变化,以判断脏腑的虚实、气血的盈亏。

1. 望舌色 即望舌体的颜色,一般分淡白、红绛、青紫几种。

(1)淡白舌:比正常舌色浅淡,红色偏少,白色偏多。主气血两虚、阳虚。若舌色淡白、舌体瘦薄者,属气血两虚;若舌色淡白、舌体胖嫩、边有齿痕者,属阳虚水湿内停。

(2)红、绛舌:较正常舌色红,甚至呈鲜红者,为红舌;较红舌颜色更深,或略带暗红色者,为绛舌。红舌主实热、阴虚;绛舌主里热亢盛、阴虚火旺。舌色稍红,或仅舌边尖红,多属外感风热表证初起;舌鲜红少苔,或有裂纹,或红光无苔,为虚热证;舌绛有苔,多属温热病热入营血,或脏腑内热炽盛,绛色愈深,热邪愈甚。

(3)青、紫舌:全舌呈均匀青色或紫色,或舌上局部出现青紫色的斑点者,为青紫舌。主热证、寒证、瘀血证。若绛紫或紫红而干枯少津,多为热毒炽盛所致;若青紫而湿润,多为寒凝或血瘀所致;若舌质紫黯,或局部有斑点,多为血瘀。

2. 望舌形 即望舌体的形状,包括老嫩、胖瘦、裂纹、芒刺等。

(1)老、嫩舌:舌质纹理粗糙、坚敛而不柔软,舌色较暗者,为老舌;舌质纹理细腻、浮胖娇嫩者,为嫩舌。老舌多见于实证;嫩舌多见于虚证。

(2)胖、瘦舌:舌体大于正常、伸舌满口者,为胖舌,多伴有齿痕;舌体比正常瘦小而薄,为瘦舌。胖舌多由脾肾阳虚、水湿痰饮阻滞或心脾热盛所致;瘦薄舌多由气血不足或阴虚火旺所致。

(3)裂纹舌:舌面上出现不规则的裂纹、裂沟,裂沟中无舌苔覆盖者为裂纹舌。裂纹舌多由邪热炽盛、阴液亏虚、血虚不润、脾虚湿侵所致。若舌色淡白而有裂纹者,多为血虚不润;舌色红绛而有裂纹者,多为邪热炽盛或阴虚火旺。有些正常人也可见裂纹舌,无其他症状者,不作病论。

(4)芒刺舌:舌乳头增生、肥大,高起如刺,摸之棘手者为芒刺舌,多由邪热炽盛所致。

(5)齿痕舌:舌体的边缘见牙齿压迫的痕迹,称为齿痕舌,主脾虚或湿盛。

3. 望舌态 即望舌的动态,包括强硬、痿软、颤动、歪斜、吐弄等。

(1)强硬舌:舌体板硬强直、屈伸不利或不能转动以致语言不清者,多为热入心包,或为高热伤津,或为风痰阻络。

(2)痿软舌:舌体软弱无力、转动不便者,多由气血俱虚或伤阴。

(3)颤动舌:舌体震颤抖动、不能自主者,为肝风内动的征象。若舌质红绛而颤动,为热极生风;若舌质淡白而颤动,为血虚生风;若舌绛少苔而颤动,为阴虚动风。

(4)歪斜舌:伸舌时舌体偏向一侧者,多见于中风或中风先兆。

(5)吐弄舌：舌伸出口外者为吐舌；舌微露口外、立即收回，或舐口唇四周、调动不停者为弄舌。吐舌可见于疫毒攻心或正气已绝；弄舌多为动风先兆或小儿智力发育不全。

(6)短缩舌：舌体紧缩不能伸长者为短缩舌，多为病情危重的征象。另外，先天性短缩舌，是舌系带过短，牵拉而使舌不能伸长，称为绊舌，无辨证意义。

(二) 望舌苔

望舌苔包括舌苔的颜色和苔质的变化。

1. 苔色 即舌苔的颜色变化，一般分白、黄、灰黑等几种。

(1)白苔：可为正常舌苔，病中多主表证、寒证。白苔有薄、厚之分，舌面上分布一层薄薄的白苔，透过舌苔可看到舌体者为薄白苔；苔白而厚，透过舌苔不能见到舌体者为厚白苔。若舌苔薄白，兼寒热、脉浮者，为外感表证。苔厚白而腻者，为痰湿或食积内阻；苔白厚如积粉，为秽浊湿邪与热毒相结而成，常见于瘟疫或内痈等病。

(2)黄苔：主里证、热证。根据黄色的深浅不同，分为浅黄、深黄、焦黄。苔色愈黄，表示邪热愈甚。薄黄苔见于风热表证或风寒入里化热。苔黄而质腻，多见于湿热或痰热内蕴，或为食滞化热。

(3)灰黑苔：主热盛或寒盛。灰黑苔包括灰苔和黑苔。灰为黑之淡，黑为灰之浓，两者只是颜色深浅不同。灰黑苔多由黄苔或白苔发展而成，多在病情危重时出现。苔质润燥是判断灰黑苔寒热属性的重要指征，苔灰黑而滑腻者，为阳虚寒盛或痰饮内停；灰黑而干燥、芒刺裂纹者为热极津枯。

2. 苔质 即舌苔的质地，包括厚薄、润燥、腐腻、剥落、真假等变化。

(1)厚、薄苔：舌苔的厚薄以能否见底为标准。透过舌苔能隐隐看到舌质者，为薄苔；不能透过舌苔看到舌质者，为厚苔。用于辨别病邪的盛衰、病势的进退。

薄苔多见于表证，病情较轻。厚苔多由于胃肠积滞或痰湿内阻所致，病位在里，病情较重。舌苔由薄变厚，表示邪由表入里，病情由轻转重，病势进展；舌苔由厚变薄，表示正气胜邪，病情由重转轻，病势退却。

(2)润、燥苔：舌苔润泽有津、干湿适中者为润苔；舌苔干燥少津或无津者为燥苔。用于判断津液的盈亏和输布情况。润苔表示津液未伤；燥苔表示津液已伤。舌苔由润变燥，表示津液渐伤，或津失输布；反之由燥变润，表示热退津复，或饮邪始化。

(3)腐、腻苔：苔质颗粒较粗大、质松而厚、如豆腐渣铺于舌面、揩之可去者为腐苔，多见于痰浊、食积；苔质颗粒较细腻而致密、如油垢紧黏于舌面、揩之不去、刮之不脱者为腻苔，多见于湿浊、食积、痰饮等。

(4)剥落苔：剥落苔有花剥、全剥之分。可测胃气、胃阴之存亡，判断疾病的预后。舌苔部分剥落、剥落处光滑无苔者为花剥苔；舌苔全部剥落、舌面光洁无苔者为全剥，又称镜面舌。花剥表示胃的气阴两伤；全剥表示胃阴枯竭、胃气大伤。

(5)真、假苔：无论苔之厚薄，若紧贴舌面，似从舌里生出者是为真苔，又叫有根苔；若苔不着实，似浮涂舌上，刮之即去，非如舌上生出者，称为假苔，又叫无根苔。真苔表示病邪虽盛，但胃气未衰；假苔表示胃气已衰。

总之，观察舌苔的厚薄可知病的深浅；舌苔的润燥，可知津液的盈亏；舌苔的腐腻，可知湿浊等情况；舌苔的剥落和真假，可知气阴的盛衰及病情的发展趋势等。

（三）舌象分析

一般认为，舌质主要反映脏腑、气血津液的情况；舌苔主要反映邪气的浅深与病证的性质。因此，在临床诊断时，既要掌握舌质、舌苔的基本变化及其主病，也要分析舌质和舌苔的相互关系，进行综合分析。在一般情况下，舌质与舌苔变化是一致的，其主病往往是各自主病的综合。如舌红苔黄而干，主实热证；舌淡苔白而润，主虚寒证。但也有两者变化不一致的情况，如红绛舌白腻苔，红绛舌多见于热盛，而白滑腻苔常见于寒湿内阻，舌质和舌苔反映了热和寒两种病证。分析其成因可能是外感热病，营分有热，故舌红绛，但气分有湿则苔白腻；又有素体阴虚火旺，复感寒湿或痰浊食积，也可见红绛舌白腻苔。因此，需要四诊合参。

ER-8-5

舌诊举隅

边学边练

请同学们结合本节课所学内容相互观察对方舌象（舌质、舌苔），说出其舌象特点，并加以分析。方法详见实训一望舌基本技能实训。

（四）舌诊的临床意义

1. 判断正气的盛衰 气血充盛则舌体红润，气血不足则舌色淡白；津液充足则舌润泽，津液不足则舌干燥。

2. 分辨病位的浅深 病邪轻浅多见舌苔变化，而病邪深重可见舌苔、舌体同时变化。以外感温热病而言，邪在卫分，则舌苔薄白；邪入气分，则舌红苔黄；邪入营分，则舌红绛；邪入血分，则舌色深红或紫黯。

3. 区分病邪的性质 外感风寒，苔多薄白；寒湿为病，舌淡苔白滑；燥热为病，舌红苔燥；瘀血内阻，舌紫黯有瘀斑等。

4. 推断病势的进退 舌苔由白转黄、由黄转焦黑、由润转燥，均提示热邪加甚，津液被耗。反之，苔由厚转薄、由黄转白、由燥转润，提示热邪渐退，津液复生，病情向好的趋势转变。

5. 估计病情的预后 舌荣有神、舌面薄苔、舌态正常者，为邪气未盛、正气未伤，预后较好。舌枯苔无根、舌态异常者，为正气亏损，胃气衰败，病情多凶险，预后差。素体阴虚火旺，复感寒湿或痰浊食积，也可见红绛舌白腻苔。因此，需四诊合参，综合评判。

四、望排出物

望排出物指观察患者的分泌物、排泄物和某些排出体外的病理产物的形、色、质、量的变化以诊断病情的方法。主要包括痰涎、呕吐物、大小便、涕、泪、白带等。一般而言，凡色白清稀者，多为寒证、虚证；凡色黄稠黏者，多属热证、实证。

（一）望痰涎

痰清有泡沫为风痰；痰色白清稀为寒痰；痰多色白，咯之易出多为湿痰；痰黄稠黏为热痰；痰少色黄，不易咯出，或痰夹血丝者是燥痰。咳唾腥臭痰或脓血痰是肺痈；劳瘵久咳，咯吐血痰多为虚火灼伤肺络；多涎喜唾可见于胃寒。

（二）望呕吐物

胃热则吐物稠浊酸臭，胃寒则吐物清稀无臭；食滞则呕吐酸腐；朝食暮吐，暮食朝吐，宿谷不化，称为胃反，多属脾胃阳虚；胃络伤则见呕血；呕吐黄绿苦水，多为肝胆郁热；呕吐清水痰涎，多属痰饮。

（三）望大便

虚寒之证则大便溏薄，实热之证则大便燥硬；便如羊粪为肠燥津枯；大便清稀如水样，属寒湿泄泻；大便黄褐如糜状，溏黏恶臭多为湿热泄泻；小儿绿便有泡多为消化不良或受惊；大便脓血，赤白相杂是下痢；便血色鲜红者是血热，色黑如漆为瘀血内积；先便后血，其色褐黑者，病多在脾胃，又称远血；先血后便，其色鲜红或深红者，病多在大肠与肛门，又称近血。

（四）望小便

小便清澈而长为寒，赤而短少为热；其色黄甚可见于湿热证；黄赤混浊，或偶有砂粒为石淋；混浊如米泔、淋沥而痛是膏淋；尿带血色、热涩刺痛为血淋。小儿尿如米泔，多是食滞肠胃，内生湿热，或为脾虚。

点滴积累

1. 望诊是医生运用视觉有目的地观察患者的神色形态、局部表现、舌象、分泌物和排泄物色质变化等内容，以了解健康状况，测知病情的方法。
2. 望诊包括全身望诊与局部望诊。全身望诊包括望“神色形态”，局部望诊包括望皮肤、头面五官、舌及排出物等。
3. 神的表现可分为得神、少神、失神、假神和神乱；病色有青、赤、黄、白、黑五种。
4. 正常舌象为“淡红舌、薄白苔”。

第二节 闻诊

闻诊是运用听觉和嗅觉辨别患者的声音和气味变化，从而判断正气盛衰、病性寒热和病情轻重的一种诊断方法。

一、听声音

听声音是指听辨患者言语气息的高低、强弱、清浊、缓急变化以及咳嗽、呕吐的特征等，来判断疾病寒热虚实性质的诊断方法。

（一）正常声音

正常声音的特点为发声自然、声调和谐、柔和圆润、语言流畅、应答自如、言与意符。男性多声低而浊；女性多声高而清；儿童声尖而清脆；老人多浑厚而低沉。

（二）病变声音

1. 语声 一般来说，语声高亢洪亮有力，属阳证、实证、热证；语声低微细弱懒言，属阴证、虚证、寒证。如语声重浊，称为声重，属外感风寒或痰浊阻肺。语声嘶哑者，称为喑哑；语而无声者，称为失声。新病喑哑和失声多为实，因外感风寒或风热犯肺所致，即所谓“金实不鸣”；久病多虚，由阴虚火旺、肺肾精气内虚所致，即所谓“金破不鸣”；妊娠后喑哑或失声，多因胞胎阻碍经脉，肾阴精亏虚不能上荣所致，常发生于妊娠晚期，一般不需治疗，分娩后即愈。

太息，又称叹息。指患者情志抑郁、胸胁满闷时发出的长吁或短叹声音的症状，属肝气郁结。

2. 语言 语言的异常多为心神病变。若神志不清、语无伦次、声高有力为谵语，属热扰心神之实证；神志不清、语言重复、时断时续、语声低弱者属郑声，为心气大伤，精神散乱之虚证；患者自言自语、喃喃不休、见人语止、首尾不续的为独语，多因心气不足或气郁痰结所致，可见于癫证、郁证；患者精神错乱、语无伦次、狂躁妄言的为狂语，多因痰火互结，内扰心神所致，常见于狂证、蓄血证；神志清楚而吐字困难或吐字不清者为语謇，为中风先兆或中风后遗症。

（三）呼吸

闻呼吸是诊察患者呼吸的快慢、节律，以及气息强弱、高低、清浊等情况。一般来说，呼吸气粗、疾出疾入，属热证、实证；呼吸气微、徐出徐入，为寒证、虚证。呼吸困难、急迫，张口抬肩，甚则鼻翼煽动者为喘，主要与肺、肾有关。喘分虚实，声高气粗者为实喘；声低气微者为虚喘。呼吸急促似喘，喉间哮鸣者为哮，多由痰饮内伏所致。喘以气息急迫、呼吸困难为主症；哮以喉中哮鸣为特征。

（四）咳嗽

咳嗽是肺失肃降、肺气上逆的一种症状。可根据咳声和痰的色、量、质的变化，来判断疾病的寒热虚实性质。一般来说，咳声重浊有力，多属实证；咳声轻清低微，多属虚证。咳声不扬、痰稠而黄、不易咳出，属热证，多因热邪犯肺所致。干咳无痰或少痰，多因燥邪犯肺或阴虚肺燥所致。咳声短促，呈阵发性、痉挛性，连声不断，咳后有鸡鸣样回声，并反复发作者，称为顿咳（百日咳），多因风邪与痰热搏结所致，常见于小儿。

（五）呕吐

有声有物为呕吐；有物无声为吐；有声无物为干呕。但临证中三者很难截然划分，一般统称为呕吐，皆属胃气不降所致。如吐势徐缓、声音微弱、吐物清稀者，属虚寒证；吐势较猛、声音洪亮、吐出黏痰黄水或酸腐或苦者，属实热证；喷射状呕吐，为热扰神明；朝食暮吐或暮食朝吐，为胃反，属脾胃虚寒。

（六）呃逆与嗳气

呃逆，古称哕，俗称“打嗝”，是胃气上逆、从咽而发的一种不由自主的冲击声，声短而频，呃呃作响。呃声频作、高亢而短、声响有力，为实证、热证；呃声低沉而长、声弱无力，为虚证、寒证。新病呃逆、其声有力，为寒邪或热邪客于胃；久病呃逆不止、声低无力，为胃气衰败之危候。若因饮食刺激而致的短暂呃逆，不为病态。

嗳气古称噫，俗称“打饱嗝”，是胃中气体上出咽喉所发出的声响，其声沉长而缓的症状。若嗳气酸腐，为宿食，属实证；嗳声频作，并与情志变化有关，属肝气犯胃；嗳声低沉断续，属胃虚气逆；嗳声频作、脘腹冷痛，属寒邪客胃。

二、嗅气味

嗅气味，是指嗅辨与疾病有关的气味，包括病室、病体、分泌物、排出物，如口气、汗、痰、涕、二便、经、带、恶露、呕吐物等的异常气味。本章节只简要介绍口气、汗气、痰涕与二便之气。

（一）口气

口气是指从口中发出的异常气味。正常人呼吸或说话时，口中无异常气味，若出现口臭，多属于消化不良或口腔不洁、龋齿等；口中有酸臭之气，多因食积胃肠所致。

（二）汗气

汗气是指汗液发出的气味。汗有腥膻味，多因风湿热久蕴于皮肤所致；腋下随汗散发出阵阵臊臭气味，多因湿热内蕴所致，可见于狐臭病。

（三）痰涕之气

正常情况下，人体排出少量痰和涕，无异常气味。若痰涕黄稠味腥，多属热证；咳吐浊痰脓血、腥臭异常，属于肺痈。

（四）二便之气

小便臊臭，其色黄混浊，属实热证；若小便清长，微有腥臊或无特殊气味，属虚证、寒证。大便恶臭，黄色稀便或赤白脓血，为大肠湿热内盛；小儿大便酸臭，伴有不消化食物，为食积内停；大便溏泻，其气腥者为脾胃虚寒。

点滴积累

1. 闻诊是运用听觉和嗅觉以辨别患者的声音和气味变化，从而判断正气盛衰、病性寒热和病情轻重的一种诊断方法。
2. 听声音主要包括听语声、语言、呼吸、咳嗽、呕吐、呃逆、嗳气等声音；嗅气味主要包括嗅病室、病体、分泌物、排出物等气味。

第三节　问诊

问诊是医生通过对患者或陪诊者进行有目的地询问，了解疾病的发生、发展、治疗经过、现在症状和其他与疾病有关的情况，以诊察疾病的方法。是中医诊察疾病的基本方法之一。

一、问诊的基本方法

一是应选择较安静适宜的环境进行，以免受到干扰。尤其对某些病因不便告人的患者，应单独询问，以使其无拘束地叙述病情。二是宜直接向患者询问，使资料尽量准确可靠。若因病重、意识不清等而不能自述者，可向知情人或伴随者询问，但当患者能陈述时，应及时加以核实或补充。三是要善于抓住主诉，围绕重点，深入询问。既要重视主症，又要注意了解一般情况，全面地收集有关临床资料，以避免遗漏病情。四是使用通俗易懂的语言问询。一般不用医学术语，如心悸、便溏等。

问诊时需要注意：首先，医生要关心体贴患者，态度既严肃认真，又和蔼可亲，切忌有悲观、惊讶的语言或表情，以免给患者带来不良刺激。其次，若患者陈述病情不够清楚，有疑问时，可对患者进行必要提示，但不可凭个人主观意愿去暗示患者，以避免所获病情资料片面或失真。对危急患者应扼要地询问，不必面面俱到，以便迅速抢救患者，待病情缓解后，再进行详细询问。

二、问诊的主要内容

问诊的内容主要包括一般情况、主诉、现病史、既往史、个人生活史、家族史等。询问之时，应根据就诊对象的实际情况，有针对性地进行询问。

（一）一般情况

一般情况包括姓名、性别、年龄、婚否、民族、职业、籍贯、工作单位、现住址等。询问一般情况，一方面是便于联系和随访，另一方面可获得与疾病有关的资料，为诊断、治疗提供一定依据。如水痘、麻疹，多见于小儿；癌病、中风，多见于中老年患者；妇女有月经、带下、妊娠、产育等疾病；长期水中作业者，易患寒湿痹病；疟疾在岭南等地发病率较高，血吸虫病多见于长江中下游一带等。

（二）主诉

主诉是患者就诊时最感痛苦的症状、体征及持续时间。主诉往往是疾病的主要矛盾，常可初步估计疾病的范畴和类别以及病势的轻重缓急。如患者叙述恶寒发热头痛 3 天，即可初步判断为外感。主诉应概括性强，言简意赅。故在众多症状中要抓住 1~3 个主要症状，作为主诉，以主诉为中心询问其部位、性质、时间等，并询问有关兼症和病史，再结合其他三诊资料。

课堂活动

赵某，女性。45 岁，退休工人。患者 8 天前无明显诱因出现尿频、尿急、尿痛，小腹下坠胀满，伴腰膝酸软，尿灼热，自觉乏力，纳少，口干苦，多饮，无发热等症状，大便正常，遂来院就诊。请结合所学知识写出主诉。

（三）问病史

1. 现病史 是指围绕主诉从起病到此次就诊时疾病的发生、发展和变化，以及治疗的经过等三个方面进行询问。

发病情况：主要包括发病时间、原因或诱因，最初的症状及其性质、部位，当时诊断、曾作何处理等。如暴饮暴食之后而致胃脘胀满疼痛者，多属胃有积滞等。

病变过程：可按时间先后进行询问。如某一阶段出现哪些症状，症状的性质、程度有何变化，加剧或缓解方式，病情变化规律等。通过询问病变过程，对了解疾病邪正斗争情况，以及病情发展趋势有重要的临床意义。

诊治经过：是对在其他医院就诊过的患者要询问其之前的诊治情况，如曾作过哪些检查，结果怎样；作过何种诊断，诊断的依据是什么；经过哪些治疗，治疗的效果及反应如何等，以作为当前诊断与治疗的参考。

2. 既往史、个人生活史及家族史 既往史又称过去病史，包括既往健康状况、既往疾病史、预防接种史、药物或其他物品的过敏史、手术治疗史等;个人生活史,主要包括生活经历、精神情志、生活起居、饮食嗜好、婚姻生育史等;家族史,是患者直系亲属的健康和患病情况等。询问家族史,可帮助诊断遗传性疾病和传染性疾病。

三、问现在症状

问现在症状是询问患者就诊时所感受到的痛苦和不适,以及与病情相关的全身情况。

现在症状是疾病现阶段病理变化的客观反映,是医生诊病、辨证的主要依据。明代医学家张景岳在总结前人问诊要点的基础上写成了《十问歌》,后人略作修改补充为:"一问寒热二问汗,三问头身四问便,五问饮食六胸腹,七聋八渴俱当辨,九问旧病十问因,再兼服药参机变,妇女尤必问经期,迟速闭崩皆可见,再添片语告儿科,天花麻疹全占验。"

(一)问寒热

问寒热是指询问患者有无怕冷或发热的感觉,是问诊的重点内容。

寒有恶寒、畏寒之分。恶寒是患者自觉怕冷,加衣被或近火取暖不缓解,常见于表证;畏寒是患者身寒怕冷,加衣被或近火取暖能缓解,常见于虚寒证。热即患者自觉发热,表现为体温高于正常者或患者虽体温正常,但自觉全身或某一局部发热,如五心烦热等。

临床常见的寒热症状有恶寒发热、但寒不热、但热不寒、寒热往来四个类型。

1. 恶寒发热 指患者恶寒与发热同时出现,见于外感表证,多由于外邪侵袭肌表,正邪相争所致。在外感病中,恶寒是主症,恶寒是发热的前奏。因感受外邪的性质不同,所以寒热症状又有轻重的区别,常见三种类型:①恶寒重发热轻,是指怕冷明显,并有轻微发热,兼头身疼痛、无汗、脉浮紧等,为外感风寒表证;②发热重恶寒轻,是指发热明显,并有轻微怕冷,兼口渴、汗出、脉浮数等,为外感风热表证;③发热轻而恶风,是指轻微发热,并有遇风觉冷、避之可缓的症状,为伤风表证(太阳中风证)。

2. 但寒不热 是指患者只感怕冷而不觉发热的症状。新病恶寒,并有四肢不温,或有腹部冷痛,或咳喘痰鸣、脉沉紧等症,为里实寒证;久病畏寒肢冷、得温可缓,常兼舌淡胖嫩、脉弱等症,为里虚寒证。

3. 但热不寒 是指患者只发热,不觉寒冷,或反恶热,多属里热证。根据发热的轻重、时间、特点等不同,可分为壮热、潮热、微热三种。

(1)壮热:是患者高热(体温39℃以上)持续不退,不恶寒只恶热,常兼面赤、汗多、烦渴饮冷等症,属里实热证,

(2)微热:是发热不高,一般不超过38℃,或仅自觉发热,常见于某些内伤病和温病后期。微热的病因与病证较复杂,如温病后期;内伤阴虚、气虚;情志不舒,气郁化火等均可表现为微热。

(3)潮热:是发热如潮汐之有定时,即按时发热或按时热更甚。临床常见三种类型,即阳明潮热、湿温潮热和阴虚潮热。阳明潮热的特点是热势较高,常于日晡(申时,下午3~5时)之时发热明显,或热势更甚,兼见口渴冷饮、腹满硬痛、大便秘结等,为胃肠燥热内结所致。湿温潮热的特点是午后发热明显,并有身热不扬(肌肤初扪之不觉很热,但扪之稍久即感灼手)等证。阴虚潮热的特点是

午后或夜间潮热、骨蒸（有热自骨内向外透发的感觉），或五心烦热，常兼有盗汗、颧红、心烦失眠等阴虚证。

4. 寒热往来　是指恶寒与发热交替发作，为半表半里证的特征，可见于少阳病和疟疾。若寒热往来，发无定时，即患者时冷时热，一日发作多次，无时间规律，可见于少阳病，主半表半里证。若寒热往来，发有定时，即寒战与高热交替发作，发有定时，每日发作一次或二、三日发作一次，并兼头痛、口渴、多汗等症，常见于疟疾。

（二）问汗

汗是阳气蒸化津液经玄府达于体表而成。正常人在体力活动、进食辛辣、气候炎热、衣被过厚、情绪激动等情况下可见出汗，属生理现象；而若当汗出而无汗，不当汗出而汗多，或仅见身体某一局部汗出，则属于病理现象。此处问汗主要是问病理性汗出。

问汗是指询问患者汗出的异常情况，如汗之有无、色质、时间、多少、部位及其主要兼症等。

1. 问汗出的有无　表证有汗多属风邪犯表证或风热表证；里证有汗多见于里热证，亦可见于里虚证，如阳气亏虚，肌表不固，或阴虚内热；表证无汗多属风寒表证；里证无汗常因阳气不足，蒸化无力，或寒气凝滞，玄府（汗孔）闭塞，或津血亏耗，生化乏源所致。

2. 问汗出的特点　临床常见有自汗、盗汗、绝汗、战汗和黄汗等。

（1）自汗：是指经常日间汗出不止，活动之后更甚，常见于气虚、阳虚证。多因阳气亏虚，不能固护肌表，玄府不密所致。

（2）盗汗：是指入睡之后汗出，醒后汗止，常见于阴虚内热证或气阴两虚证。多因入睡之时，卫阳入里，虚热蒸津外泄所致。

（3）黄汗：是指汗出黏衣、色如黄柏汁者，多因湿热交蒸所致。

（4）绝汗：是指在病情危重的情况下，出现大汗不止，每可导致亡阴或亡阳，故又称脱汗。

（5）战汗：是指在病势沉重之时，先见全身战栗抖动，而后汗出，是邪正相争、病变发展的转折点。如汗出热退、脉静身凉，是邪去正复之佳象；若汗出而身热不减、烦躁不安、脉来疾急，为邪胜正衰之危候。

3. 问汗出的部位　临床常见头汗、半身汗出和手足心汗。

（1）头汗：又称但头汗出。指仅见头部或头项部汗出较多的症状。导致头汗的原因有上焦热盛，迫津外泄；中焦湿热蕴结，湿郁热蒸，逼津上越；阴盛格阳，虚阳上越，津随阳泄；进食辛辣、热汤等助阳之品，阳旺于上。

（2）半身汗出：是指患者仅一侧身体出汗的症状，或见于左侧，或见于右侧，或见于上半身，或见于下半身。无汗的半身是病变的部位，多因风痰或瘀痰、风湿之邪阻滞经络，营卫不得周流，气血失于和利所致。

（3）手足心汗：是指患者手足心汗出较多。如伴口咽干燥、五心烦热、脉细数者，多为阴虚所致；如伴烦渴冷饮、尿赤便秘、脉洪数者，属阳明热盛；若伴头身困重、身热不扬、苔黄腻者，多由中焦湿热郁蒸而致。

（三）问疼痛

疼痛机制有两种情况，一是因虚致痛，即“不荣则痛”，表现为痛势较缓，喜按，时作时止；二是因实致痛，即“不通则痛”，多表现为痛势较剧，拒按，持续时间较长。问疼痛，应注意询问疼痛的部位、性质、程度、时间、喜恶等。

1. 问疼痛的部位 通过询问疼痛部位，可以初步了解病变所在的脏腑经络。

(1)头痛：指整个头部或头的前后两侧及顶部疼痛。由于头为诸阳之会，十二经脉或直接循行于头部，或间接与头部联系，故根据头痛部位，可以确定病在哪一经。如头痛连项者，病在太阳经；两侧头痛者，病在少阳经；前额连眉棱骨痛者，病在阳明经；巅顶痛者，病在厥阴经等。

(2)胸痛：是指胸部正中或偏侧疼痛，多为心肺病变。

(3)胁痛：是指胁的一侧或两侧疼痛，多与肝胆病变有密切关系。

(4)脘痛：是指上腹部、剑突下胃脘疼痛。一般进食后痛势加剧者，多属实证；进食后疼痛缓解者，多属虚证。

(5)腹痛：是指腹部疼痛。腹部的范围较广，可分为大腹、小腹、少腹三部分。脐以上为大腹，属脾胃；脐以下至耻骨毛际以上为小腹，属肾、膀胱、大小肠、胞宫；小腹两侧为少腹，是足厥阴肝经所过之处。临床腹痛问诊常与按诊密切配合。

(6)背痛：是指背部疼痛，多因督脉损伤或风寒湿邪阻滞，经气不利所致。

(7)腰痛：是指腰脊正中，或腰部两侧疼痛。腰部经常酸软疼痛，多因肾虚所致；腰部冷痛沉重，阴雨天加重，多因寒湿所致；腰部刺痛，或痛连下肢者，多因瘀血阻络或腰椎病变；腰部突然剧痛，向少腹部放射，尿血者，多因结石阻滞；腰痛连腹，绕如带状，则为带脉损伤。

(8)四肢痛：是指四肢的肌肉、筋脉等部位疼痛，多因风寒湿热邪侵袭所致。若独见足跟或胫膝酸痛的，则多属肾虚，常见于年老体衰之人。

(9)周身疼痛：是指头身、腰背、四肢等部均觉疼痛。新病周身疼痛，多属实证，以感受风寒湿邪居多；久病卧床而周身作痛，则属虚证，乃气血亏虚，失其荣养所致。

2. 问疼痛的性质 询问疼痛性质，有助于了解疼痛的病因与病机。

(1)胀痛：即疼痛且胀，多为气滞所致。以胸、脘、腹部为多见。但头目胀痛，则多因肝火上炎或肝阳上亢所致。

(2)刺痛：即疼痛如针刺的症状，是瘀血所致。以胸胁、少腹、小腹、胃脘部出现为多。

(3)灼痛：即疼痛有灼热感、喜冷恶热，多由于火邪窜络或阴虚火旺所致。

(4)冷痛：即疼痛有冷感且喜暖，多由于寒邪阻络或阳气不足，脏腑经络失于温养所致。

(5)重痛：即疼痛兼有沉重感，多由于湿邪阻滞气机所致。

(6)绞痛：即疼痛剧烈如绞割，多由于有形实邪闭阻气机所致。

(7)隐痛：即疼痛并不剧烈，但绵绵不休，持续时间较长，多由于阳气不足或精血空虚，机体失于温煦、滋养所致。如肾精亏虚引起的腰部绵绵作痛，伴有腰膝无力的症状。

(8)走窜痛：即疼痛部位游走不定或走窜攻痛，多由于气滞或风邪阻滞经络所致。如风湿痹病中的行痹。

(9)掣痛:即抽掣或牵引而痛,由一处连及他处,多因筋脉失养或阻滞不通所致。如心脉痹阻引起的真心痛、热灼经脉或肝阴不足表现的小腿掣痛。

(10)空痛:即疼痛有空虚感,多由于气血精髓亏虚,组织器官失其荣养所致。如肾虚引起的头部空痛。

课堂活动

讨论:疼痛是临床常见的症状,请从疼痛发生的性质、程度、持续时间、喜恶等情况,总结疼痛的虚实病机变化规律。

(四)问头身胸腹

问头身胸腹是指问头身胸腹部除疼痛以外的其他不适,如头晕、胸闷、心悸、胁胀、脘痞、腹胀、身重、麻木等。

1. 头晕 是自觉头脑有晕眩之感,轻者闭目即止,重者视物旋转,站立不稳,如坐舟车。头晕而胀、烦躁易怒、舌红、脉弦数者,多为肝火上炎;头晕面白、神疲体倦、舌淡、脉细,每因劳累而加重者,多为气血亏虚;头晕且重、如物裹缠、胸闷呕恶、舌苔白腻者,多为痰湿内阻,清阳不升。

2. 胸闷 是自觉胸部有痞塞满闷之感,与心、肺等脏气机不畅有关。如胸闷、心悸气短者,多属心气虚或心阳不足所致;胸闷痰多者,多属痰湿内阻,肺气壅滞。

3. 心悸 是经常自觉心跳、心慌、悸动不安,甚至不能自主的一种症状。多是心神或心脏病变的反映。

因受惊而致心悸称惊悸,多由外因引起,全身情况较好,其病情较轻。惊悸进一步发展,出现心跳剧烈,上至心胸,下至脐腹称怔忡,多由内因所致,持续时间较长,全身情况较差,其病情较重。惊悸、怔忡均属心悸,其形成原因较多,临床上应根据心悸的轻重特点及其兼症进行辨证。

4. 胁胀 是胁的一侧或两侧有胀满不舒的感觉,多见于肝胆病变。胁胀易怒,多为肝气郁结;胁胀口苦、舌苔黄腻,多属肝胆湿热。

5. 脘痞 是自觉胃脘部胀闷不舒,多见于脾胃病变。脘痞、嗳腐吞酸者,多为饮食伤胃;脘痞、食少、便溏者,多属脾胃虚弱。

6. 腹胀 是自觉腹部胀满痞塞不舒,如物支撑。腹胀有虚实之分,喜按属虚,多因脾胃虚弱;拒按属实,多因食积胃肠或实热内结。

7. 身重 是患者自觉身体沉重的症状。其症主要与水湿泛溢及气虚不运有关。

8. 麻木 是肌肤感觉减退,甚至消失,亦称不仁。麻木多因气血亏虚,或肝风内动,或湿痰瘀血阻络所致,临床应结合伴随症状进行鉴别。

(五)问耳目

1. 问耳 临床常见听觉异常的症状有耳鸣、耳聋、重听。耳鸣、耳聋可单独出现,也可同时并见,耳聋常由耳鸣发展而来。应注意询问其特点、新久、程度及兼症等。

(1)耳鸣:指自觉耳内鸣响,如闻蝉鸣,或如潮声,妨碍听觉。突发耳鸣、声大如蛙或如潮声、按之鸣声不减者,多属实证;渐觉耳鸣、声音细小、如闻蝉鸣、按之鸣声减轻或暂止者,多属虚证。

(2)耳聋:指听力减退,甚至听觉丧失,不闻外声,谓之耳聋。耳暴聋者,多属实证,常由肝胆火逆,或风邪上袭引起;久病耳渐聋者,多属虚证,常因精血亏损所致。

(3)重听:指自觉听力略有减退,听音不清,声音重复。日久渐致重听者,多属虚证,多因肾精亏虚;突发重听者,多属实证,多为痰浊上蒙或风邪上扰。

2. 问目 临床常见目疾的症状有目痒、目痛、目眩、目昏、雀盲、歧视等,询问时应注意结合兼症。

(1)目痒:指眼睑、眦内或目珠有痒感,轻者揉拭则止,重者极痒难忍。目痒甚者,或如虫行、畏光流泪、有灼热感,多属实证,因肝火上扰或风热上袭所致;两目微痒而势缓者,多属血虚目失濡养。

(2)目痛:指自觉单目或双目疼痛。目痛难忍、面红目赤、口苦、烦躁易怒,多因肝火上炎所致;目赤肿痛、羞明眵多,多因风热上袭所致;目微赤微痛、干涩多眵,见于阴虚火旺。

(3)目眩:指视物旋转动荡,如在舟车,或眼前如有蚊蝇飞动之感。目眩兼头胀、头痛、头重,多因风火上扰或痰湿上蒙清窍所致;目眩伴有神疲、气短或头晕、耳鸣,多因中气下陷或肝肾不足所致,常见于年老或久病。

(4)目昏、雀盲、歧视:目昏指视物昏暗不明、模糊不清;雀盲是指白昼视力正常,每至黄昏视物不清;歧视是指视一物成二物而不清。三者均为视力不同程度减退,多由肝肾亏虚,目失充养而致,常见于久病或年老体弱之人。

(六)问睡眠

问睡眠主要问睡眠时间的长短、入睡难易、有无多梦等情况。临床常见有失眠、嗜睡两种异常。

1. 失眠 又称不寐,指经常不易入睡,或睡而易醒,难以复睡,或时时惊醒,睡不安宁,甚至彻夜不眠的症状。临床有虚和实之分,营血亏虚,或阴虚火旺,心神失养,或心胆气虚,心神不安所致,属虚。痰热上扰,心神不安,或食积胃脘所致,属实。

2. 嗜睡 是指患者不论昼夜,睡意很浓,经常不自主地入睡。多见于痰湿内盛或中气不足的病证;困倦嗜睡,伴有头目昏沉、胸闷脘痞、肢体困重,多为痰湿困脾,清阳不升;饭后嗜睡,兼有神疲倦怠、食少纳呆,多为中气不足,脾失健运;大病之后,精神疲乏而嗜睡,多为正气未复。

(七)问饮食口味

问饮食口味是指对病理情况下的口渴、饮水、进食、口味等的询问。

1. 食欲与食量 询问食欲与食量,对于判断脾胃功能强弱以及疾病的预后转归有重要意义。

(1)食欲减退:又称不欲食、纳少、纳呆。指患者进食的欲望减退,甚至不想进食的症状。新病食欲减退,一般是正气抗邪的保护性反应,故病情较轻,预后良好;久病食欲减退,兼神疲倦怠、面色萎黄、舌淡、脉虚者,多属脾胃虚弱。

(2)厌食:指厌恶食物,或恶闻食味,也称恶食。厌食兼嗳气酸腐、脘腹胀满,多为食积;厌食油腻,兼胸闷呕恶、脘腹胀满,多为脾胃或肝胆湿热。

(3)饥不欲食:指患者虽有饥饿感,但食不下或进食不多,多因胃阴不足,虚火内扰所致。

(4)消谷善饥:指食欲过于旺盛,食后不久即感饥饿,进食量多,也称多食易饥,乃胃火炽盛所致。若消谷善饥、形体反见消瘦者，多见于消渴病；如多食易饥兼大便溏泄者，属胃强脾弱。

（5）偏嗜食物：指嗜食生米、泥土等异物，常见于小儿虫积。

总之，疾病过程中，食欲恢复、食量渐增，是胃气渐复之兆；若食欲逐渐不振、食量渐减，是脾胃功能渐衰的表现；久病或重病患者，一般食少无味，甚至不能食，如突然欲食或暴食，称为“除中”，是脾胃之气将绝的征象。

2. 口渴与饮水 了解有无口渴、饮水多少、喜冷喜热及其兼症。口渴与饮水的异常，主要反映津液的盛衰和输布状况，以及证候的寒热虚实。

口不渴饮，即口不渴，不欲饮，为津液未伤，多见于寒证、湿证；口渴欲饮，是津液损伤，多见于燥证、热证。若大渴喜冷饮，兼有面赤、汗出、脉洪数，多为里热炽盛；口渴多饮、小便量多、多食易饥、体渐消瘦，为消渴；渴喜热饮、饮水不多，多为痰饮内停；渴不多饮，兼见身热不扬、头身困重、脘闷、苔黄腻，多为湿热证。

3. 口味 是指口中有异常的味觉。口淡多为脾胃气虚或见于寒证；口苦多见于肝胆火旺、胆气上逆的病变；口甜多为脾胃湿热或脾虚而致；口酸多由消化不良、食滞不化或由肝气犯胃所致；口咸多与肾虚及寒水上泛有关。

（八）问二便

注意询问大小便的性状、颜色、气味、时间、量的多少、排便次数、排便感及兼症等。

1. 大便 健康成人一般每日大便一次，肠形软便，干湿适中，排便通畅，多呈黄色，便内无脓血、黏液及未消化的食物等。问大便主要询问便次、便质和排便感等情况。

（1）便次异常：分为便秘和泄泻。便秘指便次减少，大便秘结不通，排便时间延长，或欲便而艰涩不畅，多因热结肠道，或阴血津液亏少，或气虚传送无力，或阳虚寒凝，以致肠道气机滞塞。泄泻是指便次增多，便质稀薄，甚至如稀水样。若仅为便质稀薄不成形，称为便溏，多为脾失健运所致；若黎明前腹痛作泻、泄后则安、形寒肢冷，称为“五更泄”，多为脾肾阳虚；若泻下黄糜、腹痛、肛门灼热，多为大肠湿热所致。

（2）便质异常：多见完谷不化、溏结不调和脓血便。完谷不化是指大便中经常含有未消化的食物，多见于脾胃虚寒或脾肾阳虚；溏结不调是指大便时干时稀，多因肝郁脾虚，肝脾不调所致；脓血便是指大便中夹有脓血、黏液，多见于痢疾，常因湿热积滞交阻，影响肠道气血而化为脓血。此外，若先便后血，便血紫黯，则为远血；先血后便，便血鲜红，则为近血。

（3）排便感异常：常见肛门灼热、里急后重、排便不爽、滑泻失禁和肛门气坠等。肛门灼热指排便时肛门有灼热感，多因大肠湿热所致。里急后重指腹痛窘迫、时时欲便、肛门重坠、便出不爽，多因湿热内阻，肠道气滞所致。排便不爽指排便不通畅，有滞涩难尽之感，兼腹胀矢气者，为肝气犯脾，肠道气滞；夹有未消化食物、酸腐臭秽难闻、泻后腹痛减轻者，为伤食泄泻。滑泻失禁是指大便不能控制，滑出不禁，甚则便出而不自知，多因脾肾虚衰，肛门失约所致，也见于神志昏迷者。肛门气坠指肛门有下坠之感，甚则脱肛，常于劳累或排便后加重，多属中气下陷。

2. 小便 健康成人在一般情况下，日间排尿 3～5 次，夜间 0～1 次，每昼夜总尿量约 1000～1800ml。尿次和尿量受饮水、温度、出汗、年龄等因素的影响。问小便应询问尿量多少、次数及排尿时感觉等。

(1)尿量异常:分为尿量增多和尿量减少。尿量增多指尿次、尿量明显超过正常量次。小便清长量多者,属虚寒证;多尿伴消瘦、多饮、多食,多为消渴。尿量减少指尿次、尿量皆明显少于正常量次,多由热盛津伤,化源不足,或因肺、脾、肾功能失常,气化不利所致。

(2)尿次异常:多见小便频数和癃闭。小便频数指排尿次数增多,时欲小便。若尿频数、短赤而急迫,多为下焦湿热;夜尿频数、量多色清,多为肾阳不足,肾气不固,膀胱失约所致。癃闭是指小便不畅,点滴而出,或小便不通,点滴不出,常因肾阳不足,阳不化水,或气化无力,开合失司,或湿热下注,或瘀血、结石阻塞而成。

(3)排尿感异常:多见小便涩痛、余沥不尽、小便失禁和遗尿。小便涩痛指小便排出不畅而痛,或伴急迫、灼热等,多因湿热所致。余沥不尽指小便后点滴不尽,多因肾气不固,开阖失司所致。小便失禁指小便不能随意控制而自遗,多属肾气不固。遗尿是指睡眠中小便自行排出,多为肾气不足,膀胱失约所致。

(九)问经带胎产

妇女有特殊的生理、病理特点,所以除上述问诊外,要注意询问月经、带下、妊娠、产育等方面的情况,尤其是月经和带下更为重要。

1. 问月经 月经指有规律的、周期性的子宫出血,一般每月一次。健康女子到十四岁左右月经便开始来潮,称为初潮;到四十九岁左右,月经便停止,称为绝经。一般应询问月经的周期,行经的天数,月经的量、色、质,有无闭经或行经腹痛等。

(1)月经周期:正常月经周期约28天左右行经一次,行经期3~5天。若月经周期经常提前7天以上,称月经先期,多因气虚不能摄血或血热迫血妄行所致;若月经周期经常错后7天以上,称月经后期,多因冲任血虚,或气滞、寒凝血瘀,冲任受阻所致。若月经或前或后,经期不定称月经先后不定期,多因肝气郁滞,或脾肾虚损,或瘀血阻滞所致。

(2)经量:健康女子经量为50~100ml,由于个体素质、年龄等不同,可略有差异。若周期基本正常,月经量较以往明显增多,称为月经过多,多因血热或气虚,或瘀阻胞络所致。若周期基本正常,经量明显减少,甚或点滴即净,称为月经过少,多因血虚或肾虚,或寒凝血瘀,或痰湿阻滞。若不在行经期间,阴道内大量出血,或持续下血、淋漓不止者,称为崩漏,多因血热或脾肾气虚,或瘀阻冲任所致。若在行经年龄,停经超过3个月而又未受孕,或不在哺乳期月经不来潮者,称为闭经,多因气血亏虚,或气滞血瘀,或寒凝所致。

(3)经色、经质:指月经的颜色、质地性状的变化。一般来说,经色淡红、质地稀薄者,多属气血亏虚;经色深红质稠,多属血热;经色紫黯、夹有血块者,多属寒凝血瘀。

(4)其他:经期或行经前后,出现周期性小腹疼痛或痛引腰骶,甚至剧痛不能忍受,称为痛经,多因气滞、寒凝、血瘀或气血两虚所致。

2. 问带下 带下指妇女阴道流出的黏性液体,有滋润阴道的作用,每逢经前期、经间期或妊娠期,带下稍有增多,为正常现象。若带下色白量多,质稀如涕,气味淡薄,为白带,多因脾肾阳虚,寒湿下注所致;若带下色黄量多,质黏臭秽,为黄带,多因湿热下注所致;若白带中混有血液,赤白杂见,为赤白带,多属肝经郁热或湿热下注所致。

3. 问胎产 对于已婚妇女,应询问其结婚年龄、结婚前后健康状况、妊娠次数及妊娠情况、分娩次数及分娩时情况(含顺产、早产、难产、剖宫产等)及有无自然流产、人工流产等。

点滴积累

1. 问诊是医生通过对患者或陪诊者进行有目的地询问,了解疾病的发生、发展、治疗经过、现在症状和其他与疾病有关的情况,以诊察疾病的方法。
2. 寒热表现有恶寒发热、但寒不热、但热不寒、寒热往来四个类型。出汗有自汗、盗汗、黄汗、绝汗、战汗五种。疼痛有胀痛、刺痛、灼痛、冷痛、重痛、绞痛、隐痛、走窜痛、掣痛、空痛等。口味异常有口淡、口苦、口甜、口酸、口咸等不同。妇人带下有白带、黄带、赤白带之分。

第四节　切诊

切诊是医生用手对患者体表进行触摸、按压以诊断疾病的方法。包括脉诊和按诊。

一、脉诊

脉诊,又称切脉,是医生用手指切按患者动脉,根据脉动应指的形象,以了解病情、辨别病证的诊察方法。

(一)切脉的基本方法

1. 诊脉的部位 诊脉古有遍诊法、三部诊法和寸口诊法,后世以寸口诊法为主。

寸口,又称气口或脉口。寸口诊法是指单独切按桡骨茎突内侧一段桡动脉搏动,以探查脉象的方法。寸口脉分为寸、关、尺三部。通常以腕后高骨(桡骨茎突)为标记,其内侧的部位为关,关前(腕侧)为寸,关后(肘侧)为尺。两手各有寸、关、尺三部,共六部脉。关于寸关尺脏腑分候,历代文献记载有所不同。比较一致的是:左手寸脉候心,关脉候肝,尺脉候肾;右手寸脉候肺,关脉候脾,尺脉候肾(命门)。

此外,少数人脉不见于寸口,而从尺部斜向手背者,称为斜飞脉;若脉出现在寸口的背部者,称为反关脉。两者均为桡动脉解剖位置的差异,若无其他症状,不属病脉。

2. 诊脉的方法 主要包括诊脉时需注意的事项及具体步骤。

(1)诊脉时间:以清晨未起床、未进食时为最佳。清晨未起床、未进食时,机体内外环境比较安定,脉象能比较准确地反映机体的基础生理情况。但实际很难做到,因此要求患者在内外环境比较安静的条件下即可诊脉。每次切脉的时间至少3分钟以上,一则可辨别脉象的节律变化,再则初诊和久按的指感可能不同。

(2)体位和平息:诊脉时患者正坐或仰卧,平展手臂、直腕、仰掌,手与心脏同一水平。在腕下垫一脉枕,使寸口部充分伸展,便于诊察脉象。

平息是医者诊脉时呼吸调匀，清心宁神，以自己的呼吸计算患者的脉率。一呼一吸为一息。正常人呼吸每分钟约18次，如正常人的脉搏次数为一息四至，即每分钟72次。平息还有利于医生思想集中和专一，能仔细辨别脉象。

（3）指法：诊脉指法要领概括地说为三指平齐、中指定关、用指目按脉，以及举、按、寻、循、总按、单按等指法。

ER-8-6

寸口诊脉的基本操作方法

边学边练

请根据寸口诊脉的基本方法同学相互之间进行诊脉，以体察脉象的形态特征，方法详见实训二寸口诊脉基本技能实训。

（二）正常脉象

正常脉象是指正常人在生理条件下表现出的脉象，亦称为平脉。平脉反映机体气血充盈、脏腑功能健旺、阴阳平衡，是健康的象征。

1. 正常脉象的特点 一息四至，相当于70～80次/分，节律一致；不浮不沉，不大不小，从容和缓，柔和有力；三部有脉，沉取不绝。简称为有胃、有神、有根。

（1）有胃：指脉位居中，不浮不沉；脉率调匀，不快不慢；脉力充盈，不强不弱；脉道适中，不大不小；脉势和缓，从容流利。观察脉象有无胃气，对判断机体的健康状况和疾病的轻重有一定意义。

（2）有神：指脉象应指有力柔和，节律整齐。观察脉神，推测病情，还必须与全身情况结合。

（3）有根：指尺脉有力，沉取不绝。尺脉候肾，诊察脉象根之有无，可判断精气的盛衰。

2. 脉象的生理变异 正常脉象可因气候变化、地理环境、年龄、性别、体格、情志刺激等因素影响而有差异。如随四季气候变化而脉有春弦、夏洪、秋浮、冬沉的变化；南方人脉多细软或略数，北方人脉多沉实；年龄越小，脉率越快；胖人多沉，瘦人多浮等。此外，有的人两手六部脉都特别沉细，但无病候，称为“六阴脉”；还有的人两手六部脉都特别实大，但无病候，称为“六阳脉”。六阴脉、六阳脉都属于平脉的生理变异，不是病脉。所以不能单凭切脉诊断疾病，必须四诊合参。

知识链接

构成脉象的要素

脉象要素即是构成脉搏指感形象的主要因素，主要包含位、数、形、势四个方面。位，指脉搏位置的深浅；数，指脉搏的至数和节律；形，指脉形的粗细、长短，脉管的硬度（含紧张度）及脉搏往来的流利度；势，指脉搏的强弱，并且与脉的硬度和流利度密切相关。任何一种脉象都具有深浅、至数、节律、粗细、长短、强弱、硬度和流利度等八个方面的特征。

（三）常见病脉与主病

疾病反映于脉象的变化，叫病理脉象，简称“病脉”。常见的病脉有二十七种脉，现介绍最主要的十七种病脉。

1. **浮脉** 轻取即得,重按稍减而不空,举之有余,按之不足,“如水漂木”。一般见于表证,亦可见于内伤久病。外邪侵袭肌表,正气抵抗外邪,则脉气鼓动于外,应指而浮。久病阳气亏乏、不能内守而致虚阳外浮者,其脉虽浮,但举按皆不足,有别于表证的浮脉,是病情较为严重的表现。

2. **沉脉** 轻取不应,重按始得,“如石投水,必及其底”。多见于里证。有力为里实,无力为里虚。

3. **迟脉** 脉来迟缓,一息不足四至(每分钟脉率在60次以下)。主寒证。实寒证因寒性凝滞,气血运行缓慢,故脉迟而有力;若阳气亏虚,无力运行气血,则脉迟无力。

4. **数脉** 一息脉来五至以上(每分钟脉率在90次以上)而不满七至。主热证。邪热亢盛,血行加速,则见数脉,且数而有力;久病阴虚,虚热内生,则数而无力。

5. **虚脉** 三部脉举之无力,按之空虚。主虚证。气虚血少,气虚则血运无力,血少则脉道不充,故见虚脉。

6. **实脉** 三部脉举按皆有力。主实证。邪气亢盛而正气不虚,正邪相搏,气血壅盛,脉道坚满,故见实脉。

7. **滑脉** 往来流利,如盘走珠,应指圆滑。主痰饮、食滞、实热证。实邪壅盛,气实血涌,故脉来流利,应指圆滑。另外,滑脉亦是青壮年的常脉、妇人的孕脉。

8. **涩脉** 往来艰涩不畅,形细而行迟,如轻刀刮竹。主伤精、血少、气滞血瘀。精亏血少,不能充填血脉,则脉来涩而无力;气滞血瘀,脉道受阻,则涩而有力。

9. **洪脉** 脉形宽大,来盛去衰,应指浮大而有力,滔滔满指,如波涛汹涌。主气分热盛。邪热亢盛,内热充斥而致脉道扩张,气盛血涌所致。若泄利日久或呕血、咯血反见洪脉,多浮取盛大而无根,为阴精耗竭、孤阳外越之兆。

10. **细脉** 脉细如线,应指明显。主气血两虚,又主湿证。气血俱衰,不足充脉,则脉细。湿邪阻压脉道,亦可出现细脉。

11. **微脉** 极细极软,按之欲绝,若有若无。主阴阳气血诸虚。阴阳俱亏,无力鼓动,则成微脉。久病见之为正气将绝,新病见之为阳气暴脱。

12. **濡脉** 浮而细软,如絮浮水,轻手即得,重按不显。主诸虚、湿证。精血亏损,不荣于脉。气虚血少鼓动无力,则浮细而软。

13. **弦脉** 端直以长,如按琴弦,应指有劲急感。主肝胆病、诸痛证、痰饮等。邪气滞肝,气机不利,脉来不柔。或实邪阻滞,脉络劲急,则见弦脉。亦见于老年健康者。

14. **紧脉** 脉形紧急,如牵绳转索,或按之左右弹指。主寒证、痛证。寒主收引,受寒则脉道收缩而拘急,故紧脉比弦脉更加劲急有力。寒邪在表,脉多浮紧;寒邪在里,脉多沉紧。

15. **结脉** 脉率缓慢而有不规则的歇止。主阴盛气结。寒湿诸瘀,阻遏经脉,以致心阳被抑,脉气阻滞,则脉来迟缓而歇止。

16. **促脉** 脉率较速或快慢不定,间有不规则的歇止。主阳盛实热。阳热亢盛,则脉来急数,热盛津伤,脉气不相顺接,则脉有歇止。

17. 代脉 脉来迟缓无力，呈现有规则的歇止，间隔时间较长。主脏气衰微。脏气衰竭，元气大亏，则脉不接续，且间歇时间较长，并有定数。

（四）相兼脉与主病

凡是由两种或两种以上的脉同时出现，复合构成的脉象即称为“相兼脉”或“复合脉”。在常见脉象中，有的脉属于单因素脉，如浮、沉、迟、数等脉便属此类；而有些脉本身就是由几种单因素脉合成的，如濡脉是由浮、细、虚三种因素合成，等等。

实际上临床所见脉象基本上都是复合脉。因为脉位、脉率、脉形、脉势等都只突出从一个侧面论脉，而诊脉时则必须从多方面进行综合考察，论脉位不可能不涉及脉之率、形、势、律，其余亦然。如数脉，必究其是有力还是无力，是浮数还是沉数，是洪数还是细数，等等。只要不是性质完全相反的脉，一般均可相兼出现，相兼脉象的主病，往往就是各种脉象主病的综合。

临床常见的相兼脉与主病：

浮紧脉：主外感寒邪之表寒证或风寒痹证疼痛。

浮缓脉：主风邪伤卫、营卫不和的太阳中风证。

浮数脉：主风热袭表的表热证。

浮滑脉：主表证夹痰，见于素体多痰湿而感外邪。

沉迟脉：主里寒证。

沉弦脉：主肝郁气滞或水饮内停。

沉涩脉：主血瘀，尤常见于阳虚而寒凝血瘀者。

沉缓脉：主脾肾阳虚、水湿停留诸证。

沉细数脉：主阴虚内热证。

弦紧脉：主寒主痛，常见于寒滞肝脉或肝郁胁痛。

弦数脉：主肝郁化火或肝胆湿热、肝阳上亢。

弦滑数脉：多见于肝火夹痰、肝胆湿热或肝阳上扰、痰火内蕴等证。

弦细脉：主肝肾阴虚或血虚肝郁，或肝郁脾虚等证。

滑数脉：主痰热、湿热或食积内热。

洪数脉：主气分热盛，多见于外感热病。

二、按诊

按诊是医生用手对患者体表某些部位进行触摸按压，以获得诊断印象的方法，又称触诊。常用有按肌肤、按手足、按胸腹、按经络腧穴等方法。

1. 按肌肤 主要诊察肌表的寒热、荣枯、润燥以及肿胀等。

（1）按肌肤寒热：身热邪气盛，身寒阳气虚；初按热甚久按热反轻的是表证；若久按其热反甚是里证；肌肤柔软而喜按的为虚证；患处硬痛拒按的为实证。肌肤干燥干瘪的为津液不足；肌肤甲错为阴液亏损或瘀血积聚。

（2）按触疮疡局部：肿起而硬不热属寒证；肿起压痛灼热属热证；根盘平塌漫肿属虚证；根盘收

束而高起属实证。

2. 按手足 通过按手足的寒热变化,可探明病证寒热虚实。手足俱冷属寒证,阳虚或阴盛;手足俱热属热证,阳盛或阴虚。手足的背部较热为外感发热;手足心较热为内伤发热。按手足的寒热变化,对于决定某些阳气衰竭的病证尤其重要。如四肢犹温是阳气尚存,尚可治疗;若四肢厥冷,其预后大多不良。

3. 按胸腹 根据病情,有目的地触摸、按压或叩击胸前区、胁肋和腹部,以了解局部的病情变化。按胸腹肋主要是按摸前胸部、两肋部以诊察心、肺、肝三脏的病变。

4. 按经络腧穴 通过手在经络循行路线和腧穴部位上进行按压、触摸等动作,以探寻异常征象。

点滴积累

1. 切脉是医生用手指切按患者动脉，探察脉搏的形象，以了解病情、辨别病证的方法。
2. 切脉以寸口诊法为主，左手寸脉候心，关脉候肝，尺脉候肾；右手寸脉候肺，关脉候脾，尺脉候肾（命门）。诊脉指法为三指平齐，中指定关，用指目按脉，可采用举、按、寻、总按、单诊等指法。
3. 正常脉象的主要特点是有神、有胃、有根。常见病脉有浮、沉、迟、数、虚、实、滑、涩、洪、细、微、濡、弦、紧、结、促、代等，有时可出现相兼脉。
4. 按诊常用有按肌肤、手足、胸腹、经络腧穴等方法。

目标检测

一、选择题

（一）单项选择题

1. 下列各项中,不属于得神表现的是(　　)

A. 目光精彩　　B. 神志清楚
C. 颧赤如妆　　D. 面色荣润

2. 表情淡漠,神识痴呆,喃喃自语,哭笑无常属于(　　)

A. 狂病　　B. 脏躁
C. 痫病　　D. 癫病

3. 午后颧红的临床意义是(　　)

A. 真寒假热　　B. 阴虚内热
C. 外感风热　　D. 气虚发热

4. 小儿鼻柱、眉间及口唇四周青紫的临床意义是(　　)

A. 肝郁脾虚　　B. 瘀血内阻
C. 小儿惊风　　D. 疼痛剧烈

5. 下列各项,不属于黑色所主病证的是(　　)

A. 寒证　　B. 水饮

C. 瘀血　　D. 脾虚

6. 脾胃气虚的面色表现是(　　)

A. 面色青灰　　B. 面色萎黄

C. 面目一身俱黄　　D. 面色青黄

7. 肾精久耗,阴虚火旺患者的面色可见(　　)

A. 面色黧黑,肌肤甲错　　B. 面黑干焦

C. 眼眶周围发黑　　D. 面色青黑

8. 不属于正常舌象的是(　　)

A. 苔质干湿适中　　B. 舌体柔软

C. 舌质淡嫩少苔　　D. 舌质淡红

9. 舌绛少苔或无苔的临床意义是(　　)

A. 阴虚火旺　　B. 气分实热

C. 热入营血　　D. 阳明热盛

10. 下列各项,不属于口臭临床意义的是(　　)

A. 胃有寒湿　　B. 胃中有热

C. 口腔溃腐　　D. 口腔不洁

11. 长期微热,兼疲乏、少气、自汗的临床意义是(　　)

A. 气虚　　B. 阴虚

C. 血虚　　D. 阳虚

12. 自汗的临床意义是(　　)

A. 阳气暴脱于外　　B. 气虚卫阳不固

C. 阴虚阳亢于上　　D. 血虚阴亏于里

13. "有神"之脉象的临床表现是(　　)

A. 不浮不沉　　B. 从容和缓

C. 柔和有力,节律一致　　D. 沉取有力

14. 脉来数而时有一止,止无定数,其脉是(　　)

A. 促脉　　B. 数脉

C. 结脉　　D. 代脉

15. 细脉的脉象是(　　)

A. 沉细而软,应指无力　　B. 举之无力,按之空虚

C. 极细极软,似有似无　　D. 脉体如线,应指明显

(二)多项选择题

1. 神具体反映在人的(　　)

A. 目光　　B. 面色　　C. 表情

D. 言语　　E. 体态

2. 面色青主(　　)

A. 寒证　　B. 痛证　　C. 瘀证

D. 惊风　　E. 肾虚

3. 下列哪些属于“问现在症状”的内容(　　)

A. 姓名　　B. 婚否　　C. 寒热

D. 饮食　　E. 睡眠

4. 下列哪些表现可见之于阴虚的患者(　　)

A. 午后热甚　　B. 身热不扬　　C. 五心烦热

D. 骨蒸潮热　　E. 舌红少苔

5. 正常脉象的特点包括有(　　)

A. 不浮不沉　　B. 节律整齐　　C. 有胃气

D. 有神气　　E. 有根

二、简答题

1. 何谓得神？其表现如何？

2. 腐、腻苔有何区别？

3. 何谓“寒热往来”？如何鉴别不同原因所致的寒热往来？

4. 正常脉象的形象如何？

三、实例分析

李××，男，24岁，技术员。

诉两胁胀闷不舒已月余，近半月来常觉右胁疼痛，以为是肝炎，经肝功能等检查并无异常，服维生素 B_1、吲哚美辛等亦无效，而唯感叹气后觉舒。因而细问其有无思想包袱，良久方答道，因恋爱失败，思想负担较重，症状尚有头晕、失眠、不欲食、口微苦、大便欠爽、脉弦、苔薄白等。请对患者所表现症状的致病原因进行分析、判断。

ER-08章习题

（贺 敏）

第九章

辨　证

ER-09章PPT

导学情景

情景描述：

胃下垂、肾下垂、子宫脱垂、脱肛等是不同的临床病证，但在疾病的发展变化过程中，如果都表现出大致相同的证候，出现了大致相同的病机改变，即“中气下陷”证，故而都采用补益中气而举下陷的方法来治疗。 由此可以看出，中医临床认识和治疗疾病不是着眼于“病”的异同，而是将重点放在“证”的区别上，通过辨证而进一步认识疾病。

学前导语：

什么是辨证？ 中医辨证的方法有哪些？ 临床常见的证型及主要临床表现有哪些？ 这些是本章主要讨论的内容。

辨证，就是辨别疾病的证候，即是对疾病证的诊断。辨证的过程，是在中医理论指导下，将四诊所搜集的病情资料，通过分析、综合，辨清疾病的原因、性质、部位以及邪正之间的关系，从而概括、判断为某种性质的证。辨证的目的是为论治提供可靠的依据。

中医学的辨证方法很多，都是在长期医疗实践中总结而成的。本章主要介绍八纲辨证、气血津液辨证、脏腑辨证等。其中，八纲辨证是各种辨证的总纲，脏腑辨证是各种辨证的基础，气血津液辨证与脏腑辨证互为补充。以上各种辨证方法各具特点，对不同病证的诊断各有侧重，但又是相互联系、相互补充的，临证时应综合运用。

第一节　八纲辨证

八纲，是指表、里、寒、热、虚、实、阴、阳八个辨证的纲领。八纲辨证是根据病情资料，运用八纲进行分析综合，从而辨别病变部位的深浅、病变性质的寒热、邪正斗争的盛衰和病证类别的阴阳属性，以作为辨证纲领的方法。尽管疾病的临床表现错综复杂，但都可以用八纲来概括。八纲辨证是用于分析各种疾病共性的辨证方法，在诊断疾病过程中，起到执简驭繁、提纲挈领的作用，因此八纲辨证是各种辨证的总纲。八纲辨证对临床治疗具有直接的指导意义。

一、表里辨证

表里是辨别病位深浅和病势趋向的一对纲领。一般地说，病位浅在皮毛、肌腠、经络者属表；病位深在脏腑、气血、骨髓者属里。病邪由表入里为病进，病邪从里出表为病退。

（一）表证

表证指病位浅在皮毛、肌腠、经络的一类证候。多因外感六淫从皮毛、口鼻而入所致。表证多见于外感病的初期阶段，具有发病急、病位浅、病程短的特点。

【临床表现】 恶寒（或恶风）发热，舌苔薄，脉浮，或见头身疼痛，鼻塞，流涕，喷嚏，微咳，咽喉痒痛等。

【病机分析】 外邪侵袭，卫气郁遏，故恶寒发热；邪郁经络，气血不畅，故头身疼痛；外邪从皮毛、口鼻而入，内应于肺，肺失宣降，故鼻塞流涕，咳嗽，咽喉不利；正邪交争于表则为脉浮，苔薄。

【辨证要点】 以新起恶寒或恶寒发热并见，舌苔薄，脉浮为辨证要点。

表证多见于感冒初期，临床由于感受邪气的性质不同，表证又有表寒证、表热证的不同，见表9-1。

表 9-1 表证的寒、热鉴别

表证	病因	临床表现
表寒	风寒	恶寒发热，无汗，头身痛，咽痒，流清涕，咳嗽，吐痰稀白，苔薄白，脉浮紧
表热	风热	发热，微恶风，头胀痛，咽痛咽红，或咳嗽少痰，或痰出不爽，苔薄黄，脉浮数

知识链接

感冒与表证

感冒，又称伤风，是由病毒、混合感染或变态反应引起的上呼吸道卡他性疾病，其表现为鼻塞、流涕、喷嚏、咳嗽、咽部不适及怕冷、低热等局部和全身症状，符合中医学表证的临床特征。临床常见的感冒证型主要有风寒和风热两种，虽同为表证，但由于病因及临床表现不同，根据辨证论治的原则，应采取不同的治法。风寒型感冒，应以疏散风寒为主要治法，多选用麻黄、桂枝、荆芥、防风等辛温解表药，常用的中成药有感冒清热颗粒、正柴胡饮颗粒、九味羌活丸等；风热型感冒，则应以疏散风热为主要治法，多选用菊花、薄荷、桑叶等辛凉解表药，常用的中成药有银翘解毒丸、桑菊感冒片、羚羊感冒片等。

（二）里证

里证指病位深在脏腑、气血、骨髓的一类证候。多因外邪深入，或情志内伤、痰饮瘀血、饮食劳倦等因素所致。里证常见于外感病的中、后期或内伤杂病，具有病位深、病程较长等特点。

里证的范围很广，临床表现多种多样，非表证即里证。表现以脏腑气血阴阳失调的症状为主，具体内容详见脏腑、气血津液辨证等部分章节之中。

（三）表证与里证的鉴别

表里的鉴别主要审察寒热表现、舌象、脉象等变化，见表 9-2。

表 9-2 表证与里证的鉴别要点

证型	病位	病程	寒热表现	舌象	脉象
表证	浅	短	恶寒,发热	舌苔薄	浮
里证	深	长	但热不寒,或但寒不热,或无寒热	有变化	沉

(四)表证与里证的关系

1. 表里同病 表证和里证并见,如内有停食又外感风寒引起的病证。常见有表寒里热、表热里寒等证。

2. 表里转化 是正邪相争的结果,由表入里则病进,由里出表则病退。如病起恶寒发热,是为表证,但因失治、误治,或机体抗病能力下降转而出现只发热,不恶寒,反恶热,尿赤,舌红苔黄等症,此为由表入里;如见壮热烦躁,胸闷咳喘,脉数,是为里证,经治疗后,机体的抗病能力增强,继而出现热退汗出,脉静身凉等,则为由里出表。

附:半表半里证

指外感病邪正相搏于表里之间,少阳枢机不利所表现的证候。病位处于表里之间,以寒热往来、胸胁苦满、心烦喜呕、不欲饮食、口苦、咽干、目眩、脉弦等为主要表现,属于六经辨证中的少阳病证。

课堂活动

王某,男,20岁,一天前,因淋雨受寒而出现恶寒发热,体温38℃,鼻塞流清涕,喷嚏时作,周身疼痛,无汗,舌苔薄白,脉浮紧。请以表里辨证,并写出辨证依据。

二、寒热辨证

寒热是辨别疾病性质的一对纲领。寒证与热证是阴阳盛衰的具体表现,一般来说,寒证是阴盛阳虚;热证是阳盛阴虚。即所谓"阳盛则热,阴盛则寒""阳虚则寒,阴虚则热"。

(一)寒证

寒证是机体阴盛或阳虚所表现的一类证候。多因外感寒邪,或过食生冷,或久病阳气受损所致。有表寒证、里寒证、实寒证、虚寒证之别。

【临床表现】 各类寒证表现不尽相同,常见有恶寒或畏寒,肢冷喜暖,蜷卧,面色青白,舌淡苔白润,痰、涕清稀,小便清长,大便稀溏,口淡不渴,或喜热饮,脉迟或紧等。

【病机分析】 阴寒阻遏阳气,或阳气虚弱,不能温煦,故形寒肢冷;阳虚寒凝,则血运无力、迟滞,故面色苍白,舌淡苔白,脉迟或紧;阳虚不能温化水液,故排泄物、分泌物清稀。

【辨证要点】 以冷(畏寒肢冷)、青白(面青白、舌淡苔白、尿清长)、稀(痰、涕、便等质稀)、润(苔润、口不渴)、静(蜷卧、脉迟)为辨证要点。

(二)热证

热证是机体阳盛或阴虚所表现的一类证候。多因外感温热之邪,或五志化火、食积化火,或久病阴液耗损，阴不制阳所致。有表热证、里热证、实热证、虚热证之分。

【临床表现】 各类热证表现不尽相同，常见有发热喜凉，面红目赤，口渴喜冷饮，痰、涕黄稠，小便短黄，大便秘结，舌红苔黄而干，烦躁不安，或有衄血、吐血，脉数；或两颧潮红，盗汗，五心烦热，口舌干燥少津，脉细数等。

【病机分析】 阳热亢盛，故发热喜凉；热盛伤津，故口渴喜冷饮，小便短赤，大便秘结，痰涕黄稠；火易动血，故致各种出血；阴虚内热，虚火上炎，故见两颧潮红，盗汗；阴津亏耗，则口干燥少津，脉细数。

【辨证要点】 热（身热、五心烦热）、赤黄（面红赤，舌红苔黄，痰、涕、尿等色黄）、稠（痰、涕等质稠）、干（口渴、舌干、大便干结）、动（烦躁、动血、脉数）为辨证要点。

（三）寒证与热证的鉴别

寒热的鉴别主要审察寒热、四肢、面色、渴饮、二便、舌象、脉象等变化，见表9-3。

表9-3 寒证与热证鉴别要点

证型	寒热	四肢	面色	渴饮	小便	大便	舌象	脉象
寒证	怕冷喜暖	冷	白	不渴喜热饮	清长	稀溏	舌淡苔白润	迟或紧
热证	发热喜凉	热	红	口渴喜冷饮	短赤	干结	舌红苔黄干	数或滑

课堂活动

李某，女，30岁，发烧3天，体温39℃，面红，口渴喜冷饮，咳嗽痰黄稠，大便3日未解，小便黄，舌红苔黄干，脉滑数。请以寒热辨证，并写出辨证依据。

（四）寒证与热证的关系

1. 寒热错杂 指患者同时出现寒证和热证。主要证型有表寒里热（如外感风寒兼内有肺热）、表热里寒（如脾胃虚寒又外感风热）、上热下寒（如胃热牙痛兼下焦虚寒腰膝冷痛）、上寒下热（如胃寒兼大肠湿热泻痢）。

2. 寒热转化 寒证和热证在一定条件下是可以相互转化的，如表寒入里化热可转为里热证；里热炽盛，高热不解，大汗不止而转为冷汗淋漓、四肢厥冷等亡阳虚寒证。

三、虚实辨证

虚实是辨别邪正盛衰的一对纲领。虚指正气不足，实指邪气亢盛，即所谓“邪气盛则实，精气夺则虚”。辨别证候的虚实，可以了解机体的邪正盛衰，为确定治疗原则及处方用药提供依据。

（一）实证

实证指邪气亢盛，正气未衰，邪正相争剧烈所表现亢盛有余的一类证候。多由外邪入侵，或脏腑功能失调，痰饮、水湿、瘀血、食积等病理产物停滞所致。

【临床表现】 实证的范围极为广泛，临床表现各异，详见后节各脏腑辨证中。在此仅以实热证为例：身热面赤，烦躁，甚至神昏谵语，呼吸气粗，脘腹胀满，疼痛拒按，大便秘结，小便短赤，舌红苔黄厚，脉滑数有力。

【病机分析】 热邪炽盛，故身热面赤；热扰心神，则烦躁甚至神昏谵语；热邪阻肺，肺失宣降，则呼吸气粗；实邪积于肠胃，则脘腹胀满，疼痛拒按，所谓“拒按则实”；热盛伤津，则小便短赤，大便秘结；舌红苔黄厚，脉滑数有力，均为邪热内结之象。

【辨证要点】 以症状表现为亢盛、有余为辨证要点。实证证候较复杂，需结合具体病证辨析。

（二）虚证

虚证是指正气不足、脏腑功能衰退所表现虚弱不足的一类证候。多为先天禀赋不足，后天饮食失调，思虑、劳倦过度，久病失治、误治等原因导致机体气血阴阳亏损所致。具有起病缓慢、病程较长等特点。

【临床表现】 虚证有气虚、血虚、阴虚、阳虚的不同。一般表现，见精神萎靡，气短乏力，面色无华，舌淡苔少，脉虚无力等。具体表现可见阴阳辨证中的阴虚、阳虚；气血津液辨证中的气虚、血虚；脏腑辨证中的各脏腑亏虚。

【病机分析】 气血不足，脏腑功能衰退，故精神萎靡，气短乏力；血虚不能上荣，故面色无华，舌淡苔少；气虚不能鼓动于脉，故脉虚无力。

【辨证要点】 以症状表现为虚弱、衰退为辨证要点。

（三）虚证与实证的鉴别

虚实的鉴别主要审察病程、体质、精神、声息、疼痛、舌象、脉象等变化，见表 9-4。

表 9-4 虚证与实证的鉴别要点

证型	病程	体质	精神	声息	疼痛	舌象	脉象
实证	短	壮实	烦躁谵语	声高气粗	剧烈拒按	舌质苍老苔厚	有力
虚证	长	虚弱	萎靡不振	声低气怯	隐隐喜按	舌质淡嫩苔少	无力

（四）虚证与实证的关系

1. 虚实错杂 指在疾病发展过程中，邪气亢盛、正气不足所表现的虚实夹杂的病理变化。包括：实中夹虚、虚中夹实、表虚里实、表实里虚、上实下虚、上虚下实等证候。

2. 虚实转化 疾病在发展过程中，邪正双方力量的对比发生变化，而出现了由实转虚和因虚致实的病理表现。临床上由实转虚者，多因实证失治、误治或汗吐下后耗伤正气所致。由虚转实者，多是正气不足，阳气不振而产生痰饮、水湿、瘀血等实邪。属于虚中夹实证，故称因虚致实。

（五）虚实和表里寒热的关系

表证和里证各有寒热虚实之证，即表寒证、表热证、表虚证、表实证；里寒证、里热证、里虚证、里实证。在里证中还有虚寒、虚热、实寒、实热的证候。虚寒证即阳虚证，虚热证即阴虚证。

案例分析

案例

某患者，男，45 岁，出租车司机，慢性胃病十余年，现胃脘冷痛隐隐，时发时止，喜温喜按，食少腹胀，大便溏泻，四肢不温，倦怠乏力，舌淡胖有齿痕，脉沉迟无力。 辨为里虚寒证。

分析

一辨病位（表里）：辨为里证，依据是病程长，胃痛，食少腹胀便溏，舌淡，脉沉。

二辨病性（寒热）：辨为寒证，依据是胃脘冷痛，喜温，四肢不温，舌淡，脉迟。

三辨虚实：辨为虚证，依据是胃脘冷痛隐隐，喜按，倦怠乏力，舌淡，脉无力。

辨证结果：里虚寒证。

四、阴阳辨证

阴阳是概括证候类别的一对纲领。疾病的证候虽然复杂，但总括起来，可分为阴阳两大类。即里、虚、寒属阴，表、实、热属阳。正如内经所言："善诊者，察色按脉，先别阴阳。"由于阴阳可概括其余六纲，故称阴阳是八纲辨证的总纲。

（一）阴证与阳证

1. 阳证 凡符合"阳"的属性证候，如表证、热证、实证，统称为阳证。

2. 阴证 凡符合"阴"的属性证候，如里证、寒证、虚证，统称为阴证。

阳证与阴证的鉴别见表 9-5。

表 9-5 阳证与阴证的鉴别要点

证型	病性	寒热	面色	声息	渴饮	疼痛	二便	舌象	脉象
阳证	实热	高热	通红	声高气粗	大渴饮冷	剧烈拒按	尿少便秘	舌红苔黄干	滑数有力
阴证	虚寒	畏寒肢冷	淡白	声低气怯	不渴饮热	隐隐喜按	尿清便溏	舌淡苔白润	沉迟无力

（二）阴虚与阳虚

1. 阴虚证 是由于阴液不足，阴不制阳所表现的虚热证候。

【临床表现】 形体消瘦，口燥咽干，五心烦热，潮热，盗汗，颧红，小便短少，大便干结，舌红少津少苔，脉细数。

【病机分析】 阴液不足，失于濡润，故形体消瘦，口咽干燥，大便干结，小便短少；阴虚阳亢，虚热内生，则见五心烦热，潮热，盗汗，颧红，舌红少苔，脉细数。

【辨证要点】 以潮热，颧红，盗汗，五心烦热，舌红少苔，脉细数为辨证要点。

2. 阳虚证 是由于阳气亏损，阳不制阴而致阴寒内生所表现的虚寒证候。

【临床表现】 畏寒肢冷，面色白，口淡不渴，神倦乏力，少气懒言，自汗，大便稀溏，小便清长或尿少水肿，舌淡胖苔白润，脉沉迟无力。

【病机分析】阳气亏损，失于温煦，故畏寒肢冷，面色白，口淡不渴，小便清长；气虚，脏腑功能衰退，故神倦乏力，少气懒言，自汗；阳虚气化不利，水寒不化，故尿少水肿；舌淡胖苔白润，脉沉迟无力均为虚寒之象。

【辨证要点】以气虚兼见寒象，畏寒肢冷，舌淡，脉沉迟无力等为辨证要点。

（三）亡阴与亡阳

亡阴与亡阳多是疾病发展过程中的危重证候。

1. 亡阴证 多因久病阴亏，或高热不退，或汗、吐、泻太过等所致机体阴液大量耗损欲竭的危重证候。

【辨证要点】以大汗，汗热而黏，身热，虚烦躁扰，脉细疾数无力为辨证要点。

2. 亡阳证 多为久病阳虚，寒极伤阳，大汗、失血等所致机体阳气极度衰微欲脱的危重证候。

【辨证要点】以冷汗淋漓，四肢厥冷，面色苍白，脉微欲绝为辨证要点。

由于阴阳是互根的，阴竭则阳气无所依附而散越，阳亡则阴液无以化生而告竭，故两者常相互影响，在短时间内往往是阴阳皆亡。

亡阴与亡阳可从汗出、四肢、面色、呼吸、舌象、脉象等方面鉴别，见表9-6。

表9-6 亡阴与亡阳的鉴别要点

证型	大汗出	四肢	面色	呼吸	舌象	脉象
亡阴	热汗而黏	手足温	面色潮红	急促	舌红干	疾数无力
亡阳	冷汗淋漓	四肢厥冷	面色苍白	微弱	舌淡润	脉微欲绝

八纲辨证各证证型及辨证要点归纳如下，详见表9-7。

表9-7 各证型及辨证要点归纳表

<table>
<tr><th colspan="2">八纲辨证</th><th>证型</th><th colspan="3">要点</th></tr>
<tr><td rowspan="2">表里</td><td rowspan="2">病位</td><td>表证</td><td colspan="3">恶寒发热并见，苔薄白，脉浮</td></tr>
<tr><td>里证</td><td colspan="3">但寒、但热，舌象有变化，脉沉</td></tr>
<tr><td rowspan="2">寒热</td><td rowspan="2">病性</td><td>寒证</td><td colspan="3">冷、青白、稀、润、静（脉迟）</td></tr>
<tr><td>热证</td><td colspan="3">热、赤黄、稠、干、动（躁动、动血、脉数）</td></tr>
<tr><td rowspan="2">虚实</td><td rowspan="2">邪正盛衰</td><td>实证</td><td colspan="3">邪气亢盛，正气未衰，邪正相争剧烈，表现为亢盛有余的证候</td></tr>
<tr><td>虚证</td><td colspan="3">正气不足，脏腑功能活动衰退，表现为衰弱不足的证候</td></tr>
<tr><td rowspan="2">阴阳</td><td rowspan="2">病证类别</td><td colspan="2">阳证（实热证）</td><td>阴虚（虚热证）</td><td>亡阴：热汗，身热烦躁，脉疾数</td></tr>
<tr><td colspan="2">阴证（虚寒证）</td><td>阳虚（虚寒证）</td><td>亡阳：冷汗，肢厥，面白，脉微</td></tr>
</table>

ER-9-1

中医八纲辨证歌诀

点滴积累

1. 八纲是指表、里、寒、热、虚、实、阴、阳八个辨证的纲领，是辨证的总纲。
2. 表里是辨别病位的纲领，表证以恶寒发热、苔薄、脉浮为辨证要点。
3. 寒热是辨别病性的纲领，寒证以冷、青、白、稀、润、静为临床特点；热证以热、赤、黄、稠、干、动为临床特点。
4. 虚实是辨别邪正盛衰的纲领，实证以症状表现亢盛、有余为辨证要点；虚证以症状表现虚弱、衰退为辨证要点。

第二节 气血津液辨证

气血津液辨证，是根据病情资料，运用气血津液理论对疾病进行辨证的方法。

气血津液既是脏腑功能活动的产物，又是人体生命活动的物质基础。因此气血津液与脏腑的关系极为密切，生理上相互为用，病理上相互影响。掌握气血津液辨证的一般规律可以为学习脏腑辨证打下基础。

一、气病辨证

气在人体内运行不息，起着推动、温养、防御、固摄、气化等作用，一旦失常，就会产生许多病变。正如《内经》所言："百病生于气也。"气的失常主要包括气的生化不足、耗损过多所致的气虚，以及气的升降出入运动失常，所形成的气滞、气逆、气陷、气闭或气脱等病理状态。

（一）气虚证

气虚证指元气不足，脏腑功能活动衰退所表现的虚弱证候。临床以脾肺气虚多见。

【临床表现】 少气懒言，神疲乏力，呼吸气短，头晕目眩，面白少华，自汗，易感冒，活动后诸症加剧，舌淡，脉虚无力。

【病机分析】 气虚，则气的推动作用减弱，表现为机体功能的衰退，故见少气懒言，神疲乏力，呼吸气短；气虚不能上荣头面，则头晕目眩，面白少华，舌淡；气虚卫外不固，则自汗，易感冒；劳则气耗，故活动后诸症加剧；气虚无力鼓动血脉，则脉虚无力。

【辨证要点】 以少气，乏力，动则加剧，脉虚无力等为辨证要点。

（二）气陷证

气陷证指气虚升举无力，反而下陷所表现的证候。多指脾气下陷证。

【临床表现】 头晕眼花，四肢乏力，脘腹坠胀、久泻脱肛、子宫脱垂等内脏下垂症，舌淡，脉虚弱。

【病机分析】 脾气虚，清阳不升，故头晕眼花，四肢乏力；气虚升举无力反而下陷，故见脘腹坠胀、久泻脱肛、子宫脱垂等内脏下垂诸症；舌淡、脉虚均为气虚之象。

【辨证要点】 以气虚证伴内脏下垂为辨证要点。

（三）气滞证

气滞证是指气机运行不畅而阻滞局部所表现的证候，因情志不遂所致气滞则称气郁证。常见有肝郁气滞、脾胃气滞等。

【临床表现】胸胁、脘腹等部位胀闷、疼痛，妇女乳房胀痛，走窜不定，随不良情绪诱发或加重，当情志舒畅或嗳气、太息、矢气时则减轻，脉弦。

【病机分析】气机运行不畅，阻滞不通，不通则痛，故以胀闷、疼痛为主要症状，且走窜不定；不良情绪可导致或加重气滞，故可因不良情绪诱发或加重；当情志舒畅或嗳气、太息、矢气时，气机得到暂时通畅，故症状减轻。

【辨证要点】以胀闷、疼痛、窜痛为辨证要点。

（四）气逆证

气逆证是指气机升降失常，应降反升，逆而向上，或升发太过所引起的证候。临床以肺、胃、肝气上逆多见。

【临床表现】肺气上逆可见咳嗽、喘息；胃气上逆可见恶心、呕吐、呃逆、嗳气；肝气上逆可见头痛、眩晕，甚则昏厥、呕血等。

【病机分析】肺气宜肃降，若肺失肃降，气逆于上，则发为咳嗽、喘息。胃气以降为顺，若胃失和降，胃气上逆，则出现恶心、呕吐、呃逆、嗳气等症。肝气本应升发向上，但若升发太过，则出现头痛、眩晕，甚则昏厥；血随气升而上涌，可致呕血。

【辨证要点】以咳喘、呕吐、呃逆或头晕胀痛等气机上逆表现为辨证要点。

（五）气闭证与气脱证

气闭证指气不能外达而闭于内，气机闭塞不通所表现的证候。多因风、火、痰、瘀等邪气壅盛，深陷于脏腑，或郁闭于经络，导致气机闭塞不通所致。多属病势危急之证，一般所说闭证，主要是指心气内闭而言。

气脱证是指气不能内守而外逸，真气急骤外泄所表现的危重证候。多因元气亏虚已极，脏腑功能严重衰竭所致。气脱一般是气虚或气不固的进一步发展。

气闭与气脱都可见到昏迷，但两者是有区别的，需要加以鉴别（表 9-8）。

表 9-8　气闭与气脱的鉴别

证型	病性	肢体	汗	两手	二便	目、口	脉
气闭	邪实	僵硬	无汗	握固	不通	牙关紧闭	沉伏实
气脱	正虚	瘫软	大汗	手撒	失禁	目合口开	微欲绝

二、血病辨证

血行脉中，对全身脏腑组织起着营养、滋润作用。因心主血，肝藏血，脾统血，所以血的病证与此三脏最为密切。主要有血虚、血瘀、血热、血寒等证。

（一）血虚证

血虚证是指因血液亏少，脏腑组织失养而表现的证候。多因脾胃虚弱，生血无源，或失血过多所致。心主血，肝藏血，临床以心肝血虚多见。

【临床表现】 面色淡白无华或萎黄，口唇淡白，爪甲不荣，头晕目眩，心悸失眠，手足发麻，妇女经血量少色淡，甚或闭经，舌淡，脉细无力等。

【病机分析】 血虚不能上荣，故面色、唇舌淡白，头晕眼花；血不养心，则心悸失眠；肝血虚不能濡养筋脉，则手足麻木，爪甲色淡；血海空虚，则妇女月经量少色淡，甚或闭经；血虚无以充盈于脉，故脉细无力。

【辨证要点】 以面色、唇、甲、舌色淡，脉细为辨证要点。

（二）血瘀证

血瘀证是指瘀血内阻而产生的一类证候。多因气虚、气滞、寒凝、热结及外伤等因素引起血运不畅，阻滞经脉，或血溢脉外，积存体内所致。

【临床表现】 因瘀血所在部位不同，表现各异，但其共性为：局部刺痛不移，拒按，昼轻夜重；体表肿块青紫，体内癥积，坚硬不移；出血紫黑或有血块，面色、唇、甲青紫，或皮下紫斑，舌紫黯或有瘀斑、瘀点，脉细涩结代。

【病机分析】 瘀血内阻，气血不通则痛，故刺痛不移，拒按；夜间血行较缓，瘀阻加重，故入夜痛甚；血积不散而凝结，则可形成肿块；面色、唇、甲、舌色青紫黯，脉细涩或结代皆为瘀阻脉络，血行受阻之象。

【辨证要点】 以局部刺痛不移，肿块，舌紫黯，脉涩为辨证要点。

（三）血热证

血热证是指热入血分，迫血妄行所表现的证候。多由外感热邪或五志化火，迫于血分所致。

【临床表现】 吐血、衄血、便血、尿血、崩漏下血，血色鲜红或深红；身热发斑，面赤口渴，心烦，神昏谵语，舌红绛，脉滑数。

【病机分析】 血热迫血妄行，灼伤脉络，则出血鲜红，发斑紫黑；热盛伤津，故身热，口渴；热扰心神则心烦，神昏谵语；热迫血行，壅于脉络，则面赤，舌红绛，脉滑数。

【辨证要点】 以出血，血色鲜红或深红，发斑兼见热象为辨证要点。

（四）血寒证

血寒证是指寒凝血脉，血行不畅而瘀阻所表现的证候。多由外感寒邪或阳虚生寒，凝滞血脉所致。

【临床表现】 手足冷痛，肤色紫黯发凉，或少腹拘急冷痛，得温则减，遇寒加重；妇女经色紫黯，夹有血块；舌青紫黯，脉沉迟涩。

【病机分析】 寒凝血脉，血运不畅，故见手足冷痛，肤色紫黯；血得温则行，遇寒则凝，故得温则痛减，遇寒痛加重；寒凝胞宫，经血受阻，故妇女经期少腹拘急冷痛，经色紫黯有块。舌紫黯，脉沉迟涩，皆为寒凝血脉，气血不畅之象。

【辨证要点】 以肢体局部冷痛，肤色紫黯发凉，得温痛减，伴瘀血之象为辨证要点。

三、气血同病辨证

气与血在生理上相互为用，表现为气能行血，气能生血，气能摄血，血能载气，血能养气。病理上相互影响，互为因果，表现为气滞血瘀、气血两虚、气虚失血、气随血脱等证。

（一）气滞血瘀证

气滞血瘀证是指气机郁滞，血行瘀阻所致，既有气滞，又有血瘀的证候。多由情志不畅，肝气郁结，血行瘀阻所致。

【临床表现】 情志抑郁，胸胁胀痛，胁下痞块，刺痛拒按，女子可见乳房胀痛，闭经、痛经，经血紫黯有块，舌紫黯瘀斑，脉弦涩。

【病机分析】 肝气郁结，气机不畅而阻滞，故情志抑郁，胸胁胀痛，女子乳房胀痛，闭经、痛经，脉弦；气行则血行，气滞则血瘀，故见胁下痞块，刺痛拒按，经血紫黯有块，舌紫黯瘀斑，脉涩。

【辨证要点】 以肝郁气滞证和瘀血内阻证并见为辨证要点。

此外还有气虚血瘀证，是指气虚，运血无力而致血瘀证。临床表现以气虚证与血瘀证并见为特征。

（二）气血两虚证

气血两虚证指气血不足，脏腑组织失养所出现的虚弱证候，多因气虚不能生血所致。

【临床表现】 头晕目眩，少气懒言，乏力，自汗，心悸失眠，面色淡白或萎黄，舌淡，脉细弱。

【病机分析】 气虚不能推动和固摄，则见少气懒言，乏力，自汗；血虚则机体失于濡养，可见头晕目眩，心悸失眠，面色淡白或萎黄，舌淡，脉细弱等症。

【辨证要点】 以气虚证和血虚证并见为辨证要点。

（三）气虚失血证

气虚失血证又称气不摄血证，指脾气虚不能统摄血液，而致血溢脉外的出血证候。

【临床表现】 呕血、便血、皮下瘀斑、崩漏下血，并见食少腹胀，倦怠乏力，面色萎黄，舌淡，脉细弱。

【病机分析】 脾主统血，脾气虚不能摄血，则血溢脉外而见呕血、便血、皮下瘀斑、崩漏下血；食少腹胀，倦怠乏力，面色萎黄，舌淡，脉细弱均为脾气虚之象。

【辨证要点】 以脾气虚和出血证并见为辨证要点。

▶▶ 课堂活动

患者，女，36岁。面色萎黄，神疲乏力，食少便溏，月经淋漓不断，经血色淡，舌淡苔少，脉细无力。运用气血津液辨证的方法分析，此病应辨为何证？辨证依据是什么？

（四）气随血脱证

气随血脱证是指因大出血而引起气随之暴脱的证候。

【临床表现】 大出血时突然面色苍白，四肢厥冷，大汗淋漓，甚则晕厥，舌淡，脉微欲绝或浮大而散。

【病机分析】 血为气之母，血能载气，血液大量流失，则气无所依附，气随血脱，气脱阳亡，故见面色苍白，肢厥冷，汗淋漓，甚则晕厥；脉道失于气血的鼓动充盈，故脉微欲绝或浮大而散。

【辨证要点】以大出血同时伴有亡阳虚脱证为辨证要点。

四、津液病辨证

津液是体内正常水液的总称，具有滋润脏腑、滑利关节、濡养肌肤等功能。津液的生成、输布与排泄，主要与肺、脾、肾三脏的气化作用密切相关。津液的病变，一般可概括为津液不足和水液停聚两个方面。

（一）津液不足证

是指体内津液亏少，脏腑组织失其滋润濡养所表现的证候。多由燥热伤津，或汗、吐、下太过所致。

【临床表现】口干唇燥，咽干，鼻干，口渴欲饮，皮肤干枯，小便短少，大便干结，舌红少津，脉细数。

【病机分析】津液亏少，机体失于濡润，则皮肤、口唇、咽、鼻干燥，口渴欲饮；津伤则尿液化源不足，故小便短少；大肠失其濡润，传导失司，故见大便干结。舌红少津、脉细数皆为津亏内热之象。

【辨证要点】以皮肤、口、咽、唇、鼻等干燥及尿少、便干为辨证要点。

（二）水液停聚证

是指水液输布排泄失常，水液停聚所引起的痰饮、水肿等多种病证。多因外感六淫或饮食、七情所伤，使肺、脾、肾、三焦气化失常，水液代谢障碍所致。本证的病变很多，水肿和痰饮证是临床最常见的两类证候。痰饮病证可参阅病因中的痰饮表现。这里着重论述水肿病证。

水肿是指体内水液停聚，泛滥肌肤所引起的面目、四肢、胸腹甚至全身水肿的病证。临床将水肿分为阳水、阴水两大类。

1. 阳水 以发病较急，来势猛，水肿先从眼睑、头面开始，上半身肿甚为特征。水肿性质属实，多为外邪犯肺，肺失宣降，或水湿困脾，脾失运化所致。

【临床表现】头面水肿，先从眼睑开始，继而遍及全身，小便短少，或伴有恶寒发热，无汗，舌苔薄白，脉浮紧；或兼见咽喉肿痛，舌尖红，脉浮数。或全身水肿，按之没指，肢体沉重困倦，脘闷纳呆，泛恶欲吐，舌苔白腻，脉象沉缓。

【病机分析】风邪袭肺，宣降失常，水道不通，泛溢肌肤而成水肿，故称“风水”。风为阳邪，上先受之，风水相搏，故水肿起于眼睑、头面，继而遍及肢体。若伴见恶寒发热，无汗，脉浮紧，是风水偏寒之象；如兼有咽喉肿痛，舌尖红，脉浮数，是风水偏热之象。若水湿浸渍，脾为湿困，运化失常，水泛肌肤则由四肢渐致全身水肿。诸如肢体困重，脘闷纳呆，泛恶欲吐，舌苔白腻，脉象沉缓皆为湿盛困脾之象。

【辨证要点】以水肿先从头面，由上至下，上半身肿甚为辨证要点。

2. 阴水 以发病较缓，足部先肿，腰以下肿甚，伴有虚寒之象为特征。水肿性质属虚，多因劳倦内伤，脾肾阳虚所致。

【临床表现】水肿先从足部开始，腰以下为甚，按之凹陷不起，小便不利，或食少腹胀，神倦肢困；或腰膝冷痛，畏寒肢冷，舌淡胖苔白滑，脉沉迟无力。

【病机分析】 脾主运化水湿，肾主水，脾肾阳虚，水寒不化，水湿泛滥而为阴水。水湿趋下，故水肿起于足部，腰以下为甚，按之凹陷不起；水寒气化不利，故小便不利；脾虚运化无力，故见食少腹胀；脾主四肢，脾虚水湿内渍，则肢困。腰为肾之府，肾阳不足，不能温煦，则腰膝冷痛，畏寒肢冷。舌淡胖苔白滑，脉沉迟无力皆为脾肾阳虚，水寒内盛之象。

【辨证要点】 以水肿先从足部，由下而上，腰以下肿甚为辨证要点。

气、血、津液病各证证型及辨证要点归纳如下，详见表9-9。

表9-9 气血津液病各证型及辨证要点归纳表

<table>
<tr><th colspan="2">气病辨证</th><th colspan="2">血病辨证</th><th colspan="3">津液病辨证</th></tr>
<tr><td>气虚</td><td>气短乏力，自汗脉虚</td><td>血虚</td><td>眩晕，面唇舌淡，脉细</td><td>津亏</td><td colspan="2">口唇、鼻咽、皮肤干燥</td></tr>
<tr><td>气陷</td><td>脾气虚兼脏器下垂</td><td>血瘀</td><td>刺痛，面唇舌紫，脉涩</td><td rowspan="3">水湿停聚</td><td rowspan="2">水肿</td><td>阳水</td></tr>
<tr><td>气滞</td><td>胀闷疼痛</td><td>血寒</td><td>肢冷痛，肤紫黯，得温痛减兼瘀血</td><td>阴水</td></tr>
<tr><td>气逆</td><td>咳喘，呕吐，头痛等</td><td>血热</td><td>出血，发斑兼热象</td><td>痰饮</td><td></td></tr>
</table>

点滴积累

1. 气血津液辨证是根据病情资料，运用气血津液理论对疾病进行辨证的方法。
2. 气病主要包括气虚、气陷、气滞、气逆、气闭、气脱等证型；血病主要有血虚、血瘀、血热、血寒等证型；气血同病主要有气滞血瘀、气血两虚、气虚失血、气随血脱等证型；津液病主要包括津液不足和水液停聚等证型。
3. 辨证要点是诊断各证型的依据。

第三节 脏腑辨证

脏腑辨证是在认识脏腑的生理功能、病理特点的基础上，将四诊所搜集的症状、体征及有关病情资料，进行综合分析，从而判断疾病所在的脏腑、病因病机及其病性的一种辨证方法。即以脏腑病位为纲，对疾病进行辨证。

脏腑辨证应首先明确病变所在的脏腑，以确定病位，然后再辨清病变的寒热虚实性质，从而判断出在脏腑病位上的具体病性。因此，熟悉每一脏腑的生理功能和病变特点，是脏腑辨证的关键。

脏腑辨证是各科辨证的基础，是中医辨证体系中的重要组成部分，具有广泛的适用性，尤其适用于内、妇、儿等科疾病的辨证。

脏腑辨证包括脏病辨证、腑病辨证和脏腑兼病辨证，其中脏病辨证是最为重要的内容。由于脏腑之间关系密切，故将脏病、腑病合并介绍。

一、心与小肠病辨证

心居于胸中，外有心包络裹护。在体合脉，其华在面，开窍于舌，在液为汗，在志为喜。心的主要功能是主血脉和主神志。心经与小肠经脉相互络属，构成表里关系。小肠居于下焦，具有受盛化物、泌别清浊的功能。

心的病变主要表现在主血脉和主神志功能的失常。心病的常见症状有:心悸怔忡、胸闷心痛、心烦失眠、多梦健忘、神昏谵语、神志错乱、脉结或代或促、舌痛、口舌生疮等。

心病的证候有虚实之分。虚证多由思虑劳神太过,或禀赋不足,久病伤心等因素,导致心血虚、心阴虚、心气虚、心阳虚、心阳暴脱等;实证多由痰阻、寒凝、火扰、气滞、血瘀等原因,导致心脉痹阻、心火亢盛、痰蒙心窍、痰火扰神等。

小肠的病变主要表现在泌别清浊功能的异常,如小便赤涩灼痛、肠鸣泄泻等。小肠的病证主要是心火下移小肠的小肠实热证。

(一)心血虚证

指心血亏虚,失于濡养所表现的虚弱证候。常因劳神过度,或失血过多,或久病伤及营血等引起;也可因脾失健运或肾精亏损,生血乏源所致。

【临床表现】心悸,头晕眼花,失眠,多梦,健忘,面色淡白或萎黄,唇舌、爪甲色淡,脉细无力。

【病机分析】心血亏虚,心动失常,故见心悸;心神失养,神不守舍,则见失眠、多梦;血虚不能上荣于头、面,故见头晕眼花、健忘、面色淡白或萎黄、唇舌色淡;血少脉道不充,故脉细无力。

【辨证要点】以心悸、失眠、多梦伴血虚症状为辨证要点。

(二)心阴虚证

指心阴亏损不足,心神失于濡养,虚热内扰所致的证候。多因思虑劳神太过,暗耗心阴,或肝肾等脏阴亏,累及于心所致。

【临床表现】心悸怔忡,心烦,失眠,多梦,口燥咽干,形体消瘦,或见手足心热,潮热盗汗,两颧潮红,舌红少苔或无苔,脉细数。

【病机分析】阴液亏少,心动失常,故见心悸怔忡;心神失养,神不守舍,则见心烦不宁、失眠、多梦;阴虚滋养失职,则口燥咽干、形体消瘦;手足心热、午后潮热、盗汗、颧红、舌红少津、脉细数等,均为阴虚内热之象。

【辨证要点】以心烦、心悸、失眠伴阴虚症状为辨证要点。

心血虚与心阴虚在临床上,既有区别,又有联系,为明确辨别两证,详见表9-10。

表9-10 心血虚、心阴虚两证鉴别表

证型	相同点	不同点
心血虚	心悸怔忡	眩晕,面、唇、爪甲淡白,脉细无力
心阴虚	失眠多梦	五心烦热,潮热盗汗,颧红咽干,舌红少苔,脉细数

(三)心气虚证

指心气不足,鼓动无力所表现出的虚弱证候。多由先天不足,素体虚弱,脏器缺损,或久病失养,或年老体虚等原因所致。

【临床表现】心悸,胸闷,气短,精神疲倦,或有自汗,活动后诸症加重,面色淡白,舌质淡,脉虚。

【病机分析】心气虚弱,鼓动无力,故见心悸、胸闷;气虚卫外不固,故自汗;气虚推动无力,则气短、神疲；动则气耗，故活动劳累后诸症加剧；气虚运血无力，血不上荣，故面色淡白、舌淡、脉虚。

【辨证要点】 以心悸、神疲伴气虚症状为辨证依据。

（四）心阳虚证

指心阳虚衰，温运失司，鼓动无力，虚寒内生的证候。本证常由心气虚进一步发展，或由其他脏腑病证损伤心阳而成。

【临床表现】 心悸怔忡，心胸憋闷或痛，气短，自汗，畏寒肢冷，神疲乏力，面色白，或面唇青紫，舌质淡胖或紫黯，苔白滑，脉弱或结代。

【病机分析】 心阳虚衰，鼓动、温运无力，心动失常，轻则见心悸，重则为怔忡；心阳虚弱，宗气衰少，胸阳不展，故心胸憋闷、气短；温运血行无力，心脉痹阻不通，则见心胸疼痛；阳虚而阴寒内生，温煦失职，故见畏寒肢冷；阳虚卫外不固，则可见自汗；温运乏力，血脉失充，寒凝而血行不畅，故见面色白或面唇青紫、舌质紫黯、脉或结或代而弱；舌质淡胖、苔白滑，为阳虚寒盛，水湿不化之象。

【辨证要点】 以心悸怔忡、心胸憋闷伴阳虚症状为辨证依据。

（五）心阳暴脱证

指心阳衰极，阳气暴脱的危重证候。常是心阳虚证进一步发展的结果，或寒邪暴伤心阳，或痰瘀阻塞心脉，或失血亡津，心阳随之外脱而成。

【临床表现】 突然冷汗淋漓，四肢厥冷，面色苍白，呼吸微弱，或心胸剧痛，神志模糊或昏迷，唇舌青紫，脉微欲绝。

【病机分析】 心阳衰极，不能外固，则冷汗淋漓；不能温煦四肢，故手足逆冷；心阳虚衰，宗气外泄，故呼吸微弱；阳气外脱，脉道失充，故面色苍白无华、脉微欲绝；阳衰寒凝，血运不畅，瘀阻心脉，则见心胸剧痛、口唇青紫；心神涣散，则见神志模糊，甚则昏迷。

【辨证要点】 以心悸胸痛伴亡阳之象为辨证要点。

心气虚、心阳虚、心阳暴脱是逐渐加重的三种病证，在临床表现上它们既有联系，又有区别，现鉴别如表 9-11 所示。

表 9-11　心气虚、心阳虚、心阳暴脱三证鉴别表

证型	相同点	不同点
心气虚	心悸怔忡，胸闷气短，自汗出	面色淡白，舌质淡，脉虚
心阳虚		畏寒肢冷，神疲乏力，面色白或晦暗，舌淡胖苔白滑，脉微细
心阳暴脱		冷汗淋漓，四肢厥冷，面色苍白，口唇青紫，呼吸微弱，神志不清，舌淡紫，脉微欲绝

（六）心火亢盛证

指火热内炽，扰乱心神，迫血妄行，循经上扰于口舌的实热证候。多因情志抑郁化火，或火热内侵，或过食辛辣温燥之品，久蕴化火，内炽于心所致。

【临床表现】 发热，口渴，心烦，失眠，便秘，尿黄，面红，舌尖红绛，苔黄，脉数有力；甚或口舌生疮，溃烂疼痛；或见吐血、衄血；或见狂躁谵语、神志不清。

【病机分析】 心火炽盛，内扰于心，神不守舍，则发热、心烦、失眠；火邪伤津，故口渴、便秘、尿黄；火热炎上，则面赤、舌尖红绛；气血运行加速，则脉数有力；心火上炎，故口舌生疮，赤烂疼痛；心火迫血妄行，则吐血、衄血；热扰心神则狂躁谵语、神志不清。

【辨证要点】 以心烦、面赤、口舌生疮伴实热症状为辨证要点。

知识链接

心火亢盛的多种证候表现

心火亢盛可引起多种证候表现，如身热、心烦、失眠，或兼口舌生疮，溃烂疼痛，或兼吐血、衄血，或兼尿赤、涩、热、痛等。若临床以兼有口舌生疮、溃烂疼痛为主要表现特征者，可称为心火上炎证；若以兼有吐血、衄血等为主要表现特征者，称为心火迫血妄行证；若以兼有小便赤、涩、热、痛为主要表现特征者，则称之为心火下移小肠证；若以兼有狂躁谵语、神志不清为主要表现特征者，则称之为热闭神昏证。

（七）心脉痹阻证

指瘀血、痰浊、阴寒、气滞等因素阻痹心脉的证候。多因正气先虚，心阳不振，运血无力，而致气滞、血瘀、痰浊、阴寒等邪气痹阻心脉而成，故其性质多属本虚标实。

【临床表现】 心悸怔忡，心胸憋闷疼痛，痛引肩背内臂，时作时止。或以刺痛为主，舌质紫黯或有青紫斑点，脉细涩或结代；或以心胸闷痛为主，体胖痰多，身重困倦，舌苔白腻，脉沉滑或沉涩；或以遇寒痛剧为主，得温痛减，畏寒肢冷，舌淡苔白，脉沉迟或沉紧；或以胀痛为主，喜太息，与情志变化有关，舌暗红，脉弦。

【病机分析】 心阳不振，失于温运，或瘀血内阻，心脏搏动失常，故见心悸怔忡；阳气不宣，血行无力，心脉阻滞不通，故心胸憋闷疼痛；手少阴心经之脉横出腋下，循肩背、内臂后缘，故痛引肩背内臂。若血瘀心脉为主者，以刺痛为特点，伴见瘀血症状；若痰阻心脉为主者，以闷痛为特点，多伴痰湿症状；若寒凝心脉为主者，以痛势剧烈、突然发作、遇寒加剧、得温痛减为特点，伴见阴寒内盛症状；若气滞心脉为主者，以胀痛为特点，其发作多与精神因素有关，常伴气机郁滞的症状。

【辨证要点】 以心悸怔忡，心胸憋闷疼痛伴有或寒凝，或瘀血，或痰湿，或气滞症状为辨证要点。临床应根据其病机的不同，区别证型，现对不同原因导致的心脉痹阻进行鉴别，见表9-12。

表9-12 心脉痹阻证之瘀血、痰湿、寒凝、气滞比较表

证型	相同点	不同点
血瘀心脉	心悸怔忡，心胸憋闷疼痛，痛引肩背内臂，时发时止	痛如针刺，舌质紫黯有瘀斑、瘀点，脉细涩或结代
痰阻心脉		闷痛，体胖痰多，身重困倦，苔白腻，脉沉滑
寒凝心脉		剧痛暴发，畏寒肢冷，遇寒加重，得温痛减，舌淡苔白，脉沉紧（迟）
气滞心脉		胀痛，胸胁胀闷不舒，喜太息，与情志变化有关，舌淡红，脉弦

案例分析

案例

张某，女，60岁。平素嗜食肥甘，近十天来经常胸闷如窒而痛，或痛引肩背，气短喘促，肢体沉重，痰多，昨日症状加重，遂来诊。查见：神志清，形体肥胖，舌质淡，苔浊腻，脉滑。心电图示：Ⅱ、Ⅲ、aVF导联ST段下移≥0.05mV，T波倒置。本病辨为心脉痹阻证。

分析

本患者主要症状为胸闷如窒而痛，或痛引肩背，故病位在心。平素嗜食肥甘，脾胃受损，运化失常，聚湿生痰，痰浊盘踞，心阳失展，故胸闷如窒而痛；痰浊痹阻心脉，故痛引肩背；气机痹阻不畅，故见气短喘促；脾主四肢，痰浊困脾，脾气不运，故肢体沉重；形体肥胖、痰多、苔浊腻、脉滑均为痰浊壅阻之症。因此该患者诊为痰阻心脉所致之心脉痹阻证。胸闷如窒而痛，或痛引肩背，伴形体肥胖、痰多，苔浊腻为本证的辨证要点。

（八）痰蒙心神证

指痰浊蒙蔽心神，以神志失常为主要表现的证候，又称痰迷心窍。多因湿浊酿痰，阻遏气机，或因情志不遂，气郁生痰，或痰浊内盛，夹肝风内扰，致痰浊蒙蔽心神所致。

【临床表现】神情痴呆，意识模糊，甚则昏不知人，或精神抑郁，表情淡漠，喃喃独语，举止失常（癫证）；或突然昏仆，不省人事，口吐涎沫，喉中有痰鸣声，两目上视，手足抽搐，口中如作猪羊叫声（痫证），并见面色晦暗、胸闷、呕恶、舌苔白腻、脉滑等症。

【病机分析】痰浊上蒙心神，神明失司，故见神情痴呆、意识模糊，甚则昏不知人。情志不遂，肝失疏泄，气郁痰凝，痰气互结，蒙蔽神明，则见精神抑郁、表情淡漠，或神志错乱、喃喃独语、举止失常。若痰浊内盛，肝风夹痰，闭阻心神，则突然昏仆、不省人事、口吐涎沫、喉中痰鸣、两目上视、手足抽搐、口中如作猪羊叫声。面色晦暗、胸闷、恶心呕吐、舌苔白腻、脉滑，均为痰浊内盛之症。

【辨证要点】以精神抑郁、痴呆、昏迷伴痰浊症状为辨证要点。

（九）痰火扰神证

指火热痰浊扰乱心神，以神志异常为主要表现的证候，又名痰火扰心。多因精神刺激，思虑动怒，气郁化火，炼液为痰，痰火内盛，或外感温热、湿热之邪，热邪煎熬，灼津为痰，痰火内扰心神所致。

【临床表现】发热口渴，面红目赤，胸闷气粗，咳吐黄痰，喉间痰鸣，心烦失眠，甚则神昏谵语，或狂躁妄动，打人毁物，不避亲疏，胡言乱语，舌红苔黄腻，脉滑数。

【病机分析】本证既可见于外感热病，又可见于内伤杂病。外感热病中，由于邪热内蕴，里热蒸腾上炎，则见发热、面红目赤、呼吸气粗；热灼津伤，故便秘尿黄；痰火扰乱或蒙蔽心神，可见烦躁不宁、神昏谵语。内伤杂病中，由于精神刺激，痰火内盛，闭扰心神，轻则心烦失眠，重则神志狂乱而见胡言乱语、狂躁妄动、打人毁物。痰火内盛，故有吐痰黄稠或喉间痰鸣；痰阻气机，则胸闷不舒；舌红、苔黄腻、脉滑数，均为痰火内盛之象。

【辨证要点】以神志狂躁、神昏谵语伴痰热症状为辨证要点。

（十）小肠实热证

指心火亢盛下移小肠所表现的实热证候。多由于感受火热之邪，或情志过极化火，或过食温燥之品所致。

【临床表现】心烦口渴，口舌生疮，小便赤涩灼痛，甚则尿血，舌尖红，苔黄，脉数。

【病机分析】心与小肠相表里，心火炽盛，下移小肠，故小便赤涩灼痛；火热灼伤血络则尿血；心火内炽，扰及心神则心烦；热灼津伤则口渴；心火上炎则口舌生疮；舌尖红、苔黄、脉数均为里热之症。

【辨证要点】以小便赤涩灼痛伴心火亢盛症状为辨证要点。

课堂活动

薛某，女，49 岁。患者于 4 个月前无明显诱因出现心悸、头晕、倦怠乏力，近半月因劳累上症加重，伴食少纳呆，今来诊。查其面色不华，舌质淡红，苔薄白，脉细弱。

请同学们分析：①本病案的主要症状有哪些？②病位主要在哪脏？③辨为何证？④辨证依据是什么？⑤请对病机作简要分析。

二、肺与大肠病辨证

肺居胸中，上连气道、喉咙，开窍于鼻，与自然界直接相通。肺在体合皮，其华在毛，在液为涕，在志为悲。肺的主要功能有主气、司呼吸；主宣发肃降；通调水道；朝百脉、主治节。肺与大肠的经脉相互络属，构成表里关系。大肠主传导，吸收部分水分，排泄糟粕。

肺的病变主要反映在肺系，呼吸功能失调，宣降功能失常，通调水道、输布津液失职，以及卫外功能不固等方面。肺病的常见症状主要有：咳嗽、气喘、咳痰、胸痛、咽喉痒痛、鼻塞流涕或水肿等，其中尤以咳喘为多见。

肺病的证候有虚、实两类。虚证多因久病咳喘，或他脏病变累及于肺，导致肺气虚或肺阴虚；实证多因风、寒、燥、热等外邪侵袭和痰饮停聚于肺而成，常见风寒束肺、风热犯肺、燥邪犯肺、痰浊阻肺、肺热炽盛、痰热壅肺等证。

大肠的病变主要表现在传导失司，常见症状有：便秘、泄泻、便脓血等。大肠的病证有大肠液亏、大肠湿热等。

（一）肺气虚证

指肺气虚弱，卫外不固所表现的虚弱证候。多因久病咳喘，耗伤肺气，或因脾虚失运，生化不足，肺失充养所致。

【临床表现】咳嗽无力，气短而喘，动则尤甚，咳痰清稀，语声低弱，少气懒言，或有自汗、畏风，易于感冒，神疲体倦，面色淡白，舌淡苔白，脉弱。

【病机分析】肺气亏虚，呼吸功能减弱，宣降无权，加之宗气生成不足，故咳嗽无力、气短而喘；劳则气耗，肺气更虚，则咳喘加重；肺气虚，宗气衰少，发声无力，则声低懒言；肺虚，津液不得布散，聚而为痰，故咳痰清稀；肺气亏虚，不能宣发卫气于肌表，腠理失密，卫表不固，故见自汗、畏风，且易受外邪侵袭而反复感冒；面色淡白、神疲体倦、舌淡苔白、脉弱，均为气虚不能推动血行，功能衰减之象。

【辨证要点】 以咳喘无力、痰白清稀，伴气虚症状为辨证要点。

（二）肺阴虚证

指肺阴亏虚，虚热内扰所表现的虚热证候。多因燥热伤肺，或痨虫蚀肺，或热病后期，汗出伤津，或素嗜烟酒、辛辣燥热之品，或久病咳喘，年老体弱，渐致肺阴亏虚而成。

【临床表现】 干咳无痰，或痰少而黏，不易咯出，或痰中带血，伴口燥咽干，形体消瘦，五心烦热，潮热盗汗，两颧潮红，舌红少苔，脉细数。

【病机分析】 肺阴不足，失于滋润，或虚火灼肺，以致失于清肃，气逆于上，故干咳无痰，或痰少而黏，难以咳出；甚则虚火灼伤肺络，则痰中带血；阴虚生内热，虚热内炽，故见午后潮热、五心烦热；热扰营阴，迫津外泄则盗汗；虚火上炎，故两颧发红；阴液不足，失于滋养，则口燥咽干、声音嘶哑、形体消瘦；舌红少苔、脉细数，为阴虚内热之象。

【辨证要点】 以干咳、痰少难咯并伴阴虚症状为辨证要点。

（三）风寒束肺证

指风寒侵袭，肺卫失宣所表现的证候，又称风寒犯肺证、风寒袭肺证。多因风寒外邪，侵袭肺卫，致使肺卫失宣而成。

【临床表现】 咳嗽气喘，咯少量稀白痰，微有恶寒发热，鼻塞流清涕，喉痒，或见头身痛无汗，舌苔薄白，脉浮紧。

【病机分析】 肺司呼吸，外合皮毛，风寒外感，最易袭表犯肺，肺气被束，失于宣降而上逆，则为咳嗽、气喘；寒邪犯肺，肺津不布，聚成痰饮，故咳痰色白质稀；鼻为肺窍，肺气失宣，则鼻塞、流清涕、喉痒；风寒袭表，卫阳被遏，则恶寒发热；风寒犯表，凝滞经络，故头身疼痛；寒性收引，腠理闭塞，故见无汗；舌苔薄白、脉浮紧，为风寒之征。

【辨证要点】 以咳嗽、咯稀白痰伴风寒表证症状为辨证依据。

（四）风热犯肺证

指风热侵袭，肺卫失宣所表现的证候。多因风热外邪，侵袭肺卫，致使肺卫失宣而成。

【临床表现】 咳嗽气喘，痰黄黏稠，鼻塞流浊涕，咽喉肿痛，发热微恶风寒，口微渴，舌尖红，苔薄黄，脉浮数。

【病机分析】 风热袭肺，肺失清肃，肺气上逆，故咳嗽气喘；风热熏蒸，炼液为痰，故咯痰黄稠；风热上扰，鼻咽不利，故口微渴、咽喉肿痛、鼻塞流浊涕；风热袭表，卫气抗邪，故发热微恶风寒；舌尖红、苔薄黄、脉浮数，为风热袭表犯肺之征。

【辨证要点】 以咳嗽、痰黄伴风热表证症状为辨证依据。

（五）燥邪犯肺证

指外感燥邪侵袭肺卫，肺失宣降所表现的证候，简称肺燥证，有温燥和凉燥之分。多因感受燥邪，耗伤肺津，或风温化燥伤津及肺所致。

【临床表现】 干咳无痰，或痰少而黏，不易咯出，甚则胸痛，痰中带血，口、唇、鼻、咽、皮肤干燥，尿少便结，舌苔薄而干燥少津，伴微恶风寒，无汗或少汗，脉浮数或浮紧。

【病机分析】 燥邪犯肺，肺失滋润，清肃失职，故干咳无痰，或痰少而黏，难以咯出；咳甚损伤血络，而见胸痛、咯血；燥易伤津，清窍、皮肤失于滋润，则为口、唇、鼻、咽、皮肤干燥，苔薄而干燥少津；肠道失润，则大便干燥；津伤液亏，则小便短少；燥袭卫表，表卫失和，故发热恶寒。初秋，燥与热合，多为温燥，腠理开泄，则见出汗、脉浮数；深秋，若燥与寒并，多见凉燥，寒主收引，腠理闭塞，故表现为无汗、脉浮紧。

【辨证要点】 以干咳少痰，鼻、咽、舌干燥少津为辨证要点。

案例分析

案例

患者，女，36岁，干咳少痰1周，伴喑哑、咽干、口渴欲饮，舌质偏红，苔薄黄，脉浮数。辨证为燥邪犯肺证。

分析

本病主要症状为干咳少痰1周，故病位在肺。患者舌质偏红、苔薄黄、脉浮数是典型的表热证表现；燥邪犯肺，肺失清肃，则干咳少痰；燥邪伤津故喑哑、咽干、口渴欲饮。所以该患诊为燥（温燥）邪犯肺证。以干咳少痰、咽干、口渴伴温燥表证症状为其辨证要点。

（六）痰浊阻肺证

指痰湿阻滞肺系，肺失宣降所表现的证候。多由脾气亏虚，聚湿成痰，或久咳伤肺，或感受寒湿等病邪引起。

【临床表现】 咳嗽气喘，痰多色白，喉中痰鸣，胸部满闷，甚则不能平卧，苔白腻，脉滑。

【病机分析】 痰浊阻肺，肺失宣降，肺气上逆，则咳嗽、呼吸喘促；痰饮停肺，肺气上逆，则痰色白而清稀，量多易咯；痰气搏结，上涌气道，故喉中痰鸣，时发喘哮；痰浊凝闭于肺，肺气不利，故胸部满闷；舌淡、苔白腻或白滑、脉滑，为痰浊内停之象。

【辨证要点】 以咳喘、痰白量多质稀易咯等为辨证依据。

（七）肺热炽盛证

指火热炽盛，肺失清肃所表现的实热证候，又称为邪热壅肺证。多因风热入里，或风寒入里化热，蕴结于肺所致。

【临床表现】 发热，口渴，咳嗽，气粗而喘，甚则鼻翼煽动，鼻息灼热，胸痛，或咽喉红肿疼痛，小便短黄，大便秘结，舌红苔黄，脉洪数。

【病机分析】 肺热炽盛，气逆于上，故见咳嗽、气喘，甚则鼻翼煽动、气粗息灼；邪气郁于胸中，阻碍气机，则胸痛；肺热上熏于咽喉，气血壅滞，故咽喉红肿疼痛；里热蒸腾，向外升散，则发热较甚；热盛伤津，则口渴欲饮、大便秘结、小便短黄；舌红苔黄、脉洪数，为邪热内盛之征。

【辨证要点】 以咳喘气粗伴火热症状为辨证依据。

（八）痰热壅肺证

指痰热交结，肺失清肃所表现的证候。多因肺热炽盛，炼液成痰，或宿痰内盛，郁而化热，痰热互结，壅阻于肺所致。

【临床表现】咳嗽，咯痰黄稠而量多，胸闷，气喘息粗，甚则鼻翼煽动，喉中痰鸣，或咯吐脓血腥臭痰，胸痛，发热口渴，烦躁不安，小便短黄，大便秘结，舌红苔黄腻，脉滑数。

【病机分析】痰热壅肺，肺失清肃，气逆上冲，故咳嗽气喘、气粗息涌，甚则鼻翼煽动；痰热互结，随肺气上逆，故咯痰黄稠而量多，或喉中痰鸣；若痰热阻滞肺络，热壅血瘀，血败肉腐，则见咯吐脓血腥臭痰；痰热内盛，壅塞肺气，则胸闷胸痛；里热炽盛，蒸达于外，故见发热；热扰心神，则烦躁不安；热灼津伤，则口渴、小便短黄、大便秘结；舌红苔黄腻、脉滑数，为典型的痰热内盛之征。

【辨证要点】以咳喘、痰多黄稠，或咯吐腥臭脓血痰伴里实热证之象为辨证要点。

（九）大肠液亏证

指津液亏损，肠失濡润，传导失职所表现的证候。多因素体阴亏，或汗、吐、下、久病、温热病后期、妇女产后出血过多等耗伤阴液所致。

【临床表现】大便干燥如羊屎，艰涩难下，数日一行，口干咽燥，腹胀作痛，或于左少腹触及包块，或口臭，或头晕，舌红少津，苔黄燥，脉细涩。

【病机分析】多种原因损伤阴津，大肠失于濡润，则大便干燥秘结，坚硬如羊屎，排出困难，甚或数日一行；燥屎内停，气机阻滞，则腹胀作痛，或左下腹触及包块；腑气不通，浊气上逆，则口气臭秽，甚至干扰清阳而见头晕；阴津亏损，不能上润，则口干咽燥、苔黄燥、舌红少津；津亏脉道失充，则脉细涩。

【辨证要点】以大便燥结伴津亏症状为辨证要点。

（十）大肠湿热证

指湿热内蕴大肠，传导失司所表现的证候。多因夏秋之季，感受湿热，或饮食不洁，湿热秽浊蕴结肠道而成。

【临床表现】腹痛腹胀，下利脓血，里急后重，身热口渴，或暴泻如水，或腹泻不爽，粪色黄褐而臭，肛门灼热，小便短黄，舌质红，苔黄腻，脉滑数或濡数。

【病机分析】湿热侵犯肠道，阻碍气机，则腹痛腹胀；湿热内蕴，损伤肠络，肉腐成脓，则下利脓血；湿热侵袭肠道，气机紊乱，清浊不分，水液下趋，则暴注下迫；火性急迫而湿性黏滞，湿热疫毒侵犯，肠道气机阻滞，则腹痛阵作而欲泻，却大便滞下不爽，肛门滞重，呈里急后重之象；湿热下注，则粪色黄褐而臭、肛门灼热；湿热蒸达于外，则身热；热邪伤津，泻下耗液，则口渴、尿短黄；舌质红、苔黄腻、脉滑数或濡数为湿热内蕴之象。

【辨证要点】以腹痛、里急后重、下利脓血或暴泻如水、大便黄褐而臭伴湿热症状为辨证要点。

课堂活动

患者七年前因感冒后出现咳嗽、喘促，自服消炎止咳药后症状缓解，但以后每年都会复发，每次发作持续 2～3 个月，经服用抗炎药、止咳药则病情好转，平素恣食肥甘。两周前无明显诱因咳喘加重。现症见：喘而胸闷满窒，甚则须仰息，咳嗽，痰多黏腻色白，咯吐不利，纳呆，口黏不渴。四诊：体肥，呼吸气促，舌质淡，苔厚白腻，脉滑。

请同学们分析：①本病案的主要症状有哪些？②病位主要在哪脏？③辨为何证？④辨证依据是什么？⑤请对病机作简要分析。

三、脾与胃病辨证

脾位于腹腔上部，横膈之下。脾气以升为健，其性喜燥恶湿。脾主肌肉、四肢，开窍于口，其华在唇，在液为涎，在志为思。脾的主要功能是主运化；主升清；主统血；为气血生化之源。脾胃同居中焦，以膜相连，通过经络互为表里。胃主受纳、腐熟水谷，其气以降为顺，其性喜润恶燥。

脾的病变以运化水谷、运化水湿或升清功能失职，以及脾不统血为主。脾病的常见症状主要有：腹胀腹痛、食欲不振、纳少便溏、水肿、困重、内脏下垂、慢性出血等。

脾病的证候有虚、实之分。虚证多是饮食、劳倦、思虑过度所伤，或病后失调所致的脾气虚、脾气下陷、脾不统血、脾阳虚等；实证则多是饮食不节，或外感寒湿，或湿热所致的寒湿困脾、湿热蕴脾等。

胃的病变主要反映在受纳腐熟功能障碍及胃失和降，常见胃脘痞胀疼痛、恶心呕吐、嗳气、呃逆等症。胃病常因饮食不节，外邪犯胃，或温热病后期损伤胃阴而成。常见胃阴虚、寒滞胃脘、胃热炽盛、食滞胃脘等证。脾病以虚证为多，胃病以实证常见，故有“实则阳明，虚则太阴”之说。

（一）脾气虚证

指脾气不足，运化失职所表现的虚弱证候。多因劳倦过度，或忧思日久，损伤脾土，或禀赋不足，素体虚弱，或大病初愈，调养失慎等所致。

【临床表现】纳呆食少，脘腹胀满，食后胀甚，大便稀溏，肢体倦怠，神疲乏力，少气懒言，形体消瘦，或肥胖、水肿，面色淡黄或萎黄，舌淡苔白，脉缓弱。

【病机分析】脾气虚弱，健运失职，故见食欲不振、纳呆食少、脘腹胀满；食后脾气愈虚，故腹胀愈甚；脾虚失运，清浊不分，水湿下注肠道，则见大便稀溏；脾虚化源不足，不能充达肢体、肌肉，故肢体倦怠、形体消瘦；气血不能上荣于面，故面色淡黄或萎黄；脾气虚，气血化生不足，脏腑功能衰退，故神疲乏力、少气懒言；若脾气虚弱，水湿不运，泛溢肌肤，则可见形体肥胖或肢体水肿；舌淡苔白、脉缓弱，为脾气虚弱之征。

【辨证要点】以纳呆食少、腹胀便溏伴气虚证症状为辨证要点。

（二）脾气下陷证

指脾气虚弱，中气下陷，升举无力所表现的证候，又名中气下陷证。多由脾气虚进一步发展，或因久泻久利，或劳累太过，或妇女孕产过多，产后失于调护等损伤脾气所致。

【临床表现】脘腹重坠作胀，食后益甚，或便意频数，肛门重坠，或久泻不止，甚或脱肛，或小便混浊如米泔，或内脏下垂，伴气短懒言，神疲乏力，头晕目眩，面白无华，食少便溏，舌淡苔白，脉弱。

【病机分析】脾气虚衰，升举无力，气坠于下，故脘腹重坠作胀，食后更甚；中气下陷，内脏失于举托，故便意频数、肛门重坠，或久泻不止，甚或脱肛，或子宫下垂，或内脏下垂；脾不升清，则小便混浊如米泔；头目失养，则头晕目眩；脾气虚弱，健运失职，故食少便溏；化源亏乏，脏腑功能减退，故见气短懒言、神疲乏力、面白无华、舌淡白、脉弱。

【辨证要点】以脘腹重坠、内脏下垂伴气虚证症状为辨证要点。

（三）脾不统血证

指脾气虚弱，不能统摄血液，以各种慢性出血为主要表现的虚弱证候。多由久病气虚，或劳倦过度，损伤脾气，以致统血无权所致。

【临床表现】各种慢性出血，如便血、尿血、吐血、鼻衄、紫斑、妇女月经过多、崩漏，食少便溏，神疲乏力，气短懒言，面色萎黄，舌淡，脉细无力。

【病机分析】脾气亏虚，统血无权，血溢脉外，而见各种慢性出血症状；脾气虚弱，运化失职，故食少便溏；化源亏少，头面失于滋养，功能衰退，故见面色萎黄、神疲乏力、气短懒言；舌淡苔白、脉细无力，为脾气虚弱、气血两虚之象。

【辨证要点】以各种慢性出血伴气血两虚证症状为辨证依据。

（四）脾阳虚证

指脾阳虚衰，阴寒内生所表现的虚寒证候。多因脾气虚进一步发展，或因过食生冷，外寒直中，或肾阳不足，火不生土而致。

【临床表现】食少腹胀，腹痛绵绵，喜温喜按，畏寒怕冷，四肢不温，口淡不渴，大便稀溏，甚至完谷不化，或肢体水肿，小便短少，或白带清稀量多，舌质淡胖或有齿痕，舌苔白滑，脉沉迟无力。

【病机分析】脾阳虚衰，运化失权，则为食少腹胀、大便稀溏，甚至完谷不化；阳虚失运，寒从内生，故脘腹隐痛、冷痛，喜温喜按；脾阳虚衰，水湿不化，泛溢肌肤，则为肢体水肿、小便短少；水湿下注，带脉失约，则为白带清稀量多；脾阳虚衰，温煦失职，故畏寒怕冷、四肢不温；舌质淡胖、边有齿痕，苔白滑，脉沉迟无力，为阳虚失运所致。

【辨证要点】以食少便溏、腹胀腹痛、喜温喜按伴阳虚症状为辨证要点。

脾气虚、脾气下陷、脾不统血、脾阳虚四证既有区别，又有联系，现鉴别表9-13所示。

表9-13　脾虚四证鉴别表

证型	相同点	不同点
脾气虚证	食少纳呆，脘腹胀满，食后尤甚，大便稀溏，少气懒言，神疲乏力，面白，舌淡脉弱	形体消瘦或水肿
脾气下陷证		脘腹坠胀，便意频频，脱肛，内脏下垂
脾不统血证		各种出血症状或妇女月经过多、崩漏
脾阳虚证		形寒肢冷，尿少水肿，妇人带下清稀

（五）寒湿困脾证

指寒湿内盛，脾失温运所表现的证候。多因淋雨涉水，或饮食失节，过食生冷，或因嗜食肥甘，湿浊内生，困阻中阳所致。

【临床表现】脘腹胀闷，纳呆便溏，泛恶欲呕，口淡不渴，头身困重，或小便短少，肢体水肿，或身目发黄，面色晦暗如烟熏，或妇女白带量多，舌体淡胖，舌苔白腻，脉濡缓。

【病机分析】寒湿内盛，脾阳受困，运化失职，则脘腹痞胀、食少；脾失健运，湿滞气机，则口腻、纳呆；水湿下渗，则大便稀溏；脾失健运，胃失和降，故泛恶欲呕；湿为阴邪，遏郁清阳，则头身困重；水湿不运，泛溢肌肤，可见肢体水肿、小便短少；影响肝胆疏泄，胆汁外溢，则为面目肌肤发黄、晦暗不泽；寒湿下注，损伤带脉，妇女可见白带量多；口淡不渴、舌淡胖、苔白腻、脉濡缓，均为寒湿内盛之象。

【辨证要点】以脘痞纳呆、便溏伴寒湿之象为辨证要点。

（六）湿热蕴脾证

指湿热内蕴中焦，脾失健运所表现的湿热证候。多由外感湿热之邪，或嗜食辛辣肥甘厚腻，酿成湿热，内蕴脾胃所致。

【临床表现】脘腹胀闷，纳呆，恶心欲呕，口中黏腻，渴不多饮，便溏不爽，小便短黄，肢体困重，或身热不扬，汗出热不解，或面目发黄色鲜明如橘色，舌红苔黄腻，脉濡数。

【病机分析】湿热阻滞中焦，纳运失健，升降失常，则脘腹痞闷、纳呆食少、恶心呕吐；上蒸于口，则口中黏腻、渴不多饮；湿热下注，大肠传导失司，则便溏而不爽、小便短赤；脾为湿困，气机不畅，则肢体困重；湿遏热伏，郁蒸于内，故身热不扬、汗出热不解；熏蒸肝胆，胆汁外溢，则见面目发黄色鲜明；舌质红、苔黄腻、脉濡数，均为湿热内蕴之征。

【辨证要点】以脘痞纳呆、便溏不爽伴湿热之象为辨证要点。

寒湿困脾与湿热蕴脾二证在病位、病程及某些症状上都极为相似，但在病因上有寒、热的不同，现鉴别如表 9-14 所示。

表 9-14 寒湿困脾证与湿热蕴脾证鉴别表

证型	相同点	不同点
寒湿困脾	脘腹胀闷，纳呆，恶心呕吐，四肢困重，大便溏薄，苔腻，脉濡	身目发黄，色晦暗如烟熏，口不渴，或水肿尿少，妇女带下清稀色白量多，舌淡胖苔白，脉缓
湿热蕴脾		身目发黄，色鲜明如橘色，身热不扬，小便短黄，大便黏腻不爽，舌红苔黄，脉数

（七）胃阴虚证

指胃阴亏虚，胃失濡润所表现的虚热证候。多因热病后期，或气郁化火，或吐泻太过，耗伤胃阴所致。

【临床表现】胃脘嘈杂，隐隐灼痛，或痞胀不舒，饥不欲食，干呕，呃逆，口燥咽干，大便干结，小便短少，舌红少苔或无苔，脉细数。

【病机分析】胃阴不足，虚热内生，胃失和降，则胃脘隐痛而有灼热感、嘈杂不舒、痞胀不适；虚热扰动，胃失滋润，则饥不欲食；胃气上逆，可见干呕、呃逆；阴津不能上滋，则口燥咽干；不能下润肠道，则大便干结；小便短少、舌红少苔或无苔、脉细数，为阴液内热之征。

【辨证要点】以胃脘嘈杂、饥不欲食伴阴虚症状为辨证要点。

案例分析

案例

患者，女，26岁，已婚。胃脘隐痛，饥不欲食，口燥咽干，大便干结，舌红少苔，脉细数。辨证为胃阴虚证。

分析

该患主要症状为胃脘隐痛，饥不欲食，故病位在胃。胃阴不足，胃腑失养，故胃脘隐痛；虚热内扰，则饥不欲食；口燥咽干、大便干结、舌红少苔、脉细数为阴虚内热之象。故此患者诊为胃阴虚证。以胃脘隐痛、饥不欲食伴口燥咽干、舌红少苔等阴虚症状为其辨证要点。

（八）胃寒证

指寒邪袭胃，阻滞气机所表现的实寒证候。多因过食生冷，或脘腹受冷，寒凝胃肠所致。

【临床表现】胃脘冷痛拒按，痛势急剧，遇寒加重，得温痛减，恶心呕吐，口淡不渴，或口泛清水，腹泻清稀，恶寒肢冷，面白或青，舌苔白滑，脉弦紧或沉紧。

【病机分析】寒邪犯胃，凝滞气机，故脘腹冷痛拒按、痛势急剧；寒邪得温则散，故疼痛得温则减，遇寒气机凝滞加重则痛势加剧；胃气上逆，则恶心呕吐；寒伤胃阳，水饮不化，则口吐清水；寒不耗液，故口淡不渴；寒邪阻遏，阳气不能外达，则恶寒肢冷、面白或青；舌苔白滑、脉弦紧或沉紧，为阴寒内盛之象。

【辨证要点】以胃脘冷痛、痛势急暴、得温痛减伴实寒症状为辨证要点。

（九）胃热（火）证

指火热亢盛，胃失和降所表现的实热证候。多因过食辛辣，化热生火，或情志不遂，气郁化火，或邪热内侵，胃火亢盛而致。

【临床表现】胃脘灼痛拒按，消谷善饥，渴喜冷饮，泛酸嘈杂，口臭，牙龈肿痛溃烂，小便短黄，大便秘结，舌红苔黄，脉数有力。

【病机分析】火热之邪熏灼，阻滞不通，则胃脘灼痛而拒按；胃火炽盛，功能亢进，则消谷善饥；肝经郁火，横逆乘土，故泛酸嘈杂；浊气上冲，则口气秽臭；胃经经脉络于龈，胃火循经上炎，则牙龈红肿疼痛，甚至化脓、溃烂；血得热而妄行，损伤龈络，则齿龈出血；热盛伤津，则口渴喜冷饮、小便短黄、大便秘结；舌红苔黄、脉滑数，为火热内盛之象。

【辨证要点】以胃脘灼痛、消谷善饥、口臭伴实热症状为辨证要点。

（十）食滞胃脘证

指饮食停积胃肠所表现的证候。多因饮食不节，暴饮暴食，或因素体脾胃虚弱，稍有饮食不慎，即食停难化而成。

【临床表现】脘腹胀满疼痛拒按，厌食，嗳腐吞酸，呕吐酸馊食物，吐后胀痛得减，或肠鸣矢气，泻下不爽，大便酸腐臭秽，舌苔厚腻，脉滑或沉实。

【病机分析】暴饮暴食，或饮食不慎，食滞胃肠，阻滞不通，则脘腹胀满疼痛而拒按；食积于内，拒于受纳，故厌恶食物；胃中未消化之食物夹腐浊之气上逆，则嗳腐吞酸或呕吐酸馊食物；吐后宿食得以排出，故胀痛可减；食滞肠道，阻塞气机，则肠鸣矢气；腐败食物下注，则泻下之物酸腐臭秽；胃肠秽浊之气上蒸，则舌苔厚腻；脉滑或沉实，为邪实之象。

【辨证要点】本证多有伤食病史，以脘腹胀满疼痛、呕泻酸馊腐臭之物为辨证依据。胃病以胃脘疼痛为临床表现，且又有寒、热等证的临床区分，现鉴别如表 9-15 所示。

表 9-15 胃病三证鉴别表

证型	疼痛性质	呕吐	口味	二便	舌象	脉象
胃寒证	冷痛	清水	口淡不渴	小便清长 大便溏薄	舌苔白滑	脉沉紧
胃热证	灼痛	吞酸	口渴喜冷饮	小便短黄 大便秘结	舌红苔黄	脉滑数
食滞胃脘	胀痛	酸腐物	口臭嗳腐	大便溏泄 酸腐臭秽	舌苔厚腻	脉滑实

课堂活动

汪某，女，8 个月。患儿平素体弱，易感冒，一周前腹泻，便溏，多见食后作泻，每天排便 3 ~5 次，粪色淡黄不臭，带有不消化的食物残渣，时轻时重，食欲不佳。查其神清，面色萎黄，形体消瘦，眼睑不肿，舌质淡红，苔白，咽部略充血，扁桃体无肿大。

请同学们分析：①本病案的主要症状有哪些？ ②病位主要在哪脏？ ③辨为何证？ ④辨证依据是什么？ ⑤请对病机作简要分析。

四、肝与胆病辨证

肝位于右胁肋间，其气升发，性喜条达而恶抑郁。肝开窍于目，在体合筋，其华在爪，在液为泪，在志为怒。肝的生理功能是主疏泄；主藏血。胆附于肝，肝胆经脉相互络属，互为表里。胆贮藏、排泄胆汁，以助消化，并与情志活动有关，因而有“胆主决断”之说。

肝的病变主要表现在疏泄失常、血不归藏、筋脉失养以及厥阴肝经不利等方面，肝开窍于目，故多种目疾都与肝有关。肝病的常见症状主要有：胸胁少腹胀痛、窜痛，情志活动异常，眩晕头痛，手足抽搐，肢体震颤，以及目疾、月经不调、睾丸胀痛等。

肝的病证有虚实之分，以实证多见。虚证多见肝血、肝阴的不足；实证多见气郁火盛以及寒邪、湿热等侵犯；而肝风内动及肝阳上亢，则属本虚标实之证。

胆病常见口苦、发黄、失眠和胆怯易惊等情绪的异常。胆的病变多由情志内伤，化火灼津为痰，痰热互结，或湿热内侵肝胆所致。

（一）肝气郁结证

是指肝失疏泄，气机郁滞所表现的证候。多因情志抑郁，或突然精神刺激，以及病邪侵扰，阻遏肝经，致使肝气失于条达而发病。

【临床表现】胸胁或少腹胀闷窜痛，喜太息，情志抑郁易怒，或咽部梅核气，或颈部瘿瘤、瘰疬，或胁下肿块，妇女可见乳房胀痛、月经不调、痛经，舌苔薄白，脉弦。

【病机分析】肝气郁结，经气不利，故胸胁、乳房、少腹胀闷疼痛或窜痛；肝失疏泄，不得条达，则情志抑郁或急躁易怒；气郁生痰，痰随气逆，循经上行，搏结于咽则成梅核气，积聚于颈项则为瘿瘤、瘰疬；气病及血，气滞血瘀，冲任失调，故月经不调或经行腹痛；气聚血结，可酿成胁下肿块；舌苔薄白、脉弦，为肝气郁滞之象。

【辨证要点】以情志抑郁，胸胁、少腹等肝经所过之处胀闷、疼痛及妇女月经不调等为辨证要点。

（二）肝火上炎证

是指肝火炽盛，气火上逆所表现的证候。多因情志不遂，肝郁化火，或火热之邪内侵所致。

【临床表现】头晕胀痛，面红目赤，口苦口干，急躁易怒，失眠或噩梦纷纭，耳鸣如潮，甚则突发耳聋，胁肋灼痛，或吐血衄血，便秘尿黄，舌红苔黄，脉弦数。

【病机分析】火性上炎，肝火循经上攻头目，故头晕胀痛、面红目赤；如挟胆气上逆，则口苦口干；肝失条达柔顺之性，所以急躁易怒；火热内扰，神魂不安，以致失眠、噩梦纷纭；肝火内炽，气血壅滞，故胁肋部灼热疼痛；热盛耗津，故便秘尿黄；肝热移胆，循经上冲，则耳鸣如潮，甚则突发耳聋；火伤络脉，血热妄行，可见吐血、衄血；舌红苔黄、脉弦数，为肝经实火炽盛之征。

【辨证要点】以头晕胀痛、急躁易怒、目赤耳鸣等伴火热症状为辨证要点。

▶▶ 课堂活动

请同学们联系实际，举例说出人体在情志抑郁或者情绪暴躁时，常有哪些不适症状？

（三）肝血虚证

是指肝脏血液亏虚，肝系组织器官失于濡养所表现的证候。多因脾肾亏虚，生化之源不足，或慢性病耗伤肝血，或失血过多所致。

【临床表现】头晕目眩，视力减退或夜盲，面白无华，爪甲不荣，夜寐多梦，或见肢体麻木，关节拘急不利，手足震颤，肌肉瞤动，妇女常见月经量少、色淡，甚则经闭，舌淡苔白，脉细。

【病机分析】肝主藏血，肝血不足，不能上荣头目，故头晕目眩、面白无华；爪甲失养，则干枯不荣；血不足以安魂定志，故夜寐多梦；目失所养，所以视力减退，甚至成夜盲；肝主筋，血虚筋脉失养，则见肢体麻木、关节拘急不利、手足震颤、肌肉瞤动；妇女肝血不足，不能充盈冲任之脉，则见月经量少色淡，甚至闭经；舌淡、苔白、脉细，为肝血不足之征。

【辨证要点】以眩晕、肢麻、视力减退、妇女经少伴血虚症状为辨证要点。

（四）肝阴虚证

是指肝脏阴液亏虚，阴不制阳所表现的虚热证候。多由情志不遂，气郁化火，内灼肝阴，或慢性疾病、温热病后期耗伤肝阴，或肾阴不足，水不涵木引起。

【临床表现】头晕耳鸣，两目干涩，视力减退，面部烘热，胁肋隐隐灼痛，五心烦热，潮热盗汗，口咽干燥，或见手足蠕动，舌红少津，脉弦细数。

【病机分析】肝阴不足，不能上滋头目，则头晕耳鸣、两目干涩、视力减退；虚火上炎，则面部烘热；虚火内灼，肝络失养，故见胁肋隐隐灼痛；阴液亏虚不能上润，则口咽干燥；筋脉失养，则见手足蠕动；五心烦热、潮热盗汗、舌红少津、脉弦细数，均为阴虚内热之象。

【辨证要点】以两目干涩、眩晕耳鸣、手足蠕动伴阴虚症状为辨证要点。

（五）肝阳上亢证

是指肝肾阴虚，致使肝阳亢扰于上所表现的上盛下虚证候。多因情志过极，化火伤阴，或年老阴亏，或房劳太过，致肝肾阴虚，水不涵木而发病。

【临床表现】眩晕耳鸣，头目胀痛，面红目赤，急躁易怒，失眠多梦，腰膝酸软，头重脚轻，舌红少津，脉弦有力或弦细数。

【病机分析】肝肾之阴不足，肝阳亢逆无制，气血上冲，则眩晕耳鸣、头目胀痛、面红目赤；肝失柔顺条达，故急躁易怒；阴虚心失所养，神不得安，则见失眠多梦；肝肾阴虚，肾府经脉失养，故腰膝酸软；阴亏于下，阳亢于上，上盛下虚，故头重脚轻；舌红少苔、脉弦有力或弦细数，为肝肾阴虚，肝阳亢盛之象。

【辨证要点】以眩晕耳鸣、目赤烦躁、头重足轻、腰膝酸软等为辨证要点。

知识链接

肝火上炎与肝阳上亢的异同

肝火上炎证与肝阳上亢证因火之炎上和阳气亢逆于上，故均以头面部的症状较为突出，但肝火上炎以头痛目赤、胁肋灼痛、口苦、便秘尿黄等火热证为主，病程短，病势急，病情纯属实证；而肝阳上亢以头目胀痛、眩晕、头重脚轻等阳气亢逆于上的症状为主，病程长，病势缓，且兼见腰膝酸软等下虚症状，病情属上实下虚。

（六）肝风内动证

是指患者出现眩晕欲仆、震颤、抽搐等动摇不定症状为主要表现的证候。因其病因病机不同，临床常见有肝阳化风、热极生风、阴虚动风、血虚生风四种证型。

1. 肝阳化风证 是指肝阳升动，亢逆无制所表现的动风证候。多因肝阳素亢，或肝肾之阴久亏，阴不制阳，亢极化风，从而形成本虚标实、上实下虚的动风之证。

【临床表现】眩晕欲仆，头胀而痛，项强头摇，手足麻木，肢体震颤，语言謇涩，步履不正；或卒然昏倒，不省人事，口眼㖞斜，半身不遂，舌强不语，喉中痰鸣，舌红苔白或腻，脉弦有力。

【病机分析】肝阳亢逆化风，上扰头目，则眩晕欲仆，或头摇不能自制；气血随风阳上逆，壅滞络脉，故头胀而痛；风动筋挛，则项强肢颤；筋脉失养，故手足麻木；风阳循肝经上扰，夹痰阻碍舌络，则语言謇涩；肝肾阴虚，风动于上，阴亏于下，上盛下虚，所以步履不正；若风阳暴升，气血逆乱，风阳夹痰上蒙清窍，则见突然昏倒、不省人事；风痰流窜脉络，经气不利，可见口眼㖞斜、半身不遂；风痰阻滞舌络，则舌强不语；痰随风升，故喉中痰鸣；舌红脉弦有力，为肝阳亢盛之象，苔白或腻是肝风夹痰之征。

【辨证要点】以平素有眩晕等肝阳上亢之征，而又突现动风之象，甚则突然昏仆、半身不遂、口眼㖞斜等为辨证要点。

2. 热极生风证 是指热邪亢盛引动肝风所表现的证候。多由邪热亢盛，燔灼肝经，热扰心神而发病。

【临床表现】高热神昏，躁扰如狂，手足抽搐，颈项强直，甚则角弓反张，两目上视，牙关紧闭，舌红或绛，脉弦数。

【病机分析】热邪蒸腾，充斥内外，故高热；热入心包，内扰心神，则神昏、躁扰如狂；热灼肝经，伤津灼液，引动肝风，而见手足抽搐、颈项强直、角弓反张、两目上视、牙关紧闭等筋脉挛急的表现；热邪内煎营血，则舌色红绛；脉象弦数为肝经火盛之征。

【辨证要点】以高热、神昏伴动风症状为辨证要点。

3. 阴虚动风证 是指阴液亏虚，筋脉失养而表现的虚风证候。多因外感热病后期，阴液耗损，或内伤久病，阴液亏虚而发病。

【临证表现】手足蠕动，眩晕耳鸣，潮热颧红，五心烦热，口燥咽干，形体消瘦，舌红少津，脉弦细数。

【病机分析】肝阴亏虚，筋脉失养，虚风内动，故手足蠕动；阴虚不能上滋，则眩晕耳鸣；阴不制阳，虚热内生，故见潮热颧红、五心烦热；阴津不能上承，故口燥咽干；阴虚津亏，肌肤失养，故形体消瘦；舌红少津、脉弦细数，为肝阴不足，虚热内炽之征。

【辨证要点】以手足蠕动、眩晕耳鸣及阴虚症状为辨证要点。

4. 血虚生风证 是指由于肝血亏虚，筋脉失养所表现的动风证候。多由急慢性出血过多，或久病血虚所引起。

【临证表现】眩晕，手足震颤，肌肉瞤动，肢体麻木，手足拘急不利，面白无华，爪甲不荣，舌淡苔白，脉细弱。

【病机分析】肝血不足，不能上荣头面，故眩晕、面色无华；肝血亏虚，筋失所养，故手足震颤、肌肉瞤动、肢体麻木、手足拘急不利；爪为筋之余，肝血不足，则爪甲不荣；舌淡苔白、脉细弱，是为血虚之象。

【辨证要点】以眩晕、震颤伴血虚症状为辨证要点。

现对肝风内动的四个证型予以鉴别，见表 9-16。

表 9-16 肝风内动四证鉴别表

证别	性质	主症	兼症	舌象	脉象
肝阳化风证	上盛下虚证	眩晕欲仆，头胀而痛，语言謇涩，或卒然昏倒，不省人事，口眼㖞斜，半身不遂，舌强不语，喉中痰鸣	项强头摇，手足麻木，肢体震颤，手足发麻，步履不正	舌红苔白或腻	脉弦有力
热极生风证	实热证	手足抽搐，颈项强直，甚则角弓反张，牙关紧闭，两目上翻	高热神昏，躁扰如狂	舌红或绛，苔黄	脉弦数
阴虚动风证	虚热证	手足蠕动	眩晕耳鸣，潮热颧红，五心烦热，口燥咽干，形体消瘦	舌红少苔，少津	脉弦细数
血虚生风证	虚证	手足震颤，肌肉瞤动，肢体麻木，手足拘急不利	眩晕，面白无华，爪甲不荣，视物模糊或夜盲，妇女月经量少	舌淡苔白	脉弦细

案例分析

案例

患者，女，32 岁。 头晕目眩，面色少华，爪甲不荣，月经量少、色淡，近日出现肢体麻木、手足震颤等症状。 辨证为血虚生风证。

分析

该患者的主要症状为头晕目眩、肢体麻木、手足震颤，有肝风内动之象，故病位在肝。 患者头晕目眩、面色少华、爪甲不荣为气血亏虚之象；肝血为经血之源，肝血亏虚，故月经量少、色淡；近日出现肢体麻木、手足震颤为动风之症。 故该患者诊断为血虚生风证，以头晕目眩，面色、爪甲少华不荣兼肢体麻木、手足震颤为其辨证要点。

（七）寒凝肝脉证

是指寒邪凝滞肝脉所表现的证候。多因外感寒邪内侵，凝滞肝经所致。

【临床表现】 少腹、睾丸坠胀冷痛，或阴囊收缩，或巅顶冷痛，受寒则甚，得热则缓，肢冷恶寒，舌苔白滑，脉沉弦或弦紧。

【病机分析】 肝脉绕阴器，抵少腹，上巅顶，寒凝肝脉，气血凝滞，故见少腹、睾丸冷痛或巅顶冷痛；寒性收引，筋脉拘急，可致阴囊收缩引痛；寒则气血凝涩，热则气血流通，故疼痛遇寒加剧，得热则缓；舌苔白滑、脉沉弦或弦紧，皆为阴寒凝滞肝脉之征。

【辨证要点】 以少腹、睾丸坠胀冷痛，阴囊收缩引痛，巅顶冷痛伴实寒症状为辨证要点。

（八）肝胆湿热证

是指湿热蕴结肝胆，致肝胆疏泄失常所表现的证候。多由感受湿热之邪，或脾胃失健，湿浊内生，郁而化热，湿热内蕴肝胆所致。

【临床表现】 胁肋胀痛，纳呆，厌食油腻，口苦口干，泛恶欲吐，腹胀，大便不调，小便短赤，发热或寒热往来，或身目发黄，黄色鲜明；或阴部潮湿、瘙痒、湿疹，或睾丸肿胀热痛，妇女带下色黄臭秽，舌红苔黄腻，脉弦数或滑数。

【病机分析】 湿热蕴结肝胆，肝失疏泄，故胁肋胀痛；肝木横逆乘土，脾胃纳运、升降失司，故纳呆腹胀、厌食油腻、泛恶欲吐；热伤津液，则口干；胆气上逆，可见口苦；湿热内蕴，肠道传导失常，故大便不调；膀胱气化失司，则小便短赤；正邪相争故发热，少阳枢机不利，则见寒热往来；胆汁不循常道而外溢肌肤，则身目发黄、色泽鲜明；肝脉绕阴器，湿热循经下注，则见阴部潮湿、瘙痒、湿疹，或睾丸肿胀热痛，妇女则带下色黄臭秽；舌红苔黄腻、脉弦数，均为湿热内蕴肝胆之征。

【辨证要点】 以发热、胁肋胀痛、厌食腹胀、身目发黄、阴部瘙痒、带下黄臭等伴湿热内蕴症状为辨证要点。

课堂活动

李某，男，59 岁，干部。 该患于 10 天前因情志因素出现右胁胀痛，且走窜不定，兼恶心呕吐，胸闷气短，食少，嗳气。 查其舌质淡红，苔薄，脉弦。 肝胆脾 B 超显示：胆囊缩小，胆囊壁增厚，内壁粗糙，回声增强。

请同学分析：①本病案的主要症状是哪些？ ②病位主要在哪脏？ ③辨为何证？ ④辨证依据是什么？ ⑤请对病机作简要分析。

五、肾与膀胱病辨证

肾位于腰部，脊柱两侧，左右各一。肾为“先天之本”“五脏阴阳之本”，又称“水脏”。肾在体合骨，其华在发，开窍于耳及二阴，在液为唾，在志为恐。肾的生理功能是主藏精；主一身之阴阳；主水液代谢；主纳气。肾与膀胱通过输尿管相连，肾经和膀胱经相互络属，构成表里关系。膀胱具有贮尿和排尿的作用。

肾的病变主要反映在生长发育、生殖功能、呼吸及水液代谢等方面的异常。

肾病的常见症状主要有：腰膝酸软、耳鸣耳聋、发白早脱、牙齿动摇，男子阳痿遗精、精少不育，女子经少经闭、不孕，以及水肿、呼吸气短而喘、二便异常等。

膀胱多见湿热蕴结膀胱之证。膀胱的病变主要是小便异常，临床常见尿频、尿急、尿痛、尿闭及遗尿、尿失禁等症状。

（一）肾阳虚证

是指肾脏阳气虚衰，机体失于温煦所表现的虚寒证候，又称“命门火衰”。多由素体阳虚，或年高肾亏，或久病伤阳，以及房劳过度等因素引起。

【临床表现】 腰膝酸软而痛，畏寒肢冷，精神萎靡，面色白或黧黑；或男子阳痿、精冷不育，女子宫寒不孕、性欲减退；或大便久泻不止，完谷不化，五更泄泻，小便清长或夜尿频多，或尿少而水肿，舌淡胖苔白滑，脉沉弱或沉迟无力。

【病机分析】 腰为肾之府，肾主骨，肾阳虚衰，不能温养腰府及骨骼，则腰膝酸软疼痛；不能温煦肌肤，故畏寒肢冷；阳虚元气不足，不能振奋精神，故精神萎靡；阳虚温运无力，气血不能上荣于面，故面色白，甚则阴寒内盛，气血运行不畅，可见面色黧黑；肾阳不足，命门火衰，生殖功能减退，男子则阳痿、精冷不育，女子则宫寒不孕、性欲减退；火不温土，脾失健运，故久泻不止、完谷不化或五更泄泻；肾阳不足，则膀胱气化失司，故小便清长、夜尿频多或尿少而水肿；舌淡胖、苔白滑、脉沉弱或沉迟无力，均为肾阳虚衰之象。

【辨证要点】 以腰膝酸软、性功能障碍伴虚寒症状为辨证要点。

（二）肾阴虚证

是指肾脏阴液不足，虚热内生所表现的证候。多由禀赋不足，或久病伤肾，或房事过度，或过服温燥劫阴之品所致。

【临床表现】 腰膝酸软而痛，头晕耳鸣，健忘，失眠多梦，男子遗精早泄，女子经少经闭或崩漏，形体消瘦，五心烦热或骨蒸潮热，颧红盗汗，咽干口燥，尿短黄便干，舌红少津，脉细数。

【病机分析】 肾阴不足，髓海、骨骼失养，故腰膝酸痛、头晕耳鸣、健忘；肾水亏虚，水火失济，心火偏亢，故失眠多梦；阴不制阳，相火妄动，扰动精室，故遗精早泄；肾阴亏则精血不足，故妇女经量减少，甚至闭经；阴虚则内热，虚热迫血妄行，可致崩漏；肾阴亏虚，失于滋养，故咽干口燥、形体消瘦；虚火灼津，故尿短黄便干；五心烦热或骨蒸潮热、颧红盗汗、舌红少津、脉细数，皆为阴虚内热之象。

【辨证要点】 以腰膝酸痛、遗精早泄、经少经闭伴阴虚内热症状为辨证要点。

案例分析

案例

张某，女，66岁。患者于两年前无诱因自觉尿频量多，但未诊治。三天前亦无诱因而尿频加重，但无发热，无尿急及尿痛。现自觉尿频（日间7～8次），且尿味甜、尿量多，兼腰膝酸软，五心烦热，口干唇燥，消瘦，舌红，脉沉细数。诊为消渴病之下消。辨证为肾阴亏虚证。

分析

该患主要症状为尿频、尿甜、尿多，兼腰膝酸软、口干唇燥、五心烦热等症，故病位在肾。患者年已六旬余，年老肾虚无以约束小便，故尿频量多；肾失固涩，精微下注，故尿甜；腰膝酸软，五心烦热，口干唇燥，消瘦，舌红，脉沉细数为肾阴亏虚之象。故该病患辨证为肾阴亏虚证。以腰膝酸软，兼五心烦热、口干、消瘦等阴虚内热证候为辨证要点。

（三）肾精不足证

是指肾精亏损，以生长发育及生殖功能障碍为主要表现的证候。多因先天禀赋不足，或后天调养失宜，或房劳过度，或久病伤肾所致。

【临床表现】 小儿生长发育迟缓，身材矮小，智力低下，动作迟钝，囟门迟闭，骨骼痿软；成人早衰，发脱齿摇，耳鸣耳聋，健忘恍惚，动作迟缓，腰膝酸软，足痿无力，精神呆钝，性功能减退，男子精少不育，女子经闭不孕，舌淡，脉弱。

【病机分析】肾藏精主生殖，为生长发育之本，肾精亏，则生长发育、生殖功能障碍，故小儿发育迟缓、身材矮小、智力低下、动作迟钝；精亏髓少，骨骼失养，小儿囟门迟闭、骨骼痿软，成人则表现为早衰、发脱齿摇、性功能减退、男子精少不育、女子经闭不孕；耳为肾窍，脑为髓海，精少髓亏，脑海空虚，故见耳鸣耳聋、健忘恍惚、精神呆钝；精损则筋骨疲惫，故动作迟缓、腰膝酸软、足痿无力；舌淡、脉弱，为虚弱之象。

【辨证要点】以小儿生长发育迟缓、成人生殖功能减退、早衰等为辨证要点。

肾阳虚、肾阴虚、肾精不足为临床常见病证，现鉴别如表9-17所示。

表9-17 肾阳虚、肾阴虚、肾精不足证鉴别表

证型	相同症	不同症
肾阳虚	腰膝酸软 耳鸣耳聋	畏寒肢冷，精神萎靡，男子阳痿，女子宫寒不孕，舌淡胖苔白滑，脉沉迟无力
肾阴虚		五心烦热，潮热盗汗，男子遗精早泄，女子经少经闭，舌红少苔，脉细数
肾精不足		小儿生长发育迟缓，成人早衰，男子不育，女子不孕，舌淡，脉弱

（四）肾气不固证

是指肾气亏虚，封藏、固摄功能失职所表现的证候。多因年高肾气亏虚，或年幼肾气未充，或房事过度，或久病伤肾所致。

【临床表现】腰膝酸软，神疲耳鸣，小便频数而清，夜尿频多，或尿后余沥不尽，或遗尿、尿失禁，男子滑精早泄，女子月经淋漓不断，白带清稀而多，胎动易滑，舌淡苔白，脉弱。

【病机分析】肾气亏虚则功能活动减退，精气不能充耳，故神疲耳鸣；肾府失养，故腰膝酸软；肾气虚膀胱失约，故小便频数而清长，或尿后余沥不尽，或夜尿频多，甚则遗尿失禁；肾气不足，则精关不固，故滑精早泄；肾虚而冲任亏损，下元不固，故见带下清稀、胎元不固；舌淡苔白、脉弱，为肾气亏虚之象。

【辨证要点】以腰膝酸软、神疲耳鸣、尿频、滑精、带下清稀、胎动易滑等为辨证要点。

（五）肾不纳气证

是指肾气虚衰，气不归元所表现的证候。多由久病咳喘，肺虚及肾，或年高肾气衰弱，或劳伤肾气所致。

【临床表现】久病咳喘，呼多吸少，气不得续，动则喘甚，自汗神疲，声音低怯，腰膝酸软，或喘息加剧，冷汗淋漓，肢冷面青，脉浮大无根。

【病机分析】肾气虚则摄纳无权，气不归元，故呼多吸少、气不得续、动则喘息益甚；肾虚骨骼失养，故腰膝酸软；元气不足，功能活动减退，故神疲、声音低怯；固摄失司则自汗；若阳气虚衰欲脱，则喘息加剧、冷汗淋漓、肢冷面青；虚阳外浮，则脉浮大无根。

【辨证要点】以久病咳喘、呼多吸少、气不得续、动则喘甚伴肾气虚表现为辨证要点。

（六）膀胱湿热证

是指湿热蕴结膀胱所表现的证候。多因外感湿热之邪侵袭膀胱，或饮食不节，湿热内生，下注膀胱所致。

【临床表现】 尿频尿急，排尿艰涩，尿道灼痛，小便短少，黄赤混浊，或尿血，或尿有砂石，腰及小腹胀痛，或伴有发热，舌红苔黄腻，脉滑数。

【病机分析】 湿热蕴结膀胱，膀胱气化不利，热迫尿道，故尿频尿急、排尿艰涩、尿道灼痛；热灼津伤，故小便短少黄赤或混浊；热伤血络则尿血；若湿热久郁不解，煎熬尿液结成砂石，则尿中可见砂石；湿热蕴结下焦，经气不利，故小腹及腰部胀痛；湿热郁蒸，热淫肌表，则发热；舌红苔黄腻、脉滑数，为湿热内蕴之征。

【辨证要点】 以尿频、尿急、尿痛、小便黄赤短涩伴见湿热之象为辨证要点。

知识链接

膀胱湿热证与小肠实热证的异同

膀胱湿热证与小肠实热证皆以小便短赤、涩痛，尿道灼热，甚至血尿等小便异常为主症。但二证的病因、伴随症状、治法及用药是不同的。

膀胱湿热证为湿热蕴结膀胱所致，往往波及肾府，可伴腰痛、小腹胀满，并见舌红、苔黄腻、脉滑数等湿热内蕴之象，治宜清热利湿，药用八正散治之；而小肠实热证则多为心火下移小肠所致，故兼有口舌生疮、心烦、舌尖红、苔黄、脉数等心经有热征象，治以清心凉血利水，用导赤散治之。

六、脏腑兼病辨证

人体各脏腑之间，在生理状态下密切联系，相互配合，在发生病变时又常相互影响，或脏病及脏，或脏病及腑，或腑病及腑。凡两个或两个以上脏腑同时或相继发病者，称为脏腑兼病。

脏腑兼病在临床上较为多见，因其证候较为复杂，在此仅重点介绍几种常见的脏腑兼病证型。

（一）心肺气虚证

是指心肺两脏气虚所表现的证候，又称心肺两虚证。多由久病咳喘，耗伤心肺之气，或年高体弱，或劳倦过度等因素引起。

【临床表现】 心悸咳喘，痰液清稀，气短胸闷，动则尤甚，神疲乏力，自汗，声低懒言，面色淡白，舌淡苔白，脉沉弱或结代。

【病机分析】 心气不足，鼓动无力，肺气虚弱，肃降无权，故见心悸咳喘，动则尤甚，咯痰则痰液清稀；肺气不足，呼吸功能减弱，则见气短胸闷；宗气不足，卫外不固，故而神疲乏力，声低懒言，自汗；气虚则运血无力，故见面色淡白，舌淡，脉沉弱或结代。

【辨证要点】 以心悸、咳喘、胸闷伴气虚症状为辨证要点。

（二）心脾两虚证

是指心血不足，脾气虚弱所表现的证候。多由病久失调，或慢性出血，或思虑劳倦过度，或饮食不节,损伤脾胃而致。

【临床表现】心悸怔忡,失眠多梦,头晕健忘,面色萎黄,食欲不振,腹胀便溏,倦怠乏力,或皮下出血,妇女月经量少色淡、淋漓不尽,舌质淡嫩,脉细弱。

【证候分析】心血不足,心失所养,心神不宁,则心悸怔忡、失眠多梦、健忘;脾气不足,运化失常,故食欲不振、腹胀便溏;脾虚不能统摄血液,可见皮下出血,妇女月经量少色淡、淋漓不尽;倦怠乏力、头晕、面色萎黄、舌质淡嫩、脉细弱,皆为气血不足之征。

【辨证要点】以心悸失眠、食少便溏、慢性出血伴气血两虚症状为辨证要点。

(三)心肾不交证

是指心肾水火既济失调,心火偏亢所表现的证候。多由思虑太过,五志过极化火,耗伤心肾之阴,或虚劳久病阴伤,或房事不节,耗伤肾阴等引起。

【临床表现】心烦失眠,心悸多梦,健忘,头晕耳鸣,腰膝酸软,男子梦遗,五心烦热,潮热盗汗,咽干口燥,舌红少苔,脉细数。

【病机分析】肾水不足,心火失济,心阳偏亢,心神不宁,故心烦心悸、失眠多梦;肾水阴精亏虚,不能充养耳、脑髓、腰府,故见头晕耳鸣、健忘、腰膝酸软;阴虚火旺,则潮热盗汗;虚火扰动精室,则梦遗;咽干口燥、舌红少苔、脉细数,为阴虚内热之征。

【辨证要点】以心烦失眠、心悸多梦、腰膝酸软伴阴虚症状为辨证要点。

(四)脾肺气虚证

是指脾肺两脏气虚所表现的证候,又称肺脾两虚证。多由久病咳喘,肺虚及脾,或饮食劳倦伤脾,脾虚及肺所致。

【临床表现】久咳不止,气短而喘,痰多稀白,食欲不振,腹胀便溏,甚则面浮足肿,神疲乏力,声低懒言,面白无华,舌淡苔白滑,脉细弱。

【病机分析】肺气不足,主呼吸的功能减弱,宣降失职,故而久咳不止、气短而喘、痰多稀白;脾气虚弱,运化失职,故食欲不振、腹胀便溏;水湿不运,泛滥肌肤,则面浮足肿、苔白滑;神疲乏力、声低懒言、面白无华、舌淡、脉细弱,均为气虚之征。

【辨证要点】以咳喘气短、纳少便溏伴气虚症状为辨证要点。

(五)脾肾阳虚证

是指脾肾两脏阳气亏虚,温化失职所表现的证候。多由脾肾久病,耗伤阳气,或水湿久羁,肾阳受损,不能温暖脾阳而致。

【临床表现】畏寒肢冷,面色白,腰膝下腹冷痛,久泻久利,便质清稀,伴有未消化的食物残渣,或五更泄泻,或小便不利,面浮肢肿,舌淡胖,苔白滑,脉沉迟无力。

【病机分析】脾肾阳虚,温煦失职,经脉凝滞,故畏寒肢冷、腰膝或下腹冷痛;阳虚行血无力,气血不能上荣于面,故面色白;脾肾阳衰,温运失职,水谷不化,故久泻不止或下利清谷;黎明之时,阴气极盛,阳气未复,脾阳更弱,故见五更泄泻;阳虚水液不化,泛溢肌肤,故小便不利、面浮肢肿;舌淡胖、苔白滑、脉沉迟无力,为阳虚内寒之象。

【辨证要点】以腰膝下腹冷痛、久泻或下利清谷、水肿并伴虚寒症状为辨证要点。

知识链接

五更泄与脾肾阳虚

五更泄，患者表现为黎明之前，即凌晨三至五点，腹部作痛，肠鸣即泄，泄后则安，遇冷加重，得热稍舒，便质稀溏，夹有不消化的食物残渣，无黏液及脓血，伴有形寒肢冷、神疲、腰膝冷痛等肾阳虚证候。大便常规检查多无异常，常见于肠功能紊乱，西医称之为功能性腹泻。多发于体虚的中老年人，此种腹泻，中药治疗效果较好，而中成药的首选是“四神丸”。

（六）肝火犯肺证

是指肝经气火上逆犯肺，肺失肃降所表现的证候。多由郁怒伤肝，气郁化火，或邪热内蕴肝经，上逆犯肺所致。

【临床表现】胸胁灼痛，咳嗽阵作，咳痰黄稠，甚或咯血，急躁易怒，头晕目赤，烦热口苦，舌红苔薄黄，脉弦数。

【病机分析】肝经气火内郁，上逆犯肺，肺失清肃，气机上逆，故见胸胁灼痛、咳嗽阵作、咯痰黄稠；火伤肺络，则可见咯血；肝经火炽，失于柔顺，则急躁易怒；肝火上炎，则头晕目赤、胸中烦热；热蒸胆气上溢，则口苦；舌红苔薄黄、脉弦数，为肝火内盛之象。

【辨证要点】以胸胁灼痛、咳嗽阵作，甚或咯血并伴肝火症状为辨证要点。

（七）肝脾不调证

是指肝失疏泄，脾失健运所表现的证候。多由情志不遂，郁怒伤肝，或饮食不节，或劳倦伤脾而引起。

【临床表现】胸胁胀满窜痛，喜太息，情志抑郁或急躁易怒，纳呆腹胀，便溏不爽，肠鸣矢气，或大便溏结不调，或腹痛欲泻，泻后痛减，舌苔白或腻，脉弦或缓弱。

【病机分析】肝失疏泄，气机郁滞不得畅达，故胸胁胀满窜痛、喜太息、情绪抑郁或易怒；肝气乘脾，脾失健运，故纳呆腹胀；气滞湿阻，则便溏不爽、肠鸣矢气或大便溏结不调；气滞于腹，故见腹痛欲泻、泻后痛减；舌苔白或腻、脉弦或缓弱，为肝郁脾虚之征象。

【辨证要点】以胸胁胀满窜痛、纳呆腹胀、便溏等症为辨证要点。

（八）肝胃不和证

是指肝失疏泄，胃失和降所表现的证候。多由情志不遂，肝气郁滞，横逆犯胃所致。

【临床表现】胃脘、胁肋胀满疼痛或窜痛，呃逆，嗳气，吞酸嘈杂，情志抑郁或烦躁易怒，舌淡红，苔薄白或薄黄，脉弦或弦数。

【病机分析】肝气郁滞，横逆犯胃，气机不畅，则胃脘、胁肋胀满疼痛或窜痛；胃失和降，胃气上逆，故嗳气呃逆；情志抑郁，舌淡红、苔薄白、脉弦，为肝气郁滞之征；若肝郁化火，郁火犯胃，可见吞酸嘈杂、烦躁易怒；舌苔薄黄、脉弦带数，则为气郁化火之象。

【辨证要点】以胸胁胃脘胀痛、嗳气吞酸等为辨证要点。肝脾不调证和肝胃不和证的异同见表9-18。

表 9-18 肝脾不调、肝胃不和的比较鉴别

证型	相同点	不同点
肝脾不调	胸胁胀痛，善太息，精神抑郁或易怒，脉弦	腹胀腹痛，肠鸣便溏，苔白或腻，或腹痛欲泻，泻后痛减
肝胃不和		胃脘胀痛，嗳气呃逆，苔薄白或薄黄，吞酸，嘈杂，或呕恶

（九）肝肾阴虚证

是指肝肾两脏阴液亏虚，阴不制阳所表现的虚热证候。多由久病失调，阴液亏虚，或情志内伤，化火伤阴，或房事不节，耗伤肾阴等所致。

【临床表现】 头晕目眩，耳鸣健忘，失眠多梦，腰膝酸软，胁肋隐痛，咽干口燥，五心烦热，颧红盗汗，男子遗精，女子月经量少，视力减退，舌红少苔，脉细数。

【病机分析】 肾阴精不足，脑、耳、腰及冲任失养，故见头晕、耳鸣、健忘、腰膝酸软，女子可见经少；肝阴不足，肝脉及眼目失养，故胁肋隐痛、视力减退；阴虚内热，虚火上扰，心神不宁，则失眠多梦；虚火扰动精室，精关不固，则见遗精；口燥咽干、五心烦热、颧红盗汗、舌红少苔、脉细数，皆为阴虚内热之征。

【辨证要点】 以胁肋隐痛、眩晕耳鸣、腰膝酸软伴阴虚内热症状为辨证要点。

（十）肺肾阴虚证

是指肺肾两脏阴液不足，虚热内扰所表现的证候。多由燥热、痨虫耗伤肺阴，或久咳肺阴受损，肺虚及肾，或房劳太过，或内伤久病，肾虚及肺所致。

【临床表现】 干咳少痰，或痰中带血，或声音嘶哑，腰膝酸软，形体消瘦，口燥咽干，骨蒸潮热，颧红盗汗，男子遗精，女子经少，舌红少苔，脉细数。

【病机分析】 肺肾阴亏，肺失清肃，故咳嗽痰少，甚至痰中带血；肾阴不足，腰府失养，故同时可见腰膝酸软；肺肾阴亏兼虚火熏灼，咽喉失润，则声音嘶哑；阴精亏虚，机体失于滋养，故形体日渐消瘦，口干咽燥；虚火内扰精室，则遗精；阴血不足，女子冲任空虚，则月经量少；骨蒸潮热、颧红盗汗、舌红少苔、脉细数，为阴虚内热之征。

【辨证要点】 以干咳痰少或痰中带血、腰膝酸软，并伴虚热症状为辨证要点。

课堂活动

王某，女，37 岁。三年来经常疲乏无力，纳食不香，腹胀，便溏，月经提前量多，每次十余日方止。近一年来，又常有心慌心悸症状发生，睡眠很差，多梦，头晕，且记忆力下降，经常出现腹胀腹泻，大便不成形，肢体时有麻木感，经西医检查，心脏及消化道无异常，今来求中医诊治。查其面色萎黄，舌淡苔白，脉细弱。

请同学们讨论分析：①本病案的主要症状有哪些？②病位主要在哪几脏？③辨为何证？④辨证依据是什么？⑤请对病机作简要分析。

点滴积累

1. 脏腑辨证是以脏腑病位为纲，对疾病进行辨证的一种方法，是中医临床辨证的基础。过程是：应先确定病变所在的脏腑，然后再辨清病变的寒热虚实性质。
2. 心、肺、肝、脾、肾五脏的病变是临床常见的病证，要熟悉每一脏腑病变的常见症状，掌握每一证型的辨证要点。

目标检测

一、选择题

（一）单项选择题

1. 辨别邪正盛衰的纲领是(　　)

A. 表里　　B. 寒热　　C. 虚实　　D. 阴阳

2. 不属于热证的是(　　)

A. 口渴喜热饮　　B. 口渴喜冷饮　　C. 发热　　D. 尿短赤

3. 恶寒发热见于(　　)

A. 表证　　B. 虚热证　　C. 实热证　　D. 虚寒证

4. 以水肿先从头面，由上至下，上半身肿甚为辨证要点的病证属于(　　)

A. 气滞　　B. 血瘀　　C. 阴水　　D. 阳水

5. 气滞证的主要症状是(　　)

A. 头晕眼花　　B. 嗳气恶心　　C. 腹部坠胀　　D. 胀闷疼痛

6. 临床以出血和气虚并见为辨证要点的病证是(　　)

A. 气不摄血　　B. 气随血脱　　C. 气血两虚　　D. 气滞血瘀

7. 头晕耳鸣、两目干涩、视力减退见于何证候(　　)

A. 心血不足　　B. 肾阴不足　　C. 肾精不足　　D. 肝阴不足

8. 手足蠕动多见于(　　)

A. 肝血不足　　B. 肝阳上亢　　C. 肝阴不足　　D. 肾阴不足

9. 能识别肝阳上亢的见症是(　　)

A. 面红目赤　　B. 急躁易怒　　C. 失眠多梦　　D. 头重足轻

10. 女子既可见经少或经闭，又可见崩漏，辨证属(　　)

A. 脾不统血证　　B. 肾气不固证　　C. 心肺两虚证　　D. 肾阴虚证

11. 肾虚水泛证常可出现水气凌心、抑遏心阳，症见(　　)

A. 心下痞满　　B. 心悸心烦　　C. 胸闷气短　　D. 心悸气短

12. 患者咳喘10年，伴见胸闷心悸、咳痰清稀、声低乏力、面白神疲、舌质淡白、脉弱，其证候是(　　)

A. 心肺气虚　　B. 肺气虚　　C. 寒邪客肺　　D. 脾肺气虚

13. 下列哪项是燥邪犯肺证与肺阴虚证的鉴别要点( )

A. 有无潮热盗汗 B. 有无胸痛咳血 C. 有无口干咽燥 D. 痰量的多少

14. 湿热蕴脾可见( )

A. 尿频尿急,尿道灼痛,尿黄短少 B. 头痛目赤,急躁易怒,胁痛便秘

C. 腹部痞闷,纳呆便溏,面目发黄 D. 腹痛下利,赤白黏冻,里急后重

15. 症见神志痴呆,表情淡漠,举止失常,面色晦滞,胸闷泛恶,舌苔白腻,脉滑。其证候是( )

A. 痰迷心窍 B. 痰火扰心 C. 心血瘀阻 D. 肾精亏虚

16. 患者,女,26 岁,已婚。胃脘痞满,不思饮食,频频泛恶,干呕,大便秘结,舌红少津,脉细数。其证候是( )

A. 脾阴不足 B. 胃阴不足 C. 胃燥津亏 D. 胃热炽盛

17. 症见面色萎黄,神疲乏力,气短懒言,食少便溏,月经淋漓不断,经血色淡,舌淡无苔,脉沉细无力。其证候是( )

A. 脾不统血 B. 脾肾阳虚 C. 气血两虚 D. 脾肺气虚

18. 下列哪项不是脾阳虚证的特征表现( )

A. 水肿少尿 B. 带下清稀 C. 形寒肢冷 D. 月经淋漓

19. 痰火扰心证的临床表现是( )

A. 狂躁妄动 B. 咳喘气粗 C. 精神抑郁 D. 喉间痰鸣

20. 胃脘胀痛,拒按,嗳腐吞酸,厌食,苔厚腻,脉滑多见于( )

A. 胃热证 B. 胃寒证 C. 食滞胃脘证 D. 胃阴虚证

(二)多项选择题

1. 气逆常见的脏腑是( )

A. 心 B. 肺 C. 胃

D. 肾 E. 肝

2. 瘀血的病证特点是( )

A. 刺痛不移 B. 面色紫黯 C. 出血鲜红

D. 舌淡 E. 脉涩

3. 阴虚的患者可见( )

A. 盗汗 B. 满面通红 C. 午后低热

D. 舌红苔黄 E. 脉细数

4. 肝病常见症状有( )

A. 精神抑郁 B. 急躁易怒

C. 胸胁少腹胀痛 D. 眩晕、肢体震颤、手足抽搐

E. 妇女月经不调、男子睾丸疼痛

5. 属于上盛下虚的证候有( )

A. 肾不纳气 B. 心脉痹阻 C. 肝阳化风

D. 肝火上炎　　E. 肝阳上亢

6. 下列哪些是心脉痹阻证的临床表现(　　)

A. 头晕失眠　　B. 舌质紫黯　　C. 脉象细涩

D. 胸闷憋痛　　E. 心悸怔忡

7. 鉴别寒湿困脾证与湿热蕴脾证的要点有(　　)

A. 是否脘腹痞胀　　B. 有无身热不扬　　C. 黄色鲜明或晦暗

D. 有无肢体困重　　E. 苔白腻或黄腻

8. 心血虚与心阴虚的共同症状表现有(　　)

A. 心悸　　B. 潮热　　C. 失眠多梦

D. 舌淡红　　E. 脉细数

9. 下列哪些是胃阴虚证的临床表现(　　)

A. 饥不欲食　　B. 胃脘隐痛　　C. 脘痞不舒

D. 干呕呃逆　　E. 口臭龈肿

10. 下列哪些是寒湿困脾的临床表现(　　)

A. 食少便溏　　B. 头身困重　　C. 口淡不渴

D. 胁肋胀痛　　E. 脉濡缓

二、简答题

1. 肝火炽盛证与肝阳上亢证如何鉴别?

2. 如何鉴别脾气虚证与脾阳虚证?

三、实例分析

1. 患者王某,女,18岁,症见:发热,微恶风寒,头痛,咳嗽痰黄稠,咽喉疼痛,口微渴,舌边尖红,苔薄黄干,脉浮数。

请用八纲辨证写出辨证依据。

2. 赵某,女,52岁。心悸反复发作两年。近一周因工作繁忙、休息不好,自感心悸不宁、频繁发作,并有心胸憋闷感,无疼痛,伴气短、汗多,动则尤甚,畏寒,精神疲乏,口唇青紫,舌淡胖,脉沉无力。

请对本病案作简要分析并写出主要症状、病机分析要点、证型诊断(脏腑辨证)、辨证要点。

3. 张某,女,45岁。该患五年来经常出现腰部酸软疼痛,喜按喜揉,腰膝无力,遇劳更甚,卧则减轻,常反复发作。现伴有心烦失眠、口燥咽干、手足心热等症状。

请对本病案作简要分析并写出主要症状、病机分析要点、证型诊断(脏腑辨证)、辨证要点。

4. 王某,女,25岁。患者一年前因上腹部疼痛就诊,经胃镜检查确诊为"十二指肠球部溃疡"。平素性情急躁易怒。近一周来出现饥饿时泛酸,进食则缓解的症状,但未用药。上午因情志不遂,突然出现呕吐咖啡样液体约200ml,有少量食物残渣,伴口苦、心烦,便黑,即来诊。查体:T 36.5℃,HR 95次/分,BP 105/60mmHg。实验室检查:呕吐物及大便潜血阳性。神清,舌质红绛,苔黄,脉弦数。

上腹偏右压痛阳性，但无反跳痛及肌紧张。

请对本病案作简要分析并写出主要症状、病机分析要点、证型诊断（脏腑辨证）、辨证要点。

ER-09章习题

（郭　梅）

第十章

防治与康复

ER-10章PPT

导学情景

情景描述：

《素问·四气调神大论》："圣人不治已病治未病，不治已乱治未乱。"孙思邈在《千金要方·论诊候》中提出："古人善为医者，上医医未病之病，中医医欲病之病，下医医已病之病。""治未病""医未病之病"就是中医学中重要的预防思想。

学前导语：

古代先人在同疾病斗争的过程中，注重预防疾病的发生和传变，并形成了较为独特的预防、治疗以及病后康复等理论、方法。本章我们主要介绍中医学的预防、治疗和康复理论及具体方法。

预防医学、临床医学和康复医学构成人类同疾病作斗争的三大医学体系。预防医学针对健康期，强调在平时采取各种防护措施，防患于未然，达到增进健康、增强体质的目的；临床医学以发病期为主，针对已发病情，及时治疗，祛除疾病；康复医学则以发病后期为主，对病残、伤残及疾病后期，尽可能恢复受损机体的功能。

中医学在长期的发展过程中，形成了比较完整的疾病预防、治疗和康复理论，积累了丰富的经验，至今仍有效地指导着临床实践，为保障人们的健康长寿作出了突出的贡献。

第一节　预防

预防，就是采取一定的措施，防止疾病的发生与发展。中医学历来十分重视预防，《素问·四气调神大论》曰："圣人不治已病治未病，不治已乱治未乱……夫病已成而后药之，乱已成而后治之，譬犹渴而穿井，斗而铸锥，不亦晚乎！"这里的"治未病"就是中医学重要的预防思想。主要包括未病先防和既病防变两个方面。

一、未病先防

未病先防是指在发病之前，采取各种有效措施，防止疾病发生。邪正盛衰是疾病发生与否的关键，正气不足是疾病发生的内在根据，邪气是发病的重要条件。因此，未病先防，就必须从增强人体正气和防止病邪侵袭两方面入手，亦是未病先防的两个主要原则。

课堂活动

“正气存内，邪不可干”“邪之所凑，其气必虚”这两句话的内容应如何正确理解？试谈谈它的实际意义。

（一）增强人体正气

正气强弱，与人体抗病能力密切相关。因此增强正气是提高人体抗邪能力的关键，方法主要从以下几个方面着手：

1. 调摄精神　中医学向来强调精神情志活动对人体生理、病理变化的影响，认为不良的精神刺激过于强烈，或持续时间过长，都会导致人体气机逆乱、阴阳失调而发生疾病。情志刺激还可导致人体正气不足，招致外邪致病。所以注重调摄自己的精神情志，对于预防疾病的发生有重要意义。主要方法有：避免不良情绪刺激；保持乐观、宁静、平和的精神状态。正如《素问·上古天真论》所言：“虚邪贼风，避之有时，恬淡虚无，真气从之，精神内守，病安从来。”

2. 锻炼身体　科学的运动或劳动可使人体气机调畅，经脉气血通畅，关节疏利，从而增强体质，提高抗病能力，减少疾病的发生。汉代医学家华佗创立的“五禽戏”是我国健身运动的最早记载，此后发展起来的太极拳、八段锦、气功等多种健身方法，不仅能增强体质，预防疾病，而且对某些慢性病有一定的调治作用。

知识链接

五禽戏与华佗

五禽戏是模仿虎、鹿、熊、猿、鸟（鹤）五种动物动作，保健强身的导引方法，由东汉医家华佗创造。

华佗（约145—208年），今安徽亳州人。他是东汉末年著名医学家，与董奉、张机（张仲景）并称为“建安三神医”，少时曾在外游学，钻研医术而不求仕途。他医术全面，尤其擅长外科，精于手术，被后人称为“外科圣手”“外科鼻祖”，行医足迹遍及今安徽、河南、山东、江苏等地。

3. 饮食有节　饮食要有规律，并且要有节制。膳食搭配要科学合理，不可偏食，亦不可五味偏嗜。“饮食自倍，脾胃乃伤”，应注意饮食的质和量，否则容易损伤脾胃，导致气血阴阳生化乏源，抗病能力下降，产生诸多疾病。故《景岳全书》云：“人以水谷为本，故脾胃为养生之本。”

案例分析

案例

某患者，女，30岁，为了减肥，长期以水果蔬菜代替主食，结果不仅减肥不成，身体还变得虚弱，容易腹胀腹泻。

分析

水果蔬菜大多性偏寒凉，长期进食会损伤脾阳。《证治汇补·痰证》强调“脾为生痰之源”，脾失健运，内生痰湿，阻滞气机则腹胀；“湿盛则濡泻”表现出腹泻。“肥人多痰湿”，由于脾伤痰湿生成增多，肥胖根源未能杜绝，所以减肥不成，身体还变得虚弱。

4. 起居有常 是指起居要有一定的规律。人们要适应四时季节的变化，安排适宜的作息时间，以达到预防疾病、增进健康和长寿的目的。《素问·四气调神大论》曰：“春三月，夜卧早起，广步于庭，被发缓形”“夏三月，夜卧早起，无厌于日”“秋三月，……，早卧早起，与鸡俱兴”“冬三月，……，早卧晚起，必待日光。”确立了四季起居的基本原则。

5. 药物预防及人工免疫 《内经》即有用小金丹方，每日服一丸，连服十日，用于辟疫的记载。16世纪我国发明了人痘接种法预防天花，为后世预防接种免疫学的发展开辟了道路。今天人工免疫技术已有了飞跃的发展，如接种疫苗、菌苗、类毒素等，使人体产生主动免疫，从而提高抗邪能力，预防某些疾病的发生。

知识链接

冬病夏治

冬病夏治是我国传统中医药疗法中的特色疗法。夏季人体阳气最旺盛，根据“春夏养阳”的原则，在夏季治疗某些虚性、寒性疾病，以阳制寒，调整人体的阴阳平衡，鼓舞正气，增强抗病能力，使人体的宿疾得以恢复，从而达到防治疾病的作用。如三伏贴就是在夏季“三伏天”里，在人体穴位上进行药物敷贴，可有效预防某些疾病发作。

（二）防止病邪侵袭

邪气是导致疾病发生的重要条件，故治未病除增强正气，提高抗病能力外，还要注意避免病邪的侵害。具体方法有：

1. 适应气候 《素问·上古天真论》说：“虚邪贼风，避之有时”，人们要顺应四时气候的变化，采用相应的措施，如秋天防燥，冬天防寒，以预防六淫之邪的侵害。

2. 隔离患者 早在秦代制定的“秦律”，即规定由专门医生负责检查麻风病患者，发现患者，即送往“疠所”。清代规定出洋贸易回国者，如患痘，必须痊愈后方“使之入”。

3. 消除毒气 包括室内消毒、衣物消毒和创口疮面消毒等。

4. 讲究卫生 包括饮食卫生和环境卫生。饮食卫生方面，《素问·刺法论》即强调“无食一切生物”，《金匮要略》进一步提出“果子落地经宿，虫蚁食之者，人大忌食之”。环境卫生方面提倡“黎明即起，洒扫庭除”，每逢岁尾更有“掸扫檐尘”的优良风俗习惯。古人为管好污水、粪便，采取建造“都厕”等措施来保护环境。

5. 药物预防 如端午节用艾叶、柏叶、雄黄等燃烧以避疫气；重阳节佩戴吴茱萸香囊，以驱邪辟恶;用板蓝根、贯众、金银花煎水预防控制流感等。

二、既病防变

所谓既病防变是指在疾病发生以后,应早期诊断,早期治疗,以防止疾病的发展与传变,这也属于“治未病”的范畴。主要措施有:

(一)早期诊治

疾病发生后,随着邪正力量对比的变化,疾病会出现不同的转归。特别是邪盛正衰,会出现疾病由浅入深、由轻到重、由单纯到复杂的发展变化。如能早期诊断,此时病位较浅,正气未衰,病情多轻而易治。故《素问·阴阳应象大论》说:“故邪风之至,疾如风雨,故善治者治皮毛,其次治肌肤,其次治筋脉,其次治六腑,其次治五脏。治五脏者,半死半生也。”说明诊治越早,疗效越好,如不及时诊治,病邪就有可能步步深入,使病情愈趋复杂、深重,治疗也就愈加困难。

(二)控制疾病的传变

只有弄清了疾病发生、发展的规律及其传变途径,才能阻止疾病的传变,从而制止疾病的发展或恶化。具体的传变规律包括外感热病的六经传变、卫气营血传变、三焦传变,内伤杂病的五行生克规律传变,以及经络传变等。根据传变规律,进行预见性治疗,以控制其病理传变。不只是要截断病邪的传变途径,还“务必先安未受邪之地”,《金匮要略》强调:“见肝之病,知肝传脾,当先实脾。”临床上治疗肝病时常配合健脾和胃之法,就是要先补脾胃,使脾气旺盛而不受邪,以防止肝病传脾。

点滴积累

1. 中医学向来强调“治未病”,其内容包括未病先防和既病防变两方面。
2. 未病先防,须从增强人体正气和防止病邪侵袭两方面入手。
3. 既病之后必须早期诊治,控制疾病传变,阻止疾病发展。

第二节 治则与治法

一、治则

治则是治疗疾病的基本原则。它是在整体观念和正确辨证的基础之上,为确定治法和选方用药提供依据。

治则不同于治疗方法。治则是指导治疗方法的准则,而治疗方法则是在治则指导下制订的具体方法。如各种病证从邪正关系来讲,离不开邪正斗争及其消长盛衰的变化,因而扶正与祛邪就是治则。在这个治则指导下,根据病证的不同情况,分别采取益气、补血、滋阴、助阳等方法,这是扶正的具体方法;采取发汗、攻下、清热、消导等方法,则属于祛邪的具体治法。

(一)治病求本

治病求本,就是在治疗疾病时,必须针对引起疾病的根本原因进行治疗。这是辨证论治的基本原则，也是中医治疗疾病的根本原则。故《素问·阴阳应象大论》说："治病必求于本。"所有疾病治疗时都必须遵循此原则。

任何疾病的发生和发展，总是通过若干症状和体征显示出来的。但这些只是显露在外的表象，还不是疾病的本质。必须透过现象寻找疾病的本质所在，也就是找出引起疾病的根本原因，然后进行针对性治疗。只有从根本上消除了疾病发生的原因，各种症状才能被彻底消除。如头痛是一个症状表现，它可由外感、血虚、肝阳上亢、痰湿、瘀血等多种原因引起，治疗时就不能简单地止痛，而要结合临床表现，进行辨证求因，找出根本原因，分别采用解表、补血、平肝潜阳、燥湿化痰、活血祛瘀等不同的方法治疗。

因此，治病求本的核心就是在复杂的疾病病理变化中透过现象，抓住疾病的主要矛盾，并以有效的治疗解决疾病的主要矛盾，而其他矛盾就会随之而解。临床具体运用治病求本这一法则时，必须正确掌握"治本与治标""正治与反治"两种情况。

1. 治本与治标　"本"与"标"是一个相对的概念，用以说明病变过程中各种矛盾的主次关系。本与标的含义具有多面性，从病因与症状来说，病因为本，症状为标；从正邪来讲，正气为本，邪气为标；从疾病的先后而言，旧病、原发病为本，新病、继发病为标。

一般而言，本是代表着疾病过程中占主要地位和起主要作用的方面，而标是代表疾病过程中因本而产生或居次要地位的方面。在辨证时必须分清病证的标本主次、轻重缓急，从而确定治则以指导临床实践。诚如《素问·标本病传论》所说："病有标本，刺有逆从，……知标本者，万举万当，不知标本者，是谓妄行。"

（1）急则治标：在一般情况下，治病求本是原则。但在某些特殊的情况下，标也可以转化为矛盾的主要方面，如高热、昏迷、大出血、剧烈疼痛等，或在原有的疾病外，又发生了来势较急的新病。这时标病很急，不及时解决就可能会危及患者的生命，或影响本病的治疗，此时应该先治其标而后治其本，这就是"急则治标"的应用原则。例如肺结核突然大咯血，此时就应该首先止血。

由此可见，治标只是在应急情况下的权宜之计，而治本才是治病的根本目的。通过治标救急，最终为治本创造有利的条件，其目的仍然是为了更好地治本。所以急则治标的原则，实则上是对治病求本原则的补充。

（2）缓则治本：与急则治标相对而言，在病情不急的情况下，就应抓住疾病的本质进行治疗。又如肺结核患者出现的咳嗽、低热等症，多因肺肾阴虚所致，若单用止咳祛热的方法治标则毫无意义，而应抓住本质滋补肺肾之阴，则咳嗽可止，低热可退。

（3）标本兼治：在标病本病并重的情况下，可以采取既治标又治本的"标本兼治"法，这样可以提高疗效，缩短疗程。如素体气虚的患者反复外感，病本是正气虚弱，标为外感表邪，若单纯以益气之药扶正则表邪不去，仅用解表之药祛邪则更伤正气，此时可采用益气解表的方法以标本同治，可收相辅相成之功。

总之，标本的治疗原则，既有原则性，又有灵活性。临床上应视病情变化灵活掌握，但最终要抓住主要矛盾，达到治病求本的目的。

课堂活动

1. 一个慢性腹泻的患者，突然外感发热，根据标本缓急此时应如何治疗？

2. 脾虚泄泻的患者，根据标本缓急又应如何治疗？

2. 正治与反治　正治与反治，是在“治病求本”的根本原则指导下，针对疾病有无假象所制订的两种治疗原则。

（1）正治：正治是逆其证候性质而治的一种治疗原则，又称“逆治”。适用于疾病的症状与本质相一致的病变。正治法有寒者热之、热者寒之、虚者补之、实者泻之四种。

1）寒者热之：是指寒性病变出现寒象，用温热药治疗。如表寒证用辛温解表法，里寒证用辛热温里法。

2）热者寒之：是指热性病变出现热象，用寒凉药治疗。如表热证用辛凉解表法，里热证用苦寒清里法。

3）虚者补之：是指虚性病变出现虚象，用补益药治疗。如血虚用补血法，阴虚用滋阴法。

4）实者泻之：是指实性病变出现实象，用祛邪泻实药治疗。如瘀血用活血祛瘀法，食积用消导法。

课堂活动

寒者热之、热者寒之、虚者补之、实者泻之中的寒、热、虚、实的含义分别是什么？

（2）反治：反治是顺从疾病征象（假象）而治的一种治疗原则，又称“从治”。反治适用于疾病的症状与本质不完全一致的病变。究其实质，仍是针对疾病的本质而进行治疗。反治法有热因热用、寒因寒用、通因通用、塞因塞用四种。

1）热因热用：是指用热性药物治疗具有假热症状的病证。适用于真寒假热证，即阴寒内盛，格阳于外，虚阳外越，形成内真寒而外假热的证候，常见有四肢厥冷、下利清谷、脉微欲绝等真寒症状，同时伴有面红口渴、身热等假热症状。

2）寒因寒用：是指用寒性药物治疗具有假寒症状的病证。适用于真热假寒证，即阳热内郁，不能外达，格阴于外，形成内真热而外假寒的证候，常见有壮热、口渴、便干尿少、舌红苔黄等实热症状，同时出现四肢厥冷、脉沉等假寒症状。

3）通因通用：是指用通利的药物治疗有通泻症状的实证。适用于真实假虚证，如食积引起的腹泻，用消导泻下法治疗；膀胱湿热引起的小便频数，用清热利尿法治疗。

4）塞因塞用：是指用补益的药物治疗有闭塞不通症状的虚证。适用于真虚假实证，如脾虚失运引起的腹胀痞满，用补脾益气法治疗；肾虚引起的尿闭，用温补肾阳法治疗。

（二）扶正祛邪

扶正，即扶助正气；祛邪，即祛除病邪。正气与邪气是发病过程中矛盾的两个方面，其中起主导作用的是“正气”。如果正能胜邪，则病轻而逐渐向愈；正不胜邪，则病重而渐趋恶化。因此，在治疗过程中应注重维护人体的正气。

扶正与祛邪是密切相关的。扶正的目的是为了祛邪，即所谓“正复邪自去”；祛邪的目的也是为了保存正气，即所谓“邪去正自安”。在临床具体运用时应灵活掌握，或予扶正，或予祛邪，或扶正祛邪兼用，或先祛邪后扶正，或先扶正后祛邪。

扶正，适用于正气虚而邪气不盛，以正虚为主要矛盾的病证。可根据患者的具体病情，运用益气、养血、滋阴、温阳等治法。

祛邪，适用于邪气盛而正气不虚，以邪实为主要矛盾的病证。可根据患者的具体病情，运用发汗、清热、泻下、消导、祛湿、化瘀、理气等治法。具体而言，表邪盛者可用汗法；邪在胸脘上部，如痰涎壅塞、宿食停滞，或食物中毒等，宜用吐法；邪在肠胃下部，如热邪与肠中糟粕互结，应用泻法；实热实火宜清热泻火；寒证宜温中祛寒；湿证宜化湿、利湿；食积胀满，则宜用消导之法；有痰应祛痰；有瘀血应活血化瘀。

扶正祛邪兼用，适用于正气已虚而邪气仍实的“虚实夹杂”之复杂病证。此时若单纯扶正则容易留邪，如单纯祛邪又易伤正气，故应扶正与祛邪同时兼用。如果正虚较重，应以扶正为主兼顾祛邪；倘若邪实较重，则以祛邪为主兼顾扶正。应以扶正而不留邪、祛邪而不伤正为原则。如气虚感冒证，先补气有可能恋邪，反之先解表有可能导致正气更虚，所以宜解表与益气兼顾，在疏散解表药中酌加补气之品。

先祛邪后扶正，适用于虽然邪盛正虚，但正气尚能耐攻，此时若兼顾扶正反会助邪的实中夹虚证，则应先祛邪后扶正。如瘀血所致的崩漏病。

先扶正后祛邪，适用于正虚邪实，机体不能耐受攻伐的虚中夹实证。此时若兼以攻邪，则使正气更虚，甚至可危及生命，故当先扶正以待正气恢复，而后祛邪。如某些虫疾患者，正气太虚，不宜驱虫，先扶正健脾，正复之时再祛虫积。

疾病是错综复杂、变化多端的，正邪双方斗争的形式也是不断变化的。因此，必须根据正邪双方在疾病中所处的地位，分清主次、先后、轻重、缓急，灵活运用扶正与祛邪的治疗原则。

（三）调整阴阳

中医学认为，一切疾病的本质都是阴阳失调，由于阴阳的偏盛偏衰，而产生虚实寒热不同的病理变化。因此，调整阴阳，就是针对阴阳的偏盛偏衰变化，遵照“损其有余，补其不足”的治疗原则，使阴阳恢复到相对平衡的状态，从而达到治愈疾病的目的。

1. 损其有余　损其有余，是针对阴阳偏盛所制订的治疗原则。阴阳偏盛，即阴偏盛或阳偏盛。阴盛则寒，阳盛则热，临床表现均为实证，应根据实则泻之的原则损其有余。对阳盛则热的实热证，宜热者寒之，用寒凉的药物清泻阳热；对阴盛则寒的实寒证，宜寒者热之，用温热的药物温散阴寒。

由于阴阳是对立制约的，“阴胜则阳病，阳胜则阴病”。因此，在阴阳偏盛的病变中，应注意有无另一方偏衰的情况存在。若有相对一方偏衰时，则当兼顾其不足，配以温阳或滋阴之品。

2. 补其不足　补其不足，是针对阴阳偏衰所制订的治疗原则。阴阳偏衰，即阴偏衰或阳偏衰。阴虚则热，阳虚则寒，临床表现均为虚证，应根据虚则补之的原则补其不足。对阴虚则热的虚热证，应阳病治阴，所谓“壮水之主，以制阳光”，用滋阴的药物来益阴制阳；对阳虚则寒的虚寒证，应阴病治阳，所谓“益火之源，以消阴翳”，用补阳的药物来益阳制阴。

由于阴阳互根，阴阳偏衰进一步发展，可以产生阴阳互损的病理变化，即阴虚可累及于阳，阳虚可累及于阴，从而出现阴阳两虚的病证，此时治疗应阴阳双补。

此外，在治疗阴阳偏衰的病证时，还应注意阳中求阴、阴中求阳。阳中求阴，即治疗阴虚证时，在滋阴方药中佐以补阳药，使阴得阳升而泉源不绝；阴中求阳，即治疗阳虚证时，在温阳方药中佐以滋阴药，使阳得阴助而生化无穷。如治疗肾阴虚时，常于滋养肾阴方药中适当加入鹿角胶、锁阳等温阳之品；治疗肾阳虚时，常于温补肾阳方药中适当加入熟地黄、山茱萸等滋阴之品。

（四）三因制宜

疾病的发生与发展是由多方面的因素决定的，因此在治疗疾病时，应对每个患者的具体情况进行具体分析，做到知常达变、灵活处理。三因制宜，就是指治疗疾病时，要根据季节气候、地理环境，以及患者体质强弱、年龄大小的不同，制订适宜的治疗方法。

1. 因时制宜 因时制宜，就是要根据不同季节的气候特点来考虑治法与用药。四时气候的变化对人体的生理、病理有一定影响。冬季严寒，人体肌腠致密；夏季炎热，人体肌腠疏松。若同是外感风寒，在冬季应辛温解表，使邪从汗解，使用麻黄、桂枝之类；在夏季用药则不宜过于辛温，以防发散太过而耗伤津气，宜用荆芥、防风之类。又如长夏季节，病多夹湿，治疗时就应适当加入一些化湿、利湿的药物，如香薷、藿香。

2. 因地制宜 因地制宜，就是要根据不同地区的地理环境特点，来考虑治法与用药。不同地区由于气候条件及生活习惯的不同，人的生理和病理也不尽相同，所以治疗与用药也应当有所区别。如我国西北高原地区气候干燥寒冷，所以病多燥寒，治疗时宜偏于辛润；东南沿海地区气候潮湿而温热，所以病多湿热，治疗时宜偏于清化。即使相同的病证，治疗用药亦当考虑不同地区的特点，例如同为风寒表证，需用辛温解表药，在西北干寒地区要用药性峻烈的麻黄、桂枝，而在东南湿热地区要用药性缓和的荆芥、防风。

3. 因人制宜 因人制宜，就是要根据患者年龄、性别、体质、生活习惯等方面的特点，来考虑治疗用药的原则。例如老年人气血衰少，脏腑功能多已减退，因此患病多见虚证，或正虚邪实证。治疗时务必注意保护正气，即使在邪实需用攻法时，用药亦要慎重，用量应较青壮年为轻，以防损伤正气。小儿脏腑娇嫩，形气未充，患病易虚易实，易寒易热，但又生机蓬勃，修复功能较快，易于康复。因此，在治疗小儿疾病时必须及时，注意不宜投用峻剂，少用补益，药量亦宜轻。妇女在生理病理上有经、带、胎、产等特点，治疗时应注意到这些方面。对妊娠妇女要慎用攻下，不宜使用峻剂、破血及有毒药物，以防堕胎。在体质方面，由于个体的先天禀赋有不同，后天调养有差别，因此，身体素质也有强弱与寒热之偏，通常情况下体强者对药物耐受性强，用药可峻猛；体弱者对药物耐受性差，用药宜平和。形体魁梧，用药量宜大；形体瘦小，用药量宜轻。素体阳虚，用药宜偏温；素体阴虚，用药宜偏凉。

因时、因地、因人制宜的治疗原则，充分体现了中医治病的整体观念和辨证论治思想，因而能收到较好的治疗效果。

二、治法

治法是在治则的指导下确立的具体治疗方法。历代医家经过长期的医疗实践,将治法归纳为汗、吐、下、和、温、清、消、补八种。

1. 汗法　又称解表法。是用发汗解表的药物以疏散表邪,解除表证的一种治疗方法。主要适用于外感表证及疮疡、水肿初起和麻疹透发不畅而兼有表证者。汗法以汗出邪去为度,不可过度发汗,以防伤津耗气。对于表证已解,疮疡已溃,麻疹已透,以及各种津伤者,均不宜用。

2. 吐法　又称涌吐法。是用涌吐药物引起呕吐,促使病邪或有毒物质从口中吐出的一种治法。主要适用于中风痰壅、饮食壅阻胃脘、毒物尚在胃中等证。吐法多用于急救,但易伤正气,须慎用。

3. 下法　又称泻下法。是用有具有泻下作用的药物通泻大便或清除肠道积滞的一种治法。主要适用胃肠积滞、冷积不化、瘀血内停、燥屎虫积等病证。下法易伤正气,当以驱邪为度,得效即止,孕妇、产妇、年老体弱者慎用或禁用。

4. 和法　又称和解法。是用具有和解、调和作用的药物,使半表半里之邪,或脏腑、阴阳、表里失和之证得以解除的一种治法。主要适用于少阳证、肝脾不和、寒热错杂等证。凡邪在肌表或表邪已解而入里不宜使用。

5. 温法　又称祛寒法。是用具有温热性质的药物温里祛寒以治疗里寒证的一种治法。主要适用里寒证。真热假寒证不可误用。

6. 清法　又称清热法。是用寒凉性质药物清热、泻火、凉血,以解除里热之邪的一种治法。主要适用于里热证。清法易伤脾胃,不可久用,真寒假热证不可误用。

7. 消法　又称消食法或消导法。是用具有消食、导滞、软坚、化积、行气、化痰等作用的药物使气、血、痰、食、水等积聚而成的有形之邪渐消缓散的一种治法。主要适用于饮食停滞、气滞血瘀、癥瘕积聚等病证。消法常与补法等结合运用。

8. 补法　又称补益法。是通过具有补益气血阴阳或脏腑的药物来调整人体气血阴阳或脏腑之间失调状态的一种治法。主要适用于人体气血阴阳不足或脏腑功能衰退,各种虚弱证候。补法使用时应注意辨清虚损证型,不可滥用补法。

案例分析

案例

患者，女，36 岁，畏寒喜暖，面色苍白，手足不温，口淡不渴，小便清长，大便稀溏，舌淡苔白，脉迟缓。 此患者应选用何种治法?

分析

患者畏寒喜暖，面色苍白，手足不温，口淡不渴，小便清长，大便稀溏，舌淡苔白，脉迟缓皆为里寒证表现，应选择温法治疗。

点滴积累

1. 治则是治疗疾病的原则、准则，是确立治疗方法的依据。
2. 基本治则包括治病求本、扶正祛邪、调整阴阳、三因制宜，而治病求本是中医治疗疾病的根本原则。
3. 治法包括汗、吐、下、和、温、清、消、补八种。

第三节 康复

康复，在中医学中多指病后身心的恢复。康复医学，是指减轻或消除伤病者、残疾者身体上和精神上的功能缺陷，使其尽可能地恢复生活和工作能力的一门科学。中医学在康复医疗方面，不仅有较为完整、独特的康复理论，而且还有用之有效、简单易行的康复治疗方法。

一、康复的基本原则

（一）形神共养

中医康复理论认为，人体千变万化、错综复杂的疾患，都是形神失调的结果。因此康复治疗必须从“养神”与“养形”两方面着手。

1. 养神重在调神护神 调神要求精神活动调理勿太过不及，同时要摒除一切有害的情绪波动，创造良好的心境，能驾驭情感，保持乐观安静、心平气和的精神状态。有害情绪包括沮丧、焦急、烦恼、郁闷、不满、躁扰等，对于病体的康复很不利。护神主要指合理用脑。用脑过度，会伤神致病，不利于病后康复。若合理用脑，藉以协调形神关系，对恢复健康大有裨益。司马迁在《汉书》中提到：“精神不用则废，多用则疲，疲则不足，用之则振，振则生，生则足。”

调神的更高层次在于清静养神。心主藏神，为五脏六腑之大主，亦为精气之主宰，心神清静，则气血平和，从而保持人体形神合一状态，自然有利于去疾康复。故调神养性实乃养生康复之要。若不懂养神，单靠饮食营养、药物滋补等，实难完全达到康复目的。

课堂活动

养神的目的在于使自己的身体与心理处于平静状态，以恢复精神和体力。试分析：在我们的日常生活和学习中，可以采取哪些方法达到养神的目的？

2. 养形重在养精血保胃气 中医学认为：“精血即形也，形即精血”“故凡欲治病者，必以形体为主；欲治形者，必以精血为先。”在具体选用药物时，本着“形不足者，温之以气；精不足者，补之以味”的精神，对形不足者，可用气厚之品，如人参、炙黄芪、附子、肉桂等温补阳气；对精不足者，可给予味厚之品，如鹿角胶、龟甲胶、牛骨髓、紫河车等血肉有情之品补其精血。

又脾胃为后天之本、气血生化之源，故“胃强则强，胃弱则衰”“有胃气则生，无胃气则死”。所以康复治疗必须“顾存胃气”。

与养精血保胃气最密切的无疑是饮食调养。通过饮食,一方面可以补偿因疾病引起的消耗和供给组织新生所必须的物质;另一方面又可以增强患者对疾病的抵抗力,从而促进病体的恢复。

(二)调养气血阴阳

气血阴阳是人体生命活动的物质基础。气血阴阳不足或失调,不仅关系到疾病的发生和发展,而且关系到人体健康的恢复。因此,调养气血阴阳是人体康复的另一重要原则。

1. 调养气血　人体的气和血周流全身,是脏腑、经络等组织器官进行生理活动的主要物质基础。如果气血失常,必然会影响机体的生理功能,导致疾病发生。所以《素问·调经论》说:“气血不和,百病乃变化而生。”临床上各种残疾、老年病、精神病和各种慢性疾病,都与气血失调有关。针对气血失调的具体情况,如气滞者理气,气虚者补气,血瘀者活血化瘀,血虚者补血,气血两虚者气血双补等,对促进病后康复有十分重要的意义。

2. 调整阴阳　《素问·生气通天论》:“阴平阳秘,精神乃治,阴阳离决,精气乃绝。”人体内阴阳两种物质的充足并维持平衡协调,是正常生命活动的基石,一旦阴阳不足或失去平衡,出现阴阳偏衰偏盛,疾病即随之产生。而在许多疾病的康复阶段,都存在着阴阳不足或失调的情况。因此,调整阴阳是康复的重要内容之一,其目的是“以平为期”,总的原则是“不足补之,有余泻之”。即当阴阳偏衰,宜补其偏衰。阴虚者补其阴,或滋阴以制阳;阳虚者补其阳,或扶阳以制阴;阴阳俱虚者,宜阴阳双补。该理论不但适用于药物医疗康复,同样也适用于针灸、按摩、气功、食疗、生活起居等康复医疗手段。

3. 协调脏腑　疾病的发生,主要是由人体脏腑的气血阴阳不足或失调,导致脏腑功能紊乱的结果。所以康复的基本原则除调养气血阴阳外,还必须协调脏腑,使之恢复正常的功能。

协调脏腑的理论依据是五脏之间的相互资生、相互制约关系,如培土生金法、滋水涵木法、益火补土法、抑木扶土法等,这些治法,不仅适用于疾病期的治疗,而且可用于康复期,针对脏腑功能的失调情况,选用某种方法,使脏腑恢复正常的功能和协调关系。

脾为后天之本,肾为先天之本,调补脾肾,是协调脏腑的重点所在。这对慢性疾患和老年病的康复尤其重要。

脾主运化,胃主受纳,脾胃为气血生化之源。脾胃之气旺盛则身体强壮,利于病体恢复;脾胃之气虚弱则人体功能衰退,病体难以康复。调补脾胃包括药物调补、饮食调补、针灸按摩调补等。

肾中精气不仅与人体生长壮老的自然规律密切相关,而且与各脏腑中的气血阴阳密切相关。“五脏之伤,穷必及肾”,说明其他脏腑的病变最终都要影响到肾。因此,调补肾脏,对恢复其他脏腑的功能有着重要的作用,对病体的康复也有着重要意义。调补肾脏的方法主要有药物补益肾之精气阴阳、节欲养精以益肾、食疗补肾、导引补肾、按摩益肾等。

4. 疏通经络　经络具有通行气血阴阳、联络脏腑肢节等功能。人体气血阴阳贵乎流通,若流行不畅甚或阻滞,必然会影响脏腑等组织器官,而引起各种疾病,也直接会影响到健康的恢复。因此,疏通经络,既是治疗的主要手段,也是康复的重要手段。这一原则不但适用于针灸、按摩、气功及各种体育疗法,而且适用于药物治疗。

奇经八脉对十二经络的调节具有重要作用,而任、督二脉又具有总领奇经的作用。对于全身功能低下的患者,康复医疗的最佳方案是以任、督理论为指导。如方药龟鹿二仙膏,即是以补益任督、调整阴阳而获效。

二、常用康复疗法

（一）中药疗法

以中医辨证论治和康复基本原则为指导，利用药物性能的四气、五味、归经、升降浮沉等特点，针对康复疾病的性质、部位等不同情况，通过内服或外治的方法，以促进身心康复。

内服法，是在辨证的基础上，将药物制成汤、膏、丸、散等剂型内服，以达到协调阴阳，恢复脏腑、气血功能，促进身心康复的一种疗法。补虚是针对形神受损，脏腑气血阴阳不足而用，老弱病残、慢性虚损痼疾多用之。若兼有气机郁滞或络脉瘀阻者，则需加用理气解郁或活血祛瘀之品。

外治法，是利用中草药，经一定的炮制加工后，通过对患者全身或局部病位、穴位的洗、擦、搽、熏、熨、贴等外治途径，以达到康复效应的治疗方法。包括中药熏蒸、敷贴、药浴、热熨等多种方法。主要是利用药物中的某些成分被肌肤毛窍吸收，通过疏通经络、调畅气血、协调脏腑等作用而产生治疗效果。

（二）针灸推拿气功疗法

针灸推拿气功疗法，是在脏腑、经络以及康复理论指导下，以经络腧穴为基础，结合康复对象的特点，通过针灸、推拿或气功，以调整人体气血阴阳的盛衰，促进形神功能恢复，从而达到治疗疾病、康复身心的目的。具体的方法主要有针刺疗法、艾灸疗法、推拿疗法、气功疗法、拔罐疗法、刮痧疗法、针刀疗法（是将中医基本理论和西医手术解剖理论融为一体，以针刀为操作工具来进行疾病的治疗和康复的方法）等。

（三）体育娱乐疗法

1. 体育疗法 运用体育运动方法进行锻炼，以达到祛除疾病、增进健康的目的。常用于外伤后肢体运动功能障碍、神经瘫痪、关节炎、肺气肿、某些类型的心脏病和其他一些慢性病的治疗和康复。包括五禽戏、易筋经、八段锦、太极拳、松静功、内养功等。

2. 娱乐疗法 也称“娱疗”，是指利用音乐、舞蹈等文娱活动的形式，促进患者在情志心理智能，或身体功能方面康复的一种方法。如音乐歌舞、琴棋诗画、益智游艺等。其娱乐方式分两种，一种是患者直接参加娱乐，一种是选听音乐或观赏文艺表演。

（四）自然康复法

自然康复法是应用与人类生活有直接关系的物质与方法，如食物、空气、水、阳光、体操、睡眠、休息；有益于健康的精神因素，如希望、信仰等来保持和恢复健康的一种科学艺术。如泉水、泥土、热砂的康复治疗作用，侧重于治病；日光、空气、森林、高山、岩洞、香花等，侧重于养病自疗，宜于老弱病残者。

1. 温泉疗法 是利用温泉水的化学和物理综合作用，达到防治疾病作用的一种疗法。化学作用主要表现在温泉水中的阴阳离子、游离气体、微量元素及放射性物质，不断地刺激体表及体内的感受器官，改善中枢神经的调节功能。物理作用可分为温度和机械作用。温度作用即温度对皮肤、心血管系统、呼吸、胃肠功能、免疫机制等有益刺激。机械作用即静水压、浮力及温泉水中液体微粒运动对皮肤的按摩作用。这些综合作用促使大脑皮层逐渐形成正常的协调活动，抑制并逐渐代替紊乱机体的病理过程，从而使慢性疾病得到缓解或痊愈。分为浴疗法、饮疗法、含漱疗法及喷雾吸入疗法等。

2. 泥土疗法 是利用天然泥土外用或内服，对某些病后患者进行康复治疗的方法，简称“泥疗”。泥疗多采用矿泉泥、井泥、田泥、蚯蚓泥、黄土、白土、灶心土、燕窠泥、蜂窠泥等。

3. 热砂疗法 是用天然河砂或沙漠中的砂粒，盖埋身体，以促进病体康复的方法，简称“砂疗”。适宜于风寒湿痹、瘫痿诸证、寒湿腰痛、四肢麻木不仁等。热证忌用。

4. 日光疗法 古称“晒法”，是利用太阳光照晒患者适当部位，促进疾病痊愈和身心康复的一种方法，主要分背光浴、面光浴和全身日光浴三种。

5. 色彩疗法 也称颜色疗法，简称色疗，是利用各种不同的色彩，通过人的感觉器官，从主观上改变居处环境，对人体起一定的调节作用，进而促进人体健康、身心康复的一种方法。

课堂活动

结合你生活的地方和所学知识，谈谈有哪些适合开展康复治疗的自然资源。

（五）饮食疗法

又称食疗或食治，是在中医理论指导下，有目的地选择相关饮食，或将食物与药物配合制成药膳，来治疗或辅助治疗疾病，使其获得康复或愈疾防病的一种方法。饮食对人体不仅有滋养作用，还能够调整机体阴阳平衡，协调脏腑功能，恢复身体健康。根据食物的功效可分为发散解表、祛痰止咳、消食导滞、清热祛火、温里散寒、活血化瘀、补益气血、通经理气、养心安神、平肝潜阳等种类。

（六）辟谷疗法

辟谷有却谷、绝谷、绝粒、休粮、清肠的别称，即不吃五谷饭食之意，但并不是不吃任何东西，更不是绝食或不饮不食，而是吞纳气，食气，有能量作为保证。分自然辟谷、主动辟谷、诱导辟谷等。具有清理垃圾、排出毒素、清肠宿便、加速新陈代谢、促进人体功能修复的作用。

知识链接

健脾疗法

健脾疗法是针对现代人饮食“不洁”和“不节”容易损伤脾的运化功能的特点，对国外禁食疗法进行改良，通过短期限制有形食物的摄取，只喝小米汤，并服用温化痰饮、泻浊健脾的中药，重建“脾主运化”功能的一种新型自然疗法。与辟谷疗法最大的不同在于配合了中药的调理，对超重（肥胖）、糖尿病、高血压、血脂紊乱等饮食相关代谢性疾病有很好的调理效果。

（七）情志疗法

是指医生以语言、举止或事物等为手段，通过对患者感受、认识、情绪、行为等的影响，改善或消除其病态心理，促使其身心康复的一类方法。中医强调形神合一，形损可伤及神，神伤也可损及形，形全有利于神复，神复也可促进形全。因此情志疗法对情志疾病、身心疾病的康复具有重要意义，而且对于外伤、病后所形成的形残和顽固沉疴的康复也有重要的作用。

三、康复医疗的服务对象

康复医疗的服务对象，早期主要是针对战伤、车祸、意外事件导致的残疾，或先天性缺陷，或后天性功能障碍残疾者；近期已经扩展至久治不愈慢性病、生活方式病、中老年病、心理精神障碍患者等特殊群体；远期还将进一步扩展到城市、社区以及占社会人群总数70%的亚健康群体。

随着时代的发展，人类疾病谱在不断地发生变化，已从过去的以烈性传染病为主，转变成慢性非传染性疾病、功能性疾病占主流。加上国家对康复医学高度重视，最近几年出台了系列政策引导康复医学的发展，康复医学已经迎来快速发展的春天。因此，以调理见长、以功能康复为核心的中医康复学，服务的对象将愈加广泛，有着良好的发展前景。

点滴积累

1. 中医康复的基本原则　形神共养、调养气血阴阳。
2. 中医常用康复疗法　中药疗法、情志疗法、辟谷疗法、饮食疗法、自然康复法、体育娱乐疗法、针灸推拿气功疗法。

目标检测

一、选择题

（一）单项选择题

1. 见肝之病，当先实脾，这种治疗属于（　　）
   A. 早期治疗　　B. 治病求本
   C. 扶正祛邪　　D. 先安未受邪之地
2. “塞因塞用”的治疗方法，适用于（　　）
   A. 表实里虚证　　B. 虚实夹杂证　　C. 真虚假实证　　D. 真实假虚证
3. 中医治疗疾病的根本原则是（　　）
   A. 调整阴阳　　B. 扶正祛邪　　C. 标本缓急　　D. 治病求本
4. “通因通用”适用于下列哪种病证（　　）
   A. 食积泄泻　　B. 肾虚泄泻　　C. 寒湿泄泻　　D. 脾虚泄泻
5. “寒者热之”“热者寒之”属于（　　）
   A. 阴中求阳　　B. 阳中求阴　　C. 正治　　D. 反治
6. 正虚邪实而不耐攻伐的患者，一般采用（　　）
   A. 扶正为主　　B. 祛邪为主
   C. 先扶正后祛邪　　D. 扶正与祛邪兼用
7. 疾病的标与本的概念哪项是不确切的（　　）

A. 本质与现象　B. 外感与内伤　C. 原因与结果　D. 先病与后病

8. 素体阳虚感受寒邪用助阳解表法治疗属于(　　)

A. 急则治其标　B. 缓则治其本　C. 因时制宜　D. 标本兼治

9. 下列不属于顺应自然养生的是(　　)

A. 形不足者,温之以气　B. 春夏养阳,秋冬养阴

C. 顺应四时调摄　D. 起居有常

10. 下列不属于既病防变方法的是(　　)

A. 人工免疫　B. 早期诊断

C. 早期治疗　D. 先安未受邪之地

11. 下列何项属正治法则(　　)

A. 标本兼治　B. 塞因塞用　C. 寒者热之　D. 因人制宜

12. 下列何项属反治法则(　　)

A. 实则泻之　B. 通因通用　C. 虚则补之　D. 培土生金

13. 利用环境因素来促进疾病康复的方法称为(　　)

A. 运动康复　B. 自然康复　C. 药物康复　D. 针灸康复

14. 调神必须以下列哪项为首务？(　　)

A. 健脑　B. 补脾　C. 养心　D. 调肝

15. 养生的基本原则中,重在调养的内脏是(　　)

A. 心肾　B. 心脾　C. 肾脾　D. 肝心

(二) 多项选择题

1. 应慎用温热之剂的体质是(　　)

A. 阴盛之体　B. 阳盛之体　C. 阴虚之体

D. 阳虚之体　E. 气虚之体

2. 属于祛邪的治法是(　　)

A. 发汗解表　B. 涌吐　C. 消导

D. 活血祛瘀　E. 理气

3. 下列治法属于逆治的是(　　)

A. 寒者热之　B. 热者寒之　C. 虚者补之

D. 以通治通　E. 以寒治寒

4. “寒因寒用”适用于(　　)

A. 寒热错杂证　B. 真热假寒证　C. 阳盛格阴证

D. 真寒假热证　E. 阴偏盛之实寒证

5. 既病防变的措施主要包括(　　)

A. 早期诊断　B. 控制传变　C. 早期治疗

D. 加强锻炼　E. 调养脾肾

6. 自然康复包括(　　)

A. 热砂疗法　　B. 泥土疗法　　C. 色彩疗法

D. 泉水疗法　　E. 日光疗法

二、简答题

1. 未病先防的具体措施有哪些？
2. 何谓正治？主要包括哪些治法？
3. 康复的基本原则是什么？
4. 常用的康复方法有哪些？

三、实例分析

临床上肝炎患者为什么经常配合健脾和胃的药物治疗？

ER-10章习题

（任　燕）

实训项目一

望诊基本技能实训

【实训目的】 通过望神及望舌的基本技能实训，使学生能够熟悉掌握望神的基本操作方法、主要观察内容及临床意义；熟悉掌握望舌的基本操作方法、主要观察内容及临床意义；学会分辨有神、少神、失神、神乱的临床表现；学会分辨正常舌象与异常舌象的不同。

【实训内容】

一、实训用品

模拟诊室、自然光线（若条件有限，可借助日光灯）、模拟诊察桌、模拟诊察椅

二、实训方法

1. 教师操作示范　对学生志愿者作望神、望舌观察操作演示，同时对观察基本方法、观察内容、临床意义及操作注意事项等作必要讲解。

2. 学生分组观察操作　2~4 人一组，相互观察对方，将所观察到的表现填在相应的实训报告中。

三、实训步骤

（一）望神基本技能操作实训

1. 教师望神操作示范　选取一名学生志愿者模拟被观察对象。被观察者按操作规范要求坐在观察椅上，教师进行望神观察演示，同时对主要观察内容、临床意义及观察需注意的事项等作讲解。

2. 望神主要观察的部位及内容

（1）双目：注意眼睛的明亮度，即目光是明亮有光泽，还是晦暗无光；目珠的运动度，即运动灵活还是运动不灵。

（2）神情：观察神志是否清楚、不清或错乱；精神是否振奋、不振或萎靡；思维是否有序、无序或混乱；面部表情是丰富自然还是淡漠无表情。

（3）色泽：主要指面部皮肤的颜色是否明亮润泽，是否含蓄。

（4）体态：形体胖瘦、强弱，四肢动作是否灵活，姿态是否自如。

3. 操作注意事项

（1）应在光线充足的地方进行，以明亮柔和的自然光线为佳。

（2）应专心致志，聚精会神，力求在短时间内以敏锐的观察力，对患者神的状况有一个初步的判断。

（3）注意观察患者在无意之间所流露出的真实神情，重视面临患者时的第一印象，达到“一会既觉”。

(4)注意对假神和神乱的鉴别。

4. 学生分组望神观察操作　学生在小组内相互模拟观察者和被观察者,按上面观察项目要求及注意的事项作望神模拟实训操作演练。

5. 完成实训报告

望神基本技能实训观察报告

观察操作者:姓名(　　　)　　学号(　　　)

被观察者:学号(　　　)

1. 按以下提示项目内容进行观察,将观察到的征象用√标出

所需观察的征象及评分标准:

(1)双目:光亮度(明亮　晦暗)　(2分)

运动度(灵活　呆滞)　(2分)

(2)神情:神志(清楚　不清　错乱)　(2分)

精神(振奋　不振　萎靡)　(2分)

表情(自然　淡漠　呆滞)　(2分)

(3)色泽:颜色(青　赤　黄　白　黑　红黄　黄白　黄黑　青黄　淡白　苍白)　(2分)

含蓄或暴露(含蓄　暴露)　(2分)

荣枯(荣润　枯槁)　(2分)

(4)体态:体形胖瘦(胖　瘦　偏胖　偏瘦　不胖不瘦)　(2分)

体质强弱(强壮　虚弱)　(2分)

四肢动作(灵活自如　不灵活　颤动　拘挛)　(2分)

身体姿态(自如姿态　被动姿态)　(2分)

2. 判断神的类型　有神、少神、无神、假神、神乱　(1分)

6. 实训检测

(1)望神主要观察哪些部位、哪些内容?

(2)望神有何临床意义?

(3)有神、假神的区别是什么?

7. 实训评价

学生望神基本技能实训评价成绩单

专业:　　　年级:　　　班级:　　　姓名:

评价项目	评价标准	评价结果
操作报告(小组内互评)	25分	
实训检测(教师评价)	15分	
学生参与度(自评)	5分	
教师点评	5分	
综合评价	50分	

(二)望舌基本技能操作实训

1. 教师操作示范　选取一名学生志愿者模拟被观察对象。教师按操作要求对被观察者作

望舌观察演示，同时对主要操作方法、操作注意事项、主要观察内容及临床意义等作必要讲解。

2. 基本操作方法

（1）被观察者采取坐位，嘱其头略仰起，面向光源。

（2）观察者坐位或站位，姿势略高于患者，以能俯视被观察者的口舌部位。

（3）要求被观察者张口伸舌。嘱其尽量将口张开，舌体自然伸出口外；舌体放松，舌面平展，舌尖向下；舌体不要歪斜、上翘、卷起及抖动。

（4）按先察舌质，再察舌苔；先察舌尖，再察舌中、舌边，最后察舌根的顺序依次观察舌象。

（5）观察舌的过程中要迅速敏捷，全面准确。观察时间不宜过长，一般不宜超过30秒。若觉一次望舌判断不准，需要再次望舌时，可让被观察者休息3~5分钟后再重新望舌。

（6）当舌苔过厚，或出现与病情不相符的苔质、苔色，可结合揩舌法或刮舌法，或直接询问被观察者在望舌前的饮食、服用药物等情况，以确定苔的有根、无根，或排除染苔。

3. 操作注意事项

（1）望舌时，光线必须直接照射于被观察者舌面。

（2）注意舌象的生理差异：如儿童舌质纹理多细腻而淡嫩，老人舌色较暗红（精气渐衰，功能渐弱，气血运行迟缓）；一些个体有先天性的裂纹舌、齿痕舌、地图舌等；女性经前期舌质偏红，或舌尖部的点刺增大（因出现蕈状乳头充血引起），经期过后可恢复正常。

（3）注意饮食物、药物等因素的影响：如舌苔可因进食后而由厚变薄，因饮水后由燥变润；饮酒或食入辛热之品可使苔色变红或绛；食用绿色蔬菜可使苔呈绿色；应用肾上腺皮质激素、甲状腺激素，可使舌质较红；服用黄连、维生素B_2可使苔染黄；服用大量镇静剂后舌苔可厚腻；长期服用抗生素，舌苔可见黑腻或霉变。

（4）注意季节因素影响：夏季暑湿盛而苔易厚，易淡黄；秋季燥胜，苔多略干燥；冬季寒冷，舌常湿润。

（5）牙齿残缺、镶牙、睡觉、张口呼吸、长期吸烟等因素也可导致舌象异常。

（6）要注意将望诊与其他诊法密切结合，四诊合参，进行综合判断。

4. 主要观察内容

（1）舌质：舌色、舌形、舌态

（2）舌苔：苔色、苔质

（3）正常舌象的特征：舌质淡红、鲜明、润泽；舌体大小适中，柔软灵活；舌苔均匀、薄白而干湿适中。简称“淡红舌，薄白苔”。

5. 学生分组望舌操作　学生在小组内相互模拟观察者和被观察者，按以上操作要求及注意事项作望神模拟实训操作演练。

6. 完成实训报告

望舌基本技能实训观察报告

观察操作者：姓名(　　　)　　学号(　　　)

被观察者：学号(　　　)

1. 按望舌操作方法及以下项目内容提示观察舌象，将观察到的征象用√标出

所需观察的征象及评分标准：

(1)舌质：舌色(淡红　淡白　红舌　绛舌　青紫舌)　(3分)

舌形(大小适中　胖　瘦　老　嫩　点刺　裂纹　齿痕　瘀点或瘀斑)　(3分)

舌态(柔软灵活　痿软　强硬　歪斜　颤动　吐弄　短缩)　(3分)

(2)舌苔：苔色(白苔　黄苔　灰黑苔)　(3分)

苔质(厚　薄　润　燥　腐　腻　剥脱　全剥脱)　(3分)

2. 所观察的舌象特征　(5分)

7. 实训检测

(1)简述望舌操作的基本方法同时演示。

(2)简述望舌操作注意事项。

(3)正常舌象的特征是什么？

8. 实训评价

学生望舌基本技能实训评价成绩单

专业：　　年级：　　班级：　　姓名：

评价项目	评价标准	评价结果
操作报告(小组内互评)	20分	
实训检测(教师评价)	15分	
学生参与度(自评)	5分	
教师点评	10分	
综合评价	50分	

实训项目二

寸口诊脉基本技能实训

【实训目的】 通过寸口诊脉基本技能操作实训，使学生能够熟悉掌握寸口诊脉正确的诊察部位、基本操作方法及脉象主要的指感特征（部位的深浅、脉率的快慢、脉的节律是否整齐、脉力大小等等）；初步学会运用寸口诊脉的基本方法辨识正常脉象及常见异常脉象的指感特征。

【实训内容】

一、实训用品

模拟诊室、模拟诊察桌、模拟诊察椅、脉枕

二、实训方法

1. 教师操作示范　对学生志愿者作寸口诊脉操作演示，同时作必要讲解。

2. 学生分组观察操作　2～4 人一组，相互诊脉，将所观察到的脉象特征填在相应的实训报告中。

三、实训步骤

（一）教师寸口诊脉操作示范

选取一名学生志愿者模拟患者，为被诊脉者。教师模拟医生，为诊脉者。教师按规范的寸口诊脉操作方法作诊脉操作演示，同时对操作要点及注意事项作必要讲解。

（二）具体操作方法

1. 被诊脉者（患者）体位姿势　①采取坐位。身体靠近诊察桌边。②左（或右）手臂自然伸出平展于诊察桌上。③直腕仰掌。腕下垫一脉枕，使腕部与心脏处于同一水平面，以保证气血的流畅和脉象的正常显现。（注意：可以采取仰卧位，手臂自然伸直，外展 30°，保持与心脏处于同一水平）

2. 诊脉者（医生）指法

（1）选指：诊脉者①用右（或左手）的示指、中指、无名指三个手指的指目触按被诊者脉体（注：指目是指尖和指腹交接棱起之处，是触觉较灵敏的部位）；②三指指端齐平，手指微曲呈弓形，与所诊脉体表面约呈 45°。

（2）定位布指：①诊脉者以中指按在被诊者腕部桡骨茎突内侧动脉（桡动脉）波动处，即中指以定关部；②然后以示指按在关前（腕侧）以定寸部；③再以无名指按在关后以定尺部。

布置疏密与被诊脉者的手臂长短与诊脉者的手指粗细相适应（注：患者手臂较长或医生手指较细者，布指宜疏，反之宜密；定寸时可选取太渊穴所在位置即腕横纹上，再根据寸到关的距离确定关到尺的长度以明确尺的位置；寸关尺不是一点，而是一段脉管的诊察范围）。

（3）运指：①举法：用较轻指力，按在寸口脉搏动处，以体察脉象的方法。亦称“轻取”或“浮取”。

②按法:用较重指力,甚至按到筋骨处,以体察脉象的方法,又称“重取”或“沉取”;用力适中,按至肌肉间以体察脉象的方法,又称为“中取”。③寻法:诊脉时指力从轻到重,或从重到轻,左右推寻,以捕获脉象信息。④循法:指诊脉时三指沿寸口长轴循行,诊察脉之长短,以比较寸关尺三部脉象特点。⑤总按:即指三指同时用力诊脉的方法。从总体上辨别寸关尺三部和左右两手脉象的形态、脉位的浮沉。⑥单诊:用一个手指体察一部脉象的方法。主要是分别了解寸关尺部脉象的形态特征。

一般先用总按方法,从总体上辨别脉象的形态、脉位的沉浮,然后再用单诊手法,辨别左右手寸关尺各部脉象的形态特征。

诊脉者运用指力的轻重、挪移及布指变化来体察脉象表现。要注意诊察被诊脉者的脉位(浮沉)、脉率(迟数)、脉律(均匀度)、脉力(强弱)等

(三)诊脉操作实训注意事项

1. 平息　医生在诊脉时应注意调匀呼吸。

2. 诊脉时间　每次诊脉每手持续时间不应少于 1 分钟。两手以 3~5 分钟为宜。

3. 患者坐位时,不要坐得太低或太高,或卧位时手臂也不要过高抬起以保证被诊手臂与心在同一水平位置。

4. 患者被诊察手臂卧位时应避免受压,不要佩戴手表或其他饰物。

5. 注意生理性异常脉位　如反关脉、斜飞脉。

6. 结合四时分析脉象　四时对人体脉象有相应影响,如春弦、夏洪、秋毛(浮)、冬石(沉)。

7. 注重脉证合参。

(四)学生分组诊脉操作

学生在小组内相互模拟医生和患者,按以上操作方法及注意事项作寸口诊脉模拟实训操作演练。着重从脉位、脉率、脉律、脉力、均匀度等体会脉象。

(五)学生完成实训报告

寸口诊脉基本技能模拟实训体验报告

诊脉者:姓名(　　　)　　学号(　　　)

被诊者:学号(　　　)

1. 根据实际操作步骤要点,选择以下正确选项,用√标出

(1)患者:手臂姿势(腕部与心脏处于同一水平面　腕部高于心脏同一水平面)　(1分)

(2)医生:选指(示指、中指、无名指　中指、无名指、小指)　(1分)

定位布指　中指定关部(患者腕部桡骨茎突内侧动脉搏动处　患者腕部桡骨茎突外侧动脉搏动处)　(1分)

示指定寸部(在关前　在关后)　(1分)

无名指定尺部(在关前　在关后)　(1分)

布指疏密依据(依据医生手指粗细及患者手臂长短　依据患者手指粗细及医生手臂长短)　(1分)

运指　举法：用较轻的指力，按在肌肤上，称（浮取　沉取）　（1分）
按法：用较重的指力，甚至按到筋骨处称（中取　沉取）　（1分）
指力适中，按至肌肉间称（中取　沉取）　（1分）
寻法：指力（从轻到重，从重到轻，左右前后推寻
三指沿寸口脉长轴循行）　（1分）

2. 根据所诊脉的指感，完成脉象诊察分析表　（50分）

观察项目	左寸	右寸	左关	右关	左尺	右尺
脉位						
脉率						
脉律						
脉力						
流利度						
紧张度						
脉长						
脉宽						
脉象综合判定：						
临床意义：						

（六）实训检测

1. 简述并演示寸口诊脉的操作步骤。
2. 寸口诊脉时应注意哪些事项？
3. 试述正常脉象的特征。

（七）实训评价

学生脉诊基本技能实训评价成绩单

专业：　年级：　班级：　姓名：

评价项目	评价标准	评价结果
操作报告（小组内互评）	60分	
实训检测（教师评价）	15分	
学生参与度（自评）	5分	
教师点评	10分	
综合评价	100分	

（贺　敏　叶玉枝）

参考文献

1. 叶玉枝.中医基本理论.2 版.北京:人民卫生出版社,2013
2. 李德新.中医基础理论.北京:人民卫生出版社,2001
3. 廖福义.中医诊断学.北京:人民卫生出版社,2005
4. 何晓晖.中医基础理论.北京:人民卫生出版社,2005
5. 宋传荣.中医学概要.北京:人民卫生出版社,2005
6. 朱文锋.中医诊断学.上海:上海科学技术出版社,1995
7. 吴敦序.中医基础理论.上海:上海科学技术出版社,1995
8. 王新华.中医学基础.上海:上海科学技术出版社,1995
9. 郑洪新.中医学基础.长沙:湖南科学技术出版社,2012
10. 吴润秋.中医学基础.北京:中国中医药出版社,2009
11. 王琦.中医体质学.北京:人民卫生出版社,2009.
12. 王琦.中国人九种体质的发现.北京:科学出版社,2011.
13. 中华中医药学会.中医体质分类与判定.北京:中国中医药出版社,2009.
14. 吕文亮,徐宜兵.中医基础理论.3 版.北京:人民卫生出版社,2014
15. 孙广仁,郑洪新.中医基础理论.9 版.北京:中国中医药出版社,2017
16. 郑洪新.中医基础理论.4 版.北京:中国中医药出版社,2016.

目标检测参考答案

第一章　绪　　论

一、选择题

（一）单项选择题

1. C　2. B　3. D　4. D　5. B

（二）多项选择题

1. ABE　2. AB　3. AD　4. ABCD　5. ABD

二、简答题（略）

三、实例分析

答题要点：人与外界环境是统一的，地理环境的差异影响人的功能活动。

第二章　阴阳五行学说

一、选择题

（一）单项选择题

1. D　2. C　3. B　4. D　5. C　6. B　7. A　8. D　9. C　10. B

11. B　12. D　13. A　14. B　15. C　16. D　17. B　18. C　19. A　20. D

21. A　22. D

（二）多项选择题

1. BD　2. CDE　3. ABD　4. BCDE　5. ADE　6. BC　7. ACE　8. ABC

二、简答题　（略）

三、实例分析

答题要点：一方面，肝开窍于目，熬夜势必用眼过度，从而使肝受伤；另一方面，肝色为青，肝伤则脸色变青。

第三章 藏 象

一、选择题

(一)单项选择题

1. B 2. D 3. D 4. A 5. D 6. B 7. C 8. C 9. D 10. C
11. C 12. B 13. B 14. D 15. A 16. C 17. C 18. D 19. A 20. A
21. A 22. C 23. D 24. C 25. C 26. B 27. A 28. B 29. C 30. B

(二)多项选择题

1. AD 2. ABCD 3. ABC 4. ACD 5. DE 6. ABCDE 7. ABD 8. ABCDE 9. ABC 10. ABC
11. ABD 12. ABCDE 13. ACE 14. ABCE 15. ACDE

二、简答题(略)

三、实例分析

1. 答题要点:①心。②心居于胸中,心气不足,痰浊痹阻心脉,而致心主血脉的功能失常,故见心悸怔忡;心脉瘀阻,不通则痛,则左胸部阵发闷痛及刺痛;动则气耗,故动则气短;痰浊内盛,故咯痰较多,疼痛以闷痛为特点;体胖痰多、身体困倦、苔白腻都是痰浊内盛之象。

2. 答题要点:①脾。②患者脾胃素虚,失于健运,故纳谷不香,脘腹胀满;脾虚水湿不运,流注肠中,故大便溏薄;脾胃素虚,不能化生水谷精微,气血生化之源不足,失于充养,故肢体倦怠,形体消瘦,面色萎黄,神疲乏力,少气懒言;舌淡苔白、脉弱无力为脾气虚之象。

第四章 气血津液

一、选择题

(一)单项选择题

1. D 2. C 3. A 4. B 5. B 6. D 7. D 8. B 9. B 10. D

(二)多项选择题

1. ABC 2. ABDE 3. ABDE 4. ABCDE 5. ABCD

二、简答题(略)

三、实例分析

1. 答题要点:该患者由于吐泻损伤体内津液,而导致气的耗损,其临床表现体现了津能化气、津能载气的密切关系。

2. 答题要点:该患者由于长期劳累过度,劳则气耗,气、血、津液之间相互渗透,相互促进,相互转化,故而引起出血、血和津液的耗损。最终气、血、津液皆虚,故该患出现上述症状及体征表现。

第五章 经 络

一、选择题

（一）单项选择题

1. A 2. A 3. A 4. B 5. C 6. A 7. D 8. C 9. B 10. A

（二）多项选择题

1. BD 2. ABDE 3. CDE 4. AB 5. AC

二、简答题（略）

三、实例分析

答题要点：白芷。因为白芷为阳明经药，前额为阳明经循行分布区域。

第六章 体 质

一、选择题

（一）单项选择题

1. D 2. A 3. A 4. B 5. B

（二）多项选择题

1. ABCDE 2. ABCD 3. ACE 4. ABCDE 5. ABCD

二、简答题（略）

三、实例分析

答题要点：先天因素是人一生体质的基础，是人体体质强弱的前提条件。后天因素可使体质发生变化，有时甚至产生决定性作用。

第七章 病因病机

一、选择题

（一）单项选择题

1. D 2. D 3. A 4. D 5. A 6. E 7. C 8. B 9. C 10. B
11. C 12. D 13. C 14. D 15. D 16. C 17. B 18. D 19. D 20. D
21. B 22. D 23. C 24. C 25. C 26. D 27. D 28. C 29. D 30. D

（二）多项选择题

1. CE 2. ABDE 3. ADE 4. BCE 5. BCD 6. AB 7. ACD 8. ABCDE 9. ABCDE 10. ABCDE 11. AC 12. ACE 13. ABDE 14. ADE 15. BCD 16. CDE 17. ABCDE 18. ABCE 19. ABCD 20. ABCDE

二、简答题(略)

三、实例分析

1. 答题要点:①感受风邪、寒邪。②风为阳邪,袭阳位——头痛、鼻塞、流涕、咽痒、脉浮;寒邪伤阳,性收引、凝滞,主痛——恶寒、无汗、脉紧、头身痛。

2. 答题要点:①过食油腻、冷饮。②脾胃。③饮食失宜多损伤脾胃。

第八章 诊 法

一、选择题

(一)单项选择题

1. C 2. D 3. B 4. C 5. D 6. B 7. B 8. C 9. A 10. A

11. A 12. B 13. C 14. A 15. D

(二)多项选择题

1. ABCDE 2. ABCD 3. CDE 4. ACDE 5. ABCDE

二、简答题(略)

三、实例分析

答题要点:①患者以胁肋胀闷疼痛为主要症状。②胁肋是肝胆经脉循行分布的部位。③结合发病诱因及其他表现。④结论:肝气郁结所致。

第九章 辨 证

一、选择题

(一)单项选择题

1. C 2. A 3. A 4. D 5. D 6. A 7. D 8. C 9. D 10. D

11. D 12. A 13. A 14. C 15. A 16. B 17. A 18. D 19. A 20. C

(二)多项选择题

1. BCE 2. ABE 3. ACE 4. ABCDE 5. CE 6. BCDE 7. BCE 8. AC 9. ABCD 10. ABCE

二、简答题(略)

三、实例分析

1. 八纲辨证:为表热证。辨证要点:发热,微恶风寒,咽喉疼痛,苔薄黄干,脉浮数。

2. 主要症状:心悸反复发作两年,频繁发作 1 周。证型诊断:心阳虚证。病机要点:心阳虚衰,鼓动、温运无力,心动失常。辨证要点:心悸不宁、频繁发作,并有心胸憋闷感,伴气短、汗出、畏寒等阳虚症状。

3. 主要症状:腰部酸软疼痛,遇劳更甚,卧则减轻,反复发作 5 年。证型诊断:肾阴虚证。病机要点:肾阴精亏虚,腰府失养。辨证要点:腰部酸软疼痛,遇劳更甚,卧则减轻,伴咽干、心烦、手足心热等阴虚内热证候。

4. 主要症状:饥饿时泛酸,食后则缓1周,呕吐咖啡样物及黑便半天。证型诊断:肝火犯胃证。病机要点:肝郁日久化火横逆犯胃,胃络损伤所致。辨证要点:上腹痛,饥饿时泛酸,食后则缓,因情绪不遂而诱发呕吐咖啡样物及黑便,伴有口苦、心烦等火热证候。

第十章　防治与康复

一、选择题

(一)单项选择题

1. D	2. C	3. D	4. A	5. C	6. C	7. C	8. D	9. A	10. A
11. C	12. B	13. B	14. C	15. C					

(二)多项选择题

1. BC　2. ABCDE　3. ABC　4. BC　5. ABC　6. ABCDE

二、简答题(略)

三、实例分析

答题要点:①肝五行属木,脾胃五行属土。②根据五行生克规律:木能克土,而木旺乘土。故肝炎肝病(木旺)易传至脾胃(土)。③治疗肝炎配合健脾和胃药物,是加强脾胃(土)功能,防止肝病传变。

中医基本理论课程标准

（供中药制药技术、中药学、中药生产与加工、中医养生保健、中医康复技术专业用）

ER-课程标准

57检